Bart Maris / Michael Zech

Sexualkunde in der
Waldorfpädagogik

Impressum

Herausgeber:
Pädagogische Forschungsstelle
beim Bund der Freien Waldorfschulen e.V.
Wagenburgstraße 6
70184 Stuttgart

Sie finden uns im Internet unter
www.waldorfbuch.de

1. Auflage 2006

ISBN-13: 978-3-927286-63-4
ISBN-10: 3-927286-63-x

Satz: TEBITRON GmbH, Gerlingen
Gesamtherstellung: Druck- und Medienzentrum Gerlingen GmbH,
Benzstraße 8, 70839 Gerlingen

Bart Maris / Michael Zech

Sexualkunde in der Waldorfpädagogik

Edition Waldorf

Inhaltsverzeichnis Handbuch Sexualkunde

Menschenkundliche und kulturelle Grundlagen

Ansätze, Erfahrungen, Möglichkeiten – von der Vorschulzeit bis zur Oberstufe

Aus der Beratungspraxis – drängende Fragen

Vorwort

Wenn Mädchen – auch aus Waldorfschulen – mit Einwilligung oder gar auf Initiative von Eltern schon im 12. Lebensjahr bei Frauenärzten vorstellig werden, um die Pille verschrieben zu bekommen, wenn Jugendliche Abtreibungen als Verhütungsmethode verstehen, wenn ungewollte Schwangerschaften jugendlicher Mädchen wieder häufiger vorkommen und die Jungen noch immer Verhütung als alleinige Aufgabe der Mädchen sehen, ist dies Anlass genug, über eine zeitgemäße Sexualerziehung nachzudenken.

So ergriffen die Ärzte Bartholomeus Maris und Nicola Fels, ausgehend von einer Arbeitsgruppe auf der 5. internationalen Kolisko-Tagung für Waldorflehrer, Ärzte und Therapeuten (Lahti/Finnland 2002), die Initiative, das Thema „Sexualkunde an der Waldorfschule" in der Zeitschrift „Erziehungskunst" (Oktober 2002) zu thematisieren; in dieser Zeitschrift war schon im Juni 1998 ein stark beachtetes Themenfeld mit dem Titel: *„Sexualität – wie kann sie menschlich werden?"* erschienen. – Die so angestoßene Diskussion über eine Sexualkunde, die einerseits die seelischen Entwicklungsschritte der Kinder und Jugendlichen angemessen berücksichtigt, andererseits aber auch das Thema aus der verengten biologisch-präventiven Perspektive zu einer die leiblichen, seelischen und geistigen Aspekte der Sexualität gleichermaßen einbeziehenden Pädagogik erweitert, wurde 2003 seitens der Forschungsstelle des Bundes der Freien Waldorfschulen aufgegriffen. Ärzte, Erzieherinnen, Lehrer und Elternvertreter trafen sich zu einem Kolloquium, auf dem sich dann eine über zwei Jahre regelmäßig arbeitende Gruppe bildete, deren Arbeit sich seither sowohl in seminaristischen Aktivitäten einzelner Mitglieder, als auch im vorliegenden Werk niederschlägt. Ausdrücklich sei an dieser Stelle im Namen der Forschungsstelle all denjenigen, die ihre Zeit wiederholt dieser Aufgabe gewidmet haben, gedankt.

Anders als in dem grundlegenden Werk *„Die Geschlechtlichkeit des Menschen – Gesichtspunkte zu ihrer pädagogischen Behandlung"* von Stefan Leber (1981), das 1989, durch Beiträge von Andreas Suchantke und Wolfgang Schad erweitert, in 2. Auflage erschien, finden sich im vorliegenden Band völlig unterschiedliche, teilweise sich auch widersprechende Beiträge verschiedener Autoren. Dies spiegelt einerseits die in den Waldorfkindergärten und Waldorfschulen praktizierte Realität wider, schien den Herausgebern aber auch der Behandlung der Thematik angemessen.

Die Einführung von Heranwachsenden in die Geschlechtlichkeit, in die Fragen von Zeugung, Geburt, Partnerschaft, in die Bedeutung der Organe ist immer mit dem Mysterium des eigenen Seelenlebens und vor allem der Liebe verbunden. Fragen zu diesem Thema treten in allen Altersstufen und auf allen Ebenen auf, sie können durch schöne oder unschöne Erlebnisse, Neugier, Schreck, Scham, Unverständnis, Selbstwahrnehmung oder Wahrnehmung der Umgebung ausgelöst werden. So kommen sie auf Eltern, Erzieher und Lehrer individuell, oft auch sehr direkt zu. Das Eingehen auf solche Fragen erfordert vom Erwachsenen Offenheit, vor allem aber Takt, Feingefühl gegenüber der seelischen Situation der Heranwachsenden und Einfühlungsvermögen für die Ebene ihres Verstehenkönnens. Nicht selten wird eine den jeweiligen Situationen angemessene Behandlung durch Unkenntnis, Schamgefühl und Ängste der Erziehenden erschwert. Sie entdecken in solchen Situationen selbst ein Bedürfnis nach Orientierung.

Aber auch der völlig unterschiedliche Entwicklungsstand in einer Gruppe von Kindern und die sowohl reifebedingte als auch erlebnisbedingte Verschiedenheit von Jungen und Mädchen fordern Differenzierung im pädagogischen Vorgehen. Es muss vor diesem Hintergrund geklärt werden, was Elternaufgabe, was Aufgabe des Kindergartens bzw. der Schule ist, wer in diesen Lebenssituationen die Eignung für aufklärende bzw. einführende Sexualerziehung hat, wann auch fachliche Hilfe durch Kollegen oder Ärzte einbezogen werden sollte.

Der situativ angemessenen Behandlung steht andererseits die verbindliche Verantwortung gegenüber, dass Heranwachsende in die Aspekte der Sexualität eingeführt werden. Diese Aufgabe schließt biologische, hygienische, seelische, soziale, ethische Themen, aber auch die geistige Dimension mit Fragen nach Schicksal und Verantwortung gegenüber der eigenen Biographie und der des Partners, sowie der Würde des Menschen überhaupt ein.

Es mag deutlich werden, dass sich eine solchermaßen begründete Sexualerziehung sinnvoll nur im Dialog zwischen Elternhaus und Schule realisieren lässt. In ihn sollte der fachliche Rat von Therapeuten und Ärzten einbezogen werden. Deshalb schien den Herausgebern ein pluralistisches Sammelwerk angemessen, in dem Anregungen für die situative Pädagogik, Umsetzungen im Lehrplan der Kindergärten und Schulen, besondere Thematiken und auch ein von der Anthroposophie inspiriertes grundlegendes Verständnis der Geschlechtlichkeit des Menschen enthalten sind. Die Beiträge sollen Eltern, Pädagogen und Therapeuten gleichermaßen Anstöße geben, damit dieses Erziehungsfeld nicht weiterhin nur der Einzelinitiative überlassen bleibt (was häufig zu einer fehlenden oder unzulänglichen Berücksichtigung führt), sondern als verbindlicher, laufend bewusst zu gestaltender pädagogischer Prozess in den Kindergärten und Schulen etabliert wird.

Aus zahlreichen Gesprächen mit Eltern, Pädagogen und Ärzten wissen wir, dass eine der Waldorfpädagogik angemessene, den gesamten Menschen berücksichtigende Sexualerziehung bislang nur unzulänglich realisiert wird. Hier liegt eine Gestaltungsaufgabe für Eltern, Erzieher und Ärzte vor, die auf Elternabenden, in der Konferenzarbeit, durch Fachberatung und in Fortbildungen aufgegriffen werden sollte. Wie dabei anthroposophische Erkenntnisse und der Waldorflehrplan (verstanden als ständig in der Begegnung mit den Kindern zu realisierendes Curriculum) fruchtbar gemacht werden können, soll durch dieses Buch erschlossen werden.

Jeder Beitrag ist aus individueller Perspektive geschrieben. Die Vielfalt der unterschiedlichen Empfehlungen und Vorgehensweisen möge die Urteilsbildung des Lesers anregen und hoffentlich zu einem Austausch der am Erziehungsprozess Beteiligten führen, der dazu beiträgt, Kinder und Jugendliche zeitgemäß auf dem Weg zu ihrer eigenen Identität zu begleiten.

Für die Forschungsstelle des Bundes der Freien Waldorfschulen

M. Michael Zech

Einleitung

Sexualkunde und Lebenskunde in Waldorfschulen

Nicola Fels und Bartholomeus Maris

An den staatlichen Schulen wird die sexuelle Aufklärung meistens in der 3. Klasse im Rahmen des Faches Sachkunde gegeben. Die entsprechenden Sachkunde-Bücher erklären die Fortpflanzung von der körperlich-sexuellen bis hin zur mikroskopisch-zellularen Ebene.

Das Schulgesetz schreibt vor, dass sexuelle Aufklärung an den Schulen angeboten werden muss.

Im Waldorflehrplan ist bislang von Sexualkunde nicht die Rede. In manchen Waldorfschulen findet überhaupt keine Sexualkunde statt, in manchen hängt sie von der Initiative (Eltern oder Lehrer) in den einzelnen Klassen ab. Nicht selten wird eine externe Organisation wie z. B. „profamilia" eingeladen, jedoch haben nur wenige Schulen ein Konzept darüber, welchen Platz die Sexualkunde im Unterricht einnehmen soll.

Seit der Kolisko-Tagung in Lahti/Finnland 2002 arbeitet eine interdisziplinäre Arbeitsgruppe (Lehrer, Schulärzte, Eltern) im Rahmen der Forschungsstelle des Bundes der Freien Waldorfschulen an der Frage, wie eine zeit- und altersgerechte Sexualkunde/Lebenskunde aussehen kann, die den Intentionen der Waldorfpädagogik entspricht. Welche Erfahrungen gibt es, welche menschenkundlichen Erkenntnisse und Ideen sind zu entwickeln, und welche Formen für eine praktische Eingliederung im Lehrplan sind vorstellbar?

In diesem Rahmen gab es mehrere Berichte in der Zeitschrift „Erziehungskunst", es fanden außerdem viele Gespräche, Tagungen und Konferenzen statt. Aus dieser Arbeit wurde deutlich, dass es dringend notwendig ist, den Schüler/innen der Waldorfschule Unterricht zum Thema Sexualität, Fortpflanzung und „Erdenreife" zu geben, und zwar so, dass es der jeweiligen Entwicklungsstufe der Schüler gerecht wird und dass sich darin sowohl die geistige Dimension der Menschwerdung als auch die Anforderungen der heutigen Zeitlage spiegeln. Dazu braucht es Weiterbildungsangebote für Lehrer, die von der oben genannten Arbeitsgruppe derzeit vorbereitet werden.

Es entstand ein vorläufiges Konzept darüber, wie und was in welchem Lebensalter (oder in welcher Klassenstufe) zu dieser Thematik unterrichtet werden soll:

– Es wäre wünschenswert, wenn ab der ersten Klasse einmal jährlich ein Elternabend zum Thema Lebenskunde, Sexualkunde, Pubertät, Missbrauch, Medien, Aufklärung etc. angeboten wird. Eine enge Zusammenarbeit zwischen Eltern und Schule ist bei diesen Themen unumgänglich.

– In der Unterstufe (Klasse 1 bis 4) braucht das Thema Sexualkunde im Unterricht nicht explizit zur Sprache zu kommen, da es implizit schon in vielen Nuancen und Bildern im Unterrichtsinhalt thematisiert wird (siehe Seite 175 ff. Raupach). Die Eltern können dazu angeregt werden, mit ihren Kindern *spätestens* mit 9 Jahren in einem entsprechenden Rahmen zu Hause über Sexualität und Fortpflanzung zu sprechen, auch wenn die „Straßenaufklärung" dann wahrscheinlich schon stattgefunden hat.

– In der Mittelstufe (Klasse 5 bis 8) ist die pädagogische Kunst am stärksten gefordert. In dieser Zeit kommt es durch ein Auseinanderklaffen der physischen und seelischen Entwicklung der Jugendlichen (immer früher eintretende Geschlechtsreife und ein spätes Eintreten der seelischen Reife, siehe Seite 224 ff. Schad) zu besonderen Schwierigkeiten und Gefährdungen, aber auch zu ganz neuen Chancen, die Jugendlichen pädagogisch anzusprechen. Es wird notwendig sein, in dieser oder jener Form eigens Zeit und Raum für Unterrichtseinheiten zum Thema Pubertätsentwicklung, Fortpflanzung und Sexualität zu schaffen. Die Form wird sehr von der Art und Lage der Schule (z. B. Stadt oder Land), von der jeweiligen Klasse und dem Lehrer abhängen (siehe Seite 208 ff. Saar). Es ist empfehlenswert, vorübergehend die Jungen und Mädchen in getrennten Gruppen zu haben. Es wäre auch gut, wenn die häufig angewandte Methode, Schüler ihre Fragen schriftlich und anonym stellen zu lassen, durch ein pädagogisches Konzept ergänzt oder ersetzt wird. Abstrakte anatomische Zeichnungen sind in diesem Alter noch nicht zu empfehlen, vielmehr ist die künstlerisch-religiöse Grundlage im Unterricht von großer Bedeutung (siehe Seite 133 ff. Breme).

– In der Oberstufe (Klasse 9 bis 12) wird die Erkenntnisbildung, Urteilsfähigkeit und Verantwortungsübernahme impulsiert. Über folgende Themen kann in einer für die Urteilsbildung der Schüler anregenden Art und unter Berücksichtigung der anthroposophischen Menschenkunde gesprochen werden: Trennung von Sexualität und Fortpflanzung durch die modernen Verhütungsmethoden; Näheres zu den einzelnen Verhütungsmethoden, insbesondere zur Pille (siehe Seite 264 ff. Maris); sexuell übertragbare Erkrankungen (S. 309 ff.); Abtreibung; sexueller Missbrauch (S. 286 ff.);

vorgeburtliche Diagnostik (S. 275 ff.); Retortenbefruchtung; Homosexualität (S. 292 ff.); Elternschule; Schwangerschaft und Geburt; Partnerschaft; Freiheit und Treue, u.a.

Die geänderte Zeitlage: eine Notlage?

Warum ist es so wichtig, im Unterricht mit den Schülern über Sexualität zu sprechen? Ist es wirklich so, dass eine Notlage vorliegt? Was hat sich in den letzten Jahrzehnten geändert?

Lag das Durchschnittsalter bei der ersten Menstruation (Menarche) um 1860 noch um 16 Jahre, so lag es 1920 bereits bei 14,5 und liegt heute schon bei 11,5 Jahren. Auch das Alter, in dem erste sexuelle Kontakte (Sexarche) stattfinden, hat sich nach vorne verlagert. Vermutlich lag es Anfang des letzten Jahrhunderts (deutlich) bei über 21, jetzt haben 25 % der 15-jährigen und 45 % der 16-jährigen Mädchen bereits den ersten Geschlechtsverkehr gehabt. Gegenüber dieser Beschleunigung der körperlichen Reifung scheint die seelische und geistige Reife oft eher verspätet einzutreten (siehe Seite 224 ff. Schad).

Vollkommen neu in der weltweiten Entwicklung ist auch die breite Verfügbarkeit der Verhütungsmethoden, die eine Trennung von Sexualität und Fortpflanzung ermöglichen. Vor 70 Jahren gab es als einziges und nur selten gebrauchtes Verhütungsmittel ein nur wenig sicheres Kondom (meist aus Darm hergestellt). Kenntnisse über fruchtbare Tage im weiblichen Zyklus traten erst Mitte des 20. Jh. auf. Diese Trennung erlaubt den heutigen Jugendlichen einen ganz anderen Umgang mit der Sexualität, die Hemmung aus Angst oder (Ehr-)Furcht vor einer möglichen Schwangerschaft tritt in den Hintergrund. Es entstand der fragwürdige Begriff der „sexuellen Befreiung".

Durch Enttabuisierung der Gesellschaft und Sexualisierung der Medien werden Schüler/innen zunehmend sowohl mit ihren eigenen sexuellen Regungen als auch mit Erwartungen, Druck und Anregungen von außen konfrontiert.

Die heutige Jugendlichen wachsen in einer großen Offenheit auf, sie bekommen in den staatlichen Schulen schon früh Aufklärungsunterricht, und sämtliche Informationen (vollständig oder unvollständig, richtig oder falsch) über Sexualität und Verhütung sind über Beratungsstellen, Aufklärungsprogramme, Fernsehen und Internet sehr leicht zugänglich. Natürlich hat dies Auswirkungen auf den Umgang mit Sexualität und Verhütung, aber welche? Wenn man davon ausgeht, dass die Zahl der Abtreibungen etwas über das sexuelle Verhalten der Jugendlichen aussagt – diese Zahl nimmt bei Jugendlichen unter 18 rasch zu (Zunahme von ca. 30 % in den letzten 4 Jahren!) bei einer

Abnahme der Gesamtzahl von Schwangerschaftsabbrüchen –, dann stimmt das bedenklich (siehe Seite 271 Maris).

Der Anteil der Jugendlichen zwischen 14 und 17 Jahren, der bei einer groß angelegten repräsentativen Befragung die richtige Antwort auf die Frage gab, wann eine Frau ihre fruchtbaren Tage hat, hat sich in den letzten 20 Jahre nicht geändert (43 % der Mädchen und 22 % der Jungen wussten die richtige Antwort). Die Bemühungen um eine Wissensvermittlung scheinen nicht wirklich zu fruchten.

Bei der gleichen Befragung gaben 12 % der Mädchen an, beim ersten Mal nicht verhütet zu haben. Meistens war der Grund dafür, dass es „zu spontan" kam, und bei jeder 5. Jugendlichen waren Alkohol oder Drogen im Spiel.

Aus Angst vor ungewünschten Schwangerschaften und auch vor sexuell übertragbaren Krankheiten wird die Verhütungsaufklärung energisch vorangetrieben. Verhütungsmittel werden frei zur Verfügung gestellt, z. B. die Pille kostenlos auf einem Kassenrezept für Jugendliche unter 21 oder sogar ohne Rezept oder Versicherungsnachweis kostenlos in den so genannten „first love-Sprechstunden". Auf diese Weise wird vermittelt, dass früher Sex „normal" ist und sogar gefördert wird, Hauptsache, es wird gut verhütet.

„Waldorf-Anforderung"

Warum ist die Sexualkunde bis jetzt nicht im Lehrplan der Waldorfschulen zu finden? Auf diese Frage gibt es viele Antworten. Rudolf Steiner hat sie 1920 nicht eingerichtet, vielleicht, weil damals sowohl die gesellschaftliche Lage als auch die Entwicklung der Kinder eine andere war. Trotzdem sprach er in den Vorträgen vor den Lehrern darüber, dass ihm das Thema sexuelle Aufklärung in der Schule wichtig sei (12. Seminarbesprechung, siehe auch Zitat unten). Das größte Problem bei der Einrichtung eines Sexualkunde-Unterrichts ist möglicherweise, dass der Anspruch, den Steiner mit der Idee der Waldorfpädagogik an einen solchen Unterricht stellt, aus zwei Gründen sehr hoch angesetzt ist: Da ist einerseits der Lehrer, der direkt mit seinen eigenen Erfahrungen, Hemmungen und vielleicht Verletzungen konfrontiert wird, wenn er sich ehrlich dem Gespräch mit seinen Schülern stellt (wobei es natürlich nicht darum geht, „persönlich" zu werden). Andererseits erfordert das Verständnis einer anthroposophischen Menschenkunde der Sexualität eine gründliche Beschäftigung mit der Dreigliederung des Menschen, wie sie z. B. im 10. und 14. Vortrag des Kurses „Allgemeine Menschenkunde" von Rudolf Steiner beschrieben ist (siehe Seite 138 ff. Breme, Seite 45 ff. Glöckler, und Seite 112 ff. Maris). Weiterhin müssen vier Bereiche miteinander verbunden werden: die Biologie der Fortpflanzung, die Kraft der sexuellen Triebe, die Begegnung von Frau und Mann (bis hin zu der „hohen Kunst der Minne", siehe Seite 22 ff. Zech), und schließlich die große kosmische Dimension der Inkarnation. Wer sich aus „Sicherheitsgründen" auf die erste Ebene (Biologie der Fortpflanzung und damit verbunden die sachliche Information über Verhütung) beschränkt, macht zwar eigentlich nichts falsch, trotzdem ist das Gespräch durch seine Einseitigkeit nicht umfassend genug.

Wenn in vielen Waldorfschulen zunehmend externe Organisationen die Aufklärung übernehmen, wird die Chance, die die Waldorfpädagogik an dieser Stelle hat, verpasst, nämlich den Horizont über das Biologische hinaus zu erweitern, indem der Mensch als Körper-Seele-Geist-Wesen verstanden wird (Zech, S. 26 ff.). Und was bedeutet es für die Entwicklung der Schüler, wenn wir bei einem so zentralen Menschheitsthema die geistigen Dimensionen außen vor lassen und uns mit dem Alltäglichen begnügen?

Grundlage der Waldorfpädagogik ist die Überzeugung, dass der Mensch geistigen Ursprungs ist und sich als solcher in bestimmten Phasen während der Kindheit zunehmend in seinem Körper und in dieser Welt beheimatet und orientiert. Kräfte, die am Anfang der Kindheit Wachstum und leibliche Entwicklung ermöglichen, wandeln sich später in Denkkräfte um. So hat eine zu frühe Beanspruchung des abstrakten Denkens und die Beschäftigung mit intellektuellen Vorstellungen eine Schwächung der Wachstums- und Vitalkraft des Organismus zur Folge. Eine Sexualkunde muss diese Entwicklungsphasen des Kindes berücksichtigen und darf nicht zu früh abstrakte Vorstellungen über z. B. Anatomie, Keimzellen, Hormone und Embryologie vorbringen (siehe Sachkunde-Lehrbücher für die 3. Klasse).

Wie bedeutsam ein solcher Unterricht in der Waldorfpädagogik ist, ist der folgenden Äußerung R. Steiners zu entnehmen, die jedoch auch so (miss)verstanden werden könnte, dass man überhaupt nicht über Fortpflanzung und Sexualität sprechen sollte:

„Es ist durchaus so im Grunde genommen, wenn in der richtigen Weise erzogen wird, dass über Machtkitzel und Erotik zu den jugendlichen Leuten zwischen dem 14., 15. und dem 20. Jahre überhaupt nicht gesprochen zu werden braucht. Es ist etwas, was durchaus unter den Linien des Lebens vor sich geht. Wenn davon gesprochen werden muss in diesen Jahren, so ist es an sich schon etwas Krankhaftes."

Es scheint jedoch heute notwendig, dass davon gesprochen wird. Erotik und Machtkitzel gehen heute nicht unter den Linien des Lebens vor sich. Diesen Umstand nennt Steiner krankhaft. Warum?

„Rätsel müssen über die Welt und ihre Erscheinungen in der jugendlichen Seele entstehen. Denn wenn diese Rätsel über die Welt und ihre Erscheinungen nicht in der

jugendlichen Seele entstehen, dann wandeln sich, weil die Kräfte dazu da sind, diese Kräfte; sie werden ja frei in der Seele mit dem Freiwerden des Astralleibes für das Auffassen von Rätseln. Wenn diese Kräfte frei werden, und es nicht gelingt, das intensivste Interesse zu erwecken für die Rätsel der Welt, dann verwandeln sich diese Kräfte in dasjenige, in das sie sich bei der heutigen Jugend meist verwandeln; sie verwandeln sich nach zwei Richtungen hin in Instinktartiges: erstens in Machtkitzel und zweitens in Erotik. Und dasjenige, was leider in die Pädagogik auch eingezogen ist, das ist, dass man diesen Machtkitzel und diese Erotik der Jugend nicht als sekundäre Umwandlungsprodukte auffasst von Dingen, die auf ganz anderes gehen sollten bis zum 20., 21. Lebensjahr, sondern dass man sie als Naturelement im menschlichen Organismus von der Geschlechtsreife an auffasst. "

Auch damals schon betrachtete man, so Steiner, das Auftreten von Machtkitzel und Erotik fälschlicherweise als normale Begleiterscheinungen nicht nur der Pubertät, sondern des Lebens von der Geschlechtsreife an. Er betont aber, diese seien als abgewandelte Seelenkräfte zu verstehen, die pädagogisch nicht zu den Rätseln der Welt hingelenkt wurden. Wenn diese mit der Pubertät frei werdenden Seelenkräfte nicht ihre Bestimmung finden können und zu Machtkitzel und Erotik werden oder dazu degenerieren, dann nennt Steiner dies krankhaft. Als krankhaft versteht er, wenn eine vorgesehene seelische Entwicklung nicht vollzogen wird und die Kräfte ins Instinktartige geraten.

„Wenn man es dennoch sieht, wenn die Erotik in einem besonders erschreckenden Verhältnis in diesem Lebensalter bei der Jugend hervortritt, so sind die Lehrer daran schuld, indem sie urlangweilig sind und kein Interesse erwecken. Und wenn die Kinder kein Interesse an der Welt haben, ja, an was sollen sie denn denken? An nichts anderes, als was in ihrem Körper, in ihrem Herzen, ihrem Magen, in ihrer Lunge vor sich geht, wenn in einer langweiligen Weise geredet wird vom Mathematischen, Geschichtlichen und so weiter. Durch die Ablenkung des Interesses an die Welt soll man das einzig und allein verhindern, und darauf kommt ungeheuer viel an. Im Grunde genommen ist bei dem Überwiegen der Erotik, überhaupt bei diesem zuviel Rücksicht nehmen auf die Erotik der Kinder in diesem Lebensalter, wenn sie noch in der Schule sind, dann immer die Schule daran Schuld. "

(Rudolf Steiner: Erziehung und Unterricht aus Menschenerkenntnis, GA 302a, Erziehungsfragen im Reifealter, Stuttgart, 21.6.1922)

In dem Sinne, wie Rudolf Steiner hier in so klaren Worten von etwas Krankhaftem spricht, ist die eigentliche Aufgabe des in diesem Buch besprochenen Sexualunterrichts sowohl eine therapeutische, heilende als auch eine vorbeugende. Wenn auf dem Boden einer geisteswissenschaftlichen Erkenntnis in künstlerisch-religiöser Weise und unter Berücksichtigung der aktuellen Lage der Jugend und der Gesellschaft in der Schule das Geheimnis der beiden Geschlechter, der Liebe und der Fortpflanzung in seinen verschiedenen Nuancen besprochen und behandelt wird, dann kann vielleicht etwas von diesem Krankmachenden erlöst und geheilt werden.

Wir hoffen, mit diesen Ausführungen ist deutlich geworden, dass die Bemühungen, eine dem Impuls der Waldorfpädagogik entsprechende Sexualkunde-Lebenskunde zu entwickeln, den aktuellen gesellschaftlichen Umständen sowie der Notlage vieler Jugendlichen entgegenkommen können. Es gibt kein einfach anwendbares Rezept, nur eine Ermutigung, sich mit den kosmischen, seelischen und irdischen Dimensionen der Pubertätsentwicklung, Sexualität, Fortpflanzung zu beschäftigen und so eine Grundlage dafür zu schaffen, unsere Kinder gut zu begleiten.

Anthroposophisch-pädagogische Aspekte der Geschlechtlichkeit

Michael Zech

[Überarbeitete Fassung des Vortrags beim Kolloquium zur Sexualkunde an Waldorfschulen in Frankfurt am Main am 19. November 2004]

Dieser Beitrag soll helfen, das Bewusstsein für eine eminent pädagogische Aufgabe an den Waldorfschulen zu wecken: für eine verantwortungsvollere Wahrnehmung dessen, was Sexualkunde, Aufklärungsunterricht, Biologie, aber auch Ethik, eben angewandte Anthropologie betrifft.

Man mag sich fragen, weshalb eine Pädagogik, die so umgreifend angelegt ist wie die Waldorfpädagogik, so wenig explizit zu dieser Thematik ausführt. So sieht das von Tobias Richter herausgegebene Werk „Pädagogischer Auftrag und Unterrichtsziele – vom Lehrplan der Waldorfschule" diese Thematik erst für die geplante Neuauflage vor (vgl. unten Seite 121 ff.). Als erste grundlegende Schrift erschien 1981 in der Reihe „Menschenkunde und Erziehung" (Bd. 39) Stefan Lebers Buch „Geschlechtlichkeit und Erziehungsauftrag. Ziele und Grenzen der Geschlechtererziehung", das 1989 um einige Kapitel von Wolfgang Schad und Andreas Suchantke erweitert und mit dem neuen Untertitel „Gesichtspunkte zu ihrer pädagogischen Behandlung" herausgegeben wurde. Hier wurden wesentliche Gesichtspunkte der Waldorfpädagogik zu diesem Themenbereich vor dem Hintergrund anthroposophischer Menschenkunde ausgeführt.

Wie wir uns aber in zahlreichen Gesprächen u. a. auch auf den Tagungen des „Bundeselternrats der Freien Waldorfschulen" überzeugen konnten: Das Aufgreifen dieses Verantwortungsbereichs in Elternarbeit und Unterricht bleibt bislang eher der Einzelinitiative einer Lehrerin oder eines Lehrers überlassen; nur an wenigen Schulen gibt es eine durch die Kollegiumsarbeit gestützte Kultur einer Behandlung der Fragen der Geschlechtlichkeit.

Ist dieses Versäumnis Ausdruck der Rückständigkeit und Weltfremdheit des Lehrpersonals oder der Verlegenheit über Aussagen Rudolf Steiners wie der folgenden, die auszudrücken scheint, die Thematik sei in der Schule zu vermeiden?

„Wenn Sie die Kinder dazu anleiten, die Schönheit und den Glanz von Sonnenaufgang und Sonnenuntergang zu empfinden, die Schönheit der Blumen zu empfinden, wenn Sie sie anleiten dazu, die Erhabenheit eines Gewitters zu fühlen, kurz, wenn Sie den ästhetischen Sinn ausbilden, dann tun Sie viel mehr, als mit den manchmal fast bis zum Blödsinn getriebenen sexuellen Unterweisungen, die man heute dem Kinde nicht früh genug beibringen kann. Schönheitsempfindung, ästhetisches Gegenüberstehen gegenüber der Welt, das ist dasjenige, was Erotik auf das gehörige Maß zurückschraubt. Der Mensch kommt immer wieder dadurch, dass er die Welt als schön empfindet, eben gerade dahin, auch seinem eigenen Leib gegenüber in einer freien Weise dazustehen, nicht von ihm drangsaliert zu werden, worin die eigentliche Erotik besteht.“

(R. Steiner: *Menschenkunde und Unterrichtsgestaltung* [Ergänzungskurs], Stuttgart, 16. Juni 1921, 5. Vortrag)

Diese Aussage und andere ähnlich lautende Zitate werden erstaunlich oft als methodische Hinweise zur Behandlung bzw. zur gezielten Nichtbehandlung von Aufklärungsfragen angeführt. Belässt man sie aber im Kontext der Gesamtargumentation, so stehen sie nicht als Erläuterungen dafür, wie in der Schule das Thema der Geschlechtlichkeit aufgegriffen werden soll, sondern als Argument für einen Unterricht, der die Schüler so in ihrer Persönlichkeitsentwicklung anspricht, dass sich ihr Interesse auf die Welt bzw. den Wissenszusammenhang richtet, damit sie nicht von körperbezogenen Erlebnissen in einer seelischen Eigensphäre vollkommen absorbiert werden.

Hier sollen selbstverständlich nicht pädagogische Unterlassungen gerechtfertigt werden. Aus einer Pädagogik, die den Menschen als schicksalbegabtes Wesen begreift, das seine Individualität in einem geistigen Gesamtzusammenhang durch seine Biographie ausbildet, folgt vielmehr ein erzieherischer Ansatz bezüglich der Geschlechtlichkeit, der Aufklärung und Sexualität nicht auf physische und psychische Vorgänge reduziert. In diesem Beitrag wird deshalb weniger über Methodiken und Inhalte des Unterrichts gesprochen werden, als über Aspekte aus der Anthroposophie, die uns für unsere Verantwortung als Eltern, Erzieher, Lehrer und Mediziner Grundlagen und Rahmenbedingungen für die Pädagogik vermitteln können. Insofern versteht er sich als Beitrag eines Pädagogen, der Geschlechtlichkeit und Sexualität vor dem Hintergrund anthroposophischer Fragestellungen auf der physischen, seelischen und geistigen Ebene reflektiert.

Die menschliche Sexualität

Die meisten Trieb- und Lustvorgänge können unter einer bestimmten Perspektive auf die physische Existenzsicherung zurückgeführt werden. Hier soll der Begriff „Sexualität" zunächst aber eingeschränkter auf alle physisch-seelischen Vorgänge der Fortpflanzung bezogen werden bzw. auf die mit der Fortpflanzung verbundenen Organe und die damit verbundenen psychischen Prozesse. Wie sich beim Menschen auf die so definierte Sexualität ein die Naturvorgänge frei kultivierendes sexuelles Leben im Sinne der Erotik aufbaut, wird im Weiteren darzustellen sein.

Für alle höheren Säugetiere ist der Prozess der Fortpflanzung verbunden mit offensichtlichen Erregungszuständen. Diese werden in bestimmten Perioden durch physische Vorgänge (Brunft) ausgelöst und sind in Verhaltensmuster integriert, die alle anderen Existenzsicherungsmuster dominieren. Durch Gerüche, ritualisierte Bewegungen und andere Reizmuster werden die männlichen Tiere stimuliert, „vergessen" andere Basaltriebe wie die Nahrungssuche und investieren ungeheure Energie in die Verfolgung der weiblichen Tiere. Für jeden Betrachter ist die völlige „Entäußerung" der Tiere in solchen Paarungsritualen eindrucksvoll erlebbar. Arterhaltung ist eingebunden in ein instinktives Triebverhalten, bis sich die Begierde in den vorgegebenen Mustern drastisch entlädt. Dabei sind die Zyklen der Fruchtbarkeit vielfach in die Naturzyklen des Lebensraumes integriert.

Trotz einiger Ähnlichkeiten und gemeinsamer biologischer Wurzeln ist die menschliche Sexualität auf völlig andere Grundlagen gestellt, denn der Mensch hat durch die Instanz seines Ich eine bewusste, zumindest bewusstere Beziehung zu seiner biologisch-organischen Lebensgrundlage. Er hat sich von der naturgegebenen Willensgrundlage der Instinkte und Triebmuster weit emanzipiert, er sieht sich zwischen Leib- und Geistorientierung gestellt.

Im 4. Vortrag des unter dem Titel *Allgemeine Menschenkunde* veröffentlichten Zyklus, der 1919 als Grundlagenkurs für die ersten Waldorflehrer gehalten wurde, differenziert Rudolf Steiner den Willen entsprechend den menschlichen Wesensgliedern. Dem physischen Leib, sodann dem Organismus aller Lebensprozesse (Ätherleib) und dem Organismus aller seelischer Vorgänge (Astralleib) ordnet er Instinkt, Trieb und Begierde als die naturgebundene Seite des Willens zu. Innerhalb des Ich-durchdrungenen Seelenlebens impulsiert der Mensch seinen Willen aus eigenständigen Motiven. Sie werden innerhalb der Grenzen des Tagesbewusstseins gefasst, sind also mitgeprägt von den Erfahrungen, Kulturgewohnheiten und unbewussten Seelenvorgängen. Dieser Freiraum des Handelns aus der eigenen seelischen Motivation ist durch die Kultivierung des Menschen in geschichtlichen Gemeinschaftsprozessen (Sitten, Gebräuche, Verhaltensweisen, Rituale) entstanden. Für diese Erziehung der Seele gab es Regeln, die aus den spezifischen Kulturimpulsen religiös-kultischer Zentren entstanden. Allen Kulturen sind traditionell die Initiationen in bestimmte Lebensphasen und Aufgaben, immer aber auch die Initiationen in die jeweilige Geschlechtlichkeit ein essenzieller Bestandteil.

Hinsichtlich der Initiationsformen sind aus der Kulturgeschichte der Menschheit zwei Stufen unterscheidbar: In Kulturen, in denen die Menschen noch unmittelbar in einem Naturraum leben, stehen Fortpflanzung und Fruchtbarkeit mit einer Sippenpflege, die über den Tod hinaus reicht, in Zusammenhang. Der Mensch fühlt sich in einen Wirkungszusammenhang mit den Göttern und Ahnen gestellt, der sich unmittelbar in den ihn umgebenden und seine Sippe bedingenden Lebensprozessen ausdrückt. Solche Gesellschaften sind in der Regel matriarchal ausgerichtet, denn diese Lebenssphären wurden als mütterlich-göttliche Kräfte erlebt (vgl. dazu: Ina Mahlstedt: *Die religiöse Welt der Jungsteinzeit,* Darmstadt 2004, S. 53-80).

In den Ruinen des antiken Olympia kann man den Übergang von der matriarchalen zur patriarchalen Kultur bildlich nachvollziehen. Vor dem Tempel der Hera, der am Rande der Ebene vor den ansteigenden Hügeln auf den Grundlagen eines viel älteren muttergöttlichen Heiligtums erbaut wurde, erhob sich in mindestens dreifacher Dimension der Zeustempel, dessen durch Erdbeben umgestürzte Säulen noch heute Anschauung liefern, wie sich männlich-herrschaftlich vor das alte Mutterheiligtum das monumentale Zeugnis eines neuen Bewusstseinszustandes der alten Griechen schob.

In den patriarchalen Kulturen wird die Identität durch männliche Abstammungslinien definiert. Die Taten, bzw. der Geist, aus dem sich der Mensch tatenvoll in die Geschichte stellt, stehen im Vordergrund, drängen den reinen Blutzusammenhang der Sippen unter Verlust atavistisch-traumhafter Seherfähigkeiten zu Gunsten des erwachenden, auf Erinnerung und Gedanken gestützten Bewusstseins zurück. Während in den Mutterkulturen die Sippe mit und in der Natur lebte, grenzt sich der Mensch in der patriarchalen Kultur sich emanzipierend von ihr ab. Damit bekommen auch die Initiationen junger Menschen einen anderen Charakter: Die Geschlechterrolle wird nicht mehr vorwiegend in der Lebenssphäre der Natur erlebt, sondern erfährt eine Kultivierung im Sinne einer Erziehung zu Kunst und Ideen, die nicht nur auf Tradition, sondern auch auf eigenständiges Handeln und wachere Verantwortung abzielt. Dazu gehört auch, dass Konkurrenz, Auseinandersetzung und Eroberung der männlich dominierten Kultur einen permanent kriegerischen Zug verleihen. Deshalb steht Fortpflanzung auch unter den Aspekten von Macht sowie dem Interesse an der Verfügbarkeit von Besitz. Da sich, wie noch zu zeigen sein wird, das männliche Gefühlsleben im Sexuellen stark auf ein Selbsterleben bezieht, tritt in den patriarchalen Zivilisationen die Achtung vor der Erlebniswelt der Frau in den Hintergrund; sie wird zunehmend als nachrangiges Wesen behandelt. Selbstverständlich können in dieser kurzen Abhandlung nur vergröbernd die Tendenzen eines in jeder Kultur differenziert in Erscheinung tretenden Grundphänomens angedeutet werden.

Die Entdeckung der Partnerschaft in der mittelalterlichen Minne

Eine Durchbrechung erfährt dieses Geschlechter- und Kulturverständnis für die abendländische Kultur in der Zeit des Hochmittelalters durch die literarisch verkündete Minnekultur. Hier wird die Beziehung von Mann und Frau in einen Zusammenhang von achtungsvoller Begegnung, Höflichkeit, Diskretion, aber auch geschlechtsspezifischer Kulturaufgaben gestellt. Die Artus-Epik erklärt die Frau zum Träger hoher Würde, der gegenüber der „dienende" Mann Achtung, Verehrung und Einhaltung eines sittlichen Lebens zu entwickeln hat. So wird von Wolfram von Eschenbach dargestellt, wie Parzival mit seiner zukünftigen Frau eine Nacht des Gesprächs und des Zuhörens verbringt, bevor er sich mit ihr vereinigt. Die Begegnung mit dem Menschen in einer Sphäre von Intimität stellt sich vor das direkte Ausleben von Lust und Begehren.

Wodurch wird dies bedingt? Ein Ritter widmet seine Taten, sein tugendhaftes Leben seiner frei gewählten Herrin, sie wird somit zur Erzieherin bzw. Kultiviererin seines Lebens als Kämpfer für seelische Ideale. Indem er ihr seinen Dienst anbietet, stellt er sich auch in den Dienst am höheren Ich, welches die egoistischen Tendenzen überwindet. Dieser Dienst wurde als „Hohe Minne" bezeichnet:

> *„Hóhiu minne heizet diu da machet*
> *daz der muot nách hóher wirde úf swinget"*

(„Als ‚Hohe Minne' wird diejenige bezeichnet, die bewirkt, dass sich das Gemüt zu hoher Würde aufschwingt" [Walter von der Vogelweide]). Dieser Dienst ruft den Ritter zur Selbstlosigkeit auf.

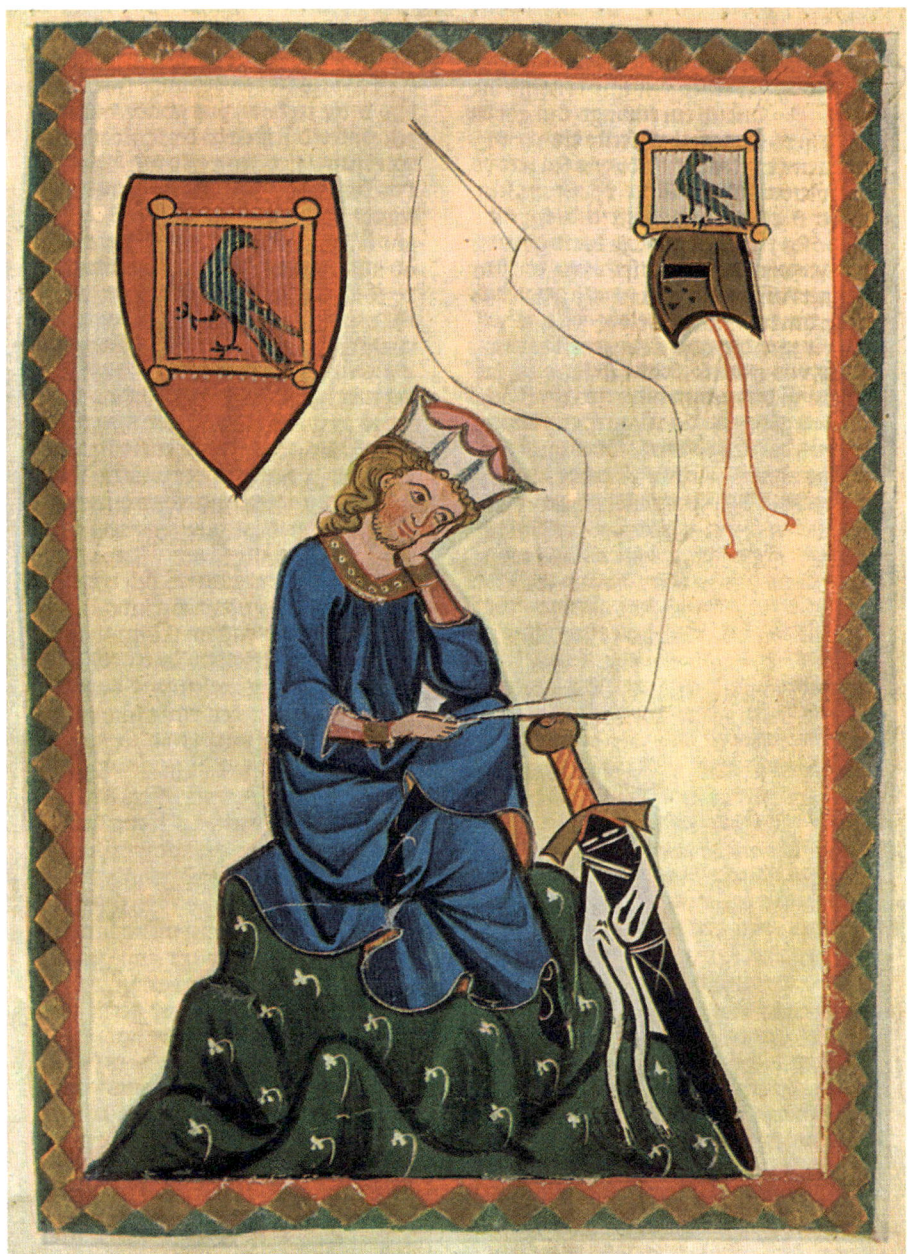

Minnesänger-Miniatur aus der Manessischen Liederhandschrift: Walther von der Vogelweide

Dem gegenüber steht die körperlich orientierte „Niedere Minne":

> *„Niedriu minne heizet diu só swachet*
> *daz der Muot nách kranker liebe ringet:*
> *diu minne tuot unlobeliche wé"*

(Als ‚Niedere Minne' wird diejenige bezeichnet, die [das Ich] so schwächt, dass das Gemüt um kranke Liebe ringt: diese Minne tut unlöblich weh).

Zwischen diese Orientierungen nach dem Geistigen, den Idealen einerseits, und dem Physischen, der Lust und Begierde andererseits, sieht sich der Mensch in der mittelalterlichen Literatur gestellt, in diesem Spannungsfeld sucht er sein Maß:

> *„Aller werdekeit ein füegerinne,*
> *daz sít ir zewáre, frouwe Máze:*
> *er saelic man, der iuwer lere hát!"*

(„Eine Ordnerin aller Werte, dies seid ihr wahrhaftig, Herrin ‚Maße': derjenige ist ein seliger Mensch, der euere Leitsätze beherrscht!")

In solchen Versen drückt sich aus, dass Weiblichkeit nicht nur in der mütterlichen Natur (Sexualität), sondern auch als geistiges Prinzip (Tugenden, Ideale) erlebt wird.

Dadurch aber entsteht ein Begegnungsraum seelischer Kultur. Die dem Weiblichen zugeordneten Tugenden wirken mäßigend, in der Zurückhaltung wacht das Erleben für den anderen auf, Achtung und Verehrung kultivieren die Umgangsformen am Hof, Begegnung und Kommunikation werden geprägt von „Höflichkeit". Man fragt um Erlaubnis, anerkennt das Eigenwesen des anderen.

Damit verändert sich auch die Sexualität. Es entsteht der Intimbereich, in dem sich Zärtlichkeit, zarte Berührung, erotische Begegnung vollziehen. Nicht mehr im Großraum der Familie mit mehreren Generationen in einem Raum spielt sich Sexualität als Fortpflanzung ab, sondern in der Kemenate oder an diskreten Orten:

> *„Dó het er gemachet*
> *alsó ríche*
> *von bluomen eine bettestat. ...*
>
> *Ich kam gegangen zuo der ouwe:*
> *dó wart mín friedel komen é.*
> *Dá wart ich enpfangen,*
> *hére frouwe,*
> *daz ich bin saelic iemer mé.*

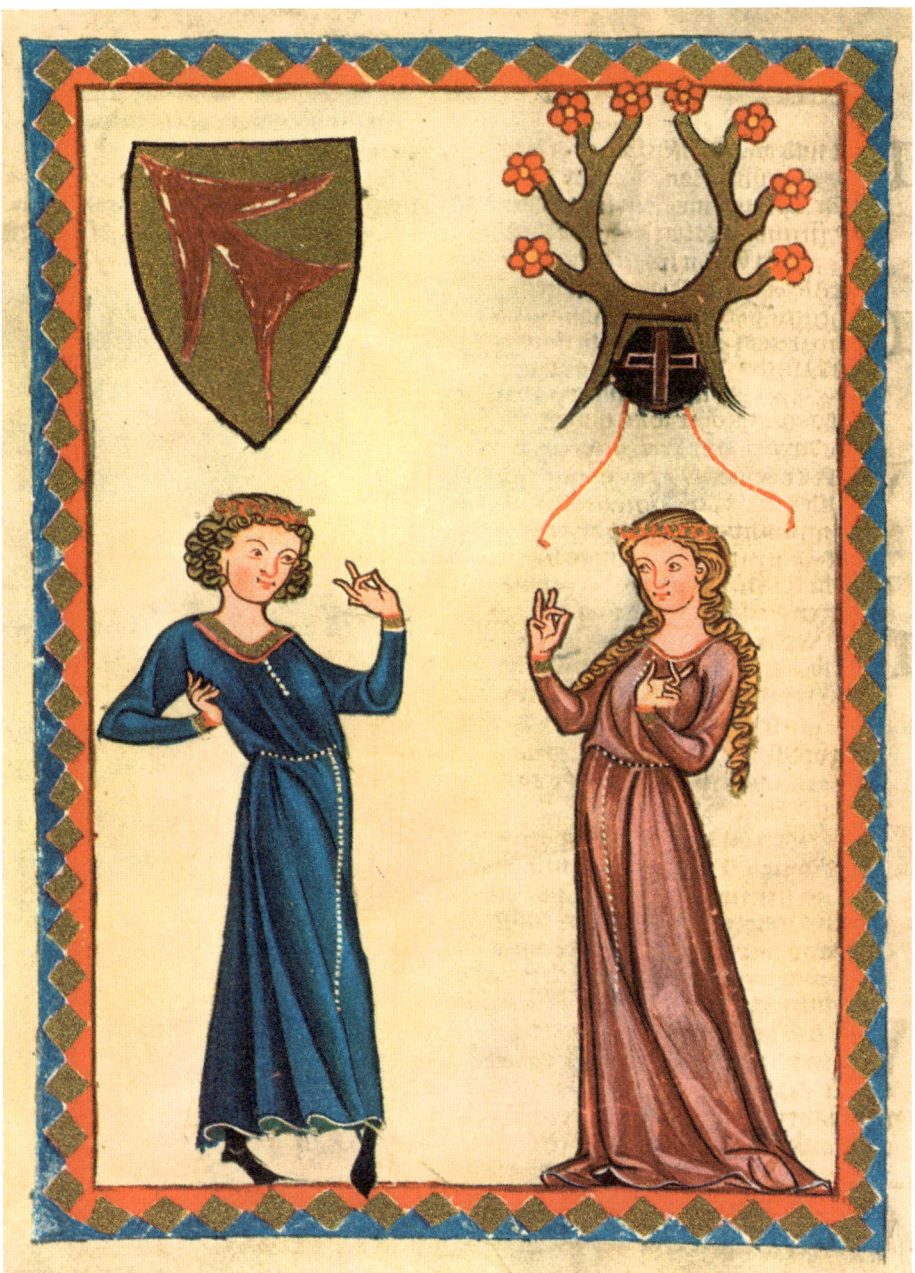

Minnesänger-Miniatur aus der Manessischen Liederhandschrift: Heinrich von Stretlingen

> *Kuste er mich? Wol tusentstunt:*
> *tandaradei,*
> *seht wie rót mir ist der munt. ...*
>
> *Daz er bí mir laege,*
> *wessez iemen*
> *(nu enwelle got!), só schamt ich mich.*
> *Wes er mit mir pflaege,*
> *niemer niemen*
> *bevinde daz wan er und ich –*
> *Und ein kleines vogellín,*
> *tandaradei,*
> *daz mac wol getriuwe sín."*

(„Da hatte er aus Blumen so reichhaltig eine Bettstätte vorbereitet ... Ich kam zu der Au, wohin mein Geliebter schon eher gekommen war. Da wurde ich wie eine hohe Herrin empfangen, so dass ich mich niemals glückseliger gefühlt hatte. Küsste er mich? Wohl tausend Stunden: tandaradei, seht wie rot mein Mund ist ... Wüsste jemand, dass er bei mir gelegen ist [dies möge Gott verhüten!], so würde ich mich schämen. Was er mit mir pflegte, niemals befind irgendjemand darüber als er und ich – und ein kleines Vögelchen, tandaradei, das wird wohl verschwiegen sein.")

Es beginnt das Spiel mit Locken und Verdecken, mit Zurückhaltung und Sehnsucht, mit Heimlichkeit und Koketterie. Sexualität wird in der Erotik zur vielschichtigen Kommunikation zweier Menschen, weil zwischen der eigenen Lust und der Achtung vor dem anderen Menschen ein Begegnungs- bzw. Spielraum entsteht.

Damit deuten sich die drei Ebenen der Liebe an, die in ähnlicher Weise schon von Platon unterschieden wurden:

- die körperbezogene Liebe, die im erregten Zustand immer Selbstliebe ist, die durch die Begierde den Charakter des Nehmens hat,
- die seelische Liebe, die sich im schönen bildhaften Wort „Zuneigung" mit ihrem kommunikativen, auf Austausch und Begegnung beruhenden Charakter ausdrückt und somit den Charakter des Nehmens und Gebens hat,
- und die selbstlose Liebe, deren geistige Natur die Hingabe an das Du, an das Göttliche oder Ideal in sich trägt, immer auch Opfer des einfachen Selbst ist und somit den Charakter des Gebens hat.

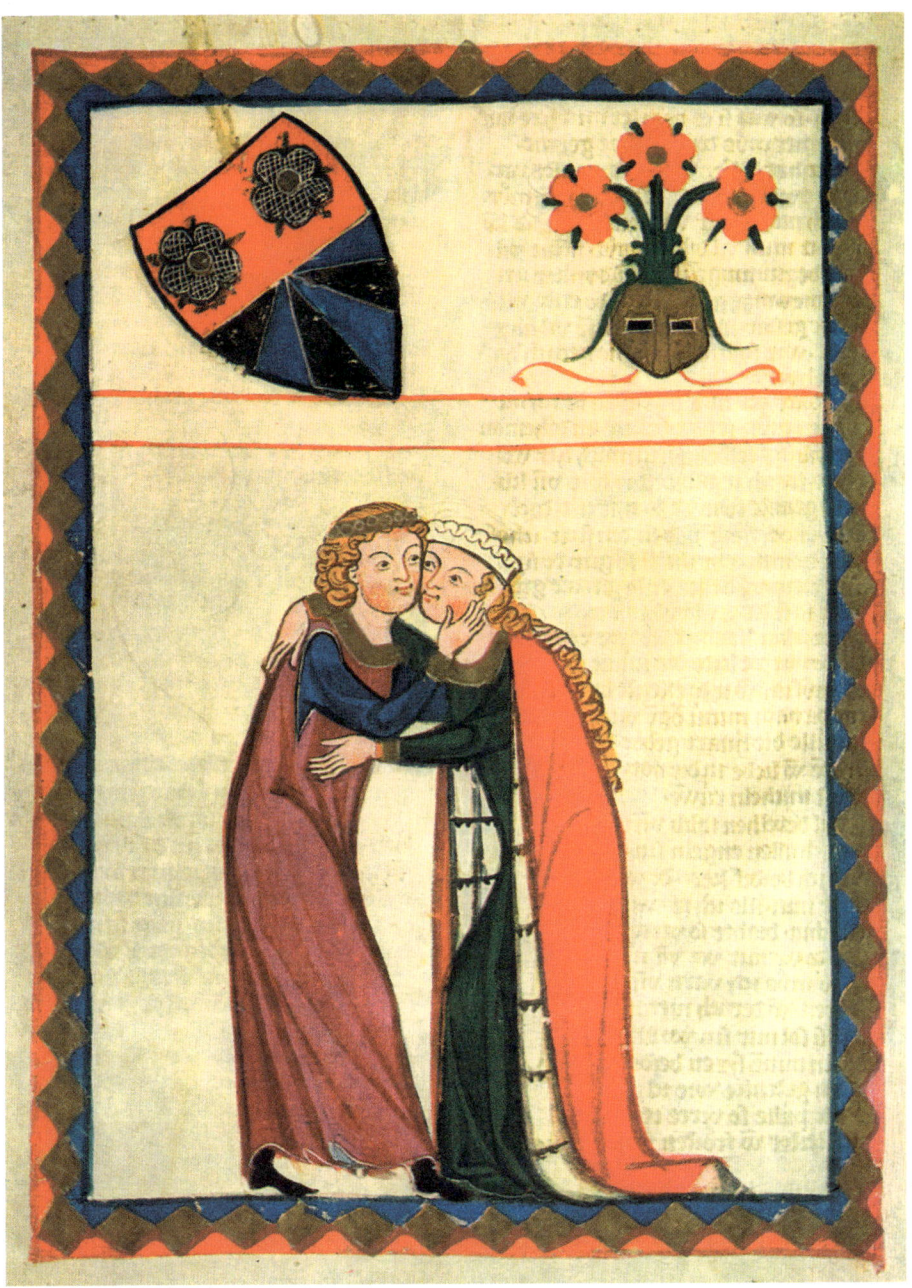

Minnesänger-Miniatur aus der Manessischen Liederhandschrift: Albrecht von Johansdorf

Weibliche und männliche Seeleneigenschaften

Aus dieser Untergliederung lassen sich die pädagogischen Aufgaben ableiten, denn Pädagogik operiert mit dem Eros in seiner geistigen Qualität. Lernen setzt Zuwendung, Hinwendung und Hingabe voraus. In Distanzierung, Antipathie oder in der Befangenheit des reinen Selbstbezugs ist eine Beziehung des Individuums zur Welt ausgeschlossen (vgl. die Aussage R. Steiners zu Beginn dieser Ausführungen). Bevor dieser Aspekt genauer in Augenschein genommen wird, soll jedoch der Unterschied des Menschseins als Mann und Frau betrachtet werden.

Rudolf Steiner differenziert in seinem in München am 18. März 1908 gehaltenen Vortrag „Mann und Weib im Lichte der Geisteswissenschaft" (GA 56) die Geschlechtszugehörigkeit des Menschen nach dessen Wesensgliedern. So weist er darauf hin, dass in jedem Menschen insofern beide Geschlechtsprinzipien wirken, als der physische männliche Leib immer einen weiblichen Äther- oder Bildekräfteleib als Lebensgrundlage hat, wie umgekehrt der physisch weibliche Leib einen männlichen Ätherleib. Insofern tritt von außen die physische, von innen die ätherische Organisation mit dem Seelischen des Menschen in Wechselwirkung. Sobald sich die Seele aber im Schlaf oder Tod von der physisch-räumlichen in die seelisch-astrale Welt orientiert, verliert sie ihren geschlechtstingierten Charakter. Im Geistigen sind die Seele des Menschen und sein Ich geschlechtslos bzw. übergeschlechtlich. Nur in der endlichen, räumlich und zeitlich dimensionierten Welt tritt die beseelte Natur, der Organismus zweigeschlechtlich auf. In diesem Vortrag deutet Rudolf Steiner die geistigen Wurzeln der Geschlechtlichkeit in der astralen Welt als Polarität von Leben (männliches Prinzip) und Form (weibliches Prinzip): *„das ewig werdende Leben im Männlichen und das Leben in der Form gehalten im Weiblichen";* in anderen Vorträgen führt er sie zurück auf die kosmischen Gegensätze von Beharrung bzw. Verhärtung und Fortbewegung bzw. Auflösung.

In dem früheren Aufsatz „Die Trennung der Geschlechter" (in: „Aus der Akasha-Chronik", GA 11) wird von Rudolf Steiner aus seinen geisteswissenschaftlichen Forschungen dargestellt, wie sich im Laufe der Evolution die physische Leiblichkeit des Menschen so ausgestaltet und materialisiert habe, dass das seelische Leben nicht mehr unmittelbar in diesem bildend und zeugend wirken konnte. So habe die Seele einerseits eine tiefere Anbindung an den Leib erfahren, die sich unter anderem im Fortpflanzungstrieb ausdrückt, andererseits aber emanzipierte sie sich im entstehenden Denken und Vorstellungsvermögen von diesem. Fortpflanzung vollziehe sich seitdem nicht mehr durch ein hermaphroditisch-zweigeschlechtliches Menschenwesen, sondern seit

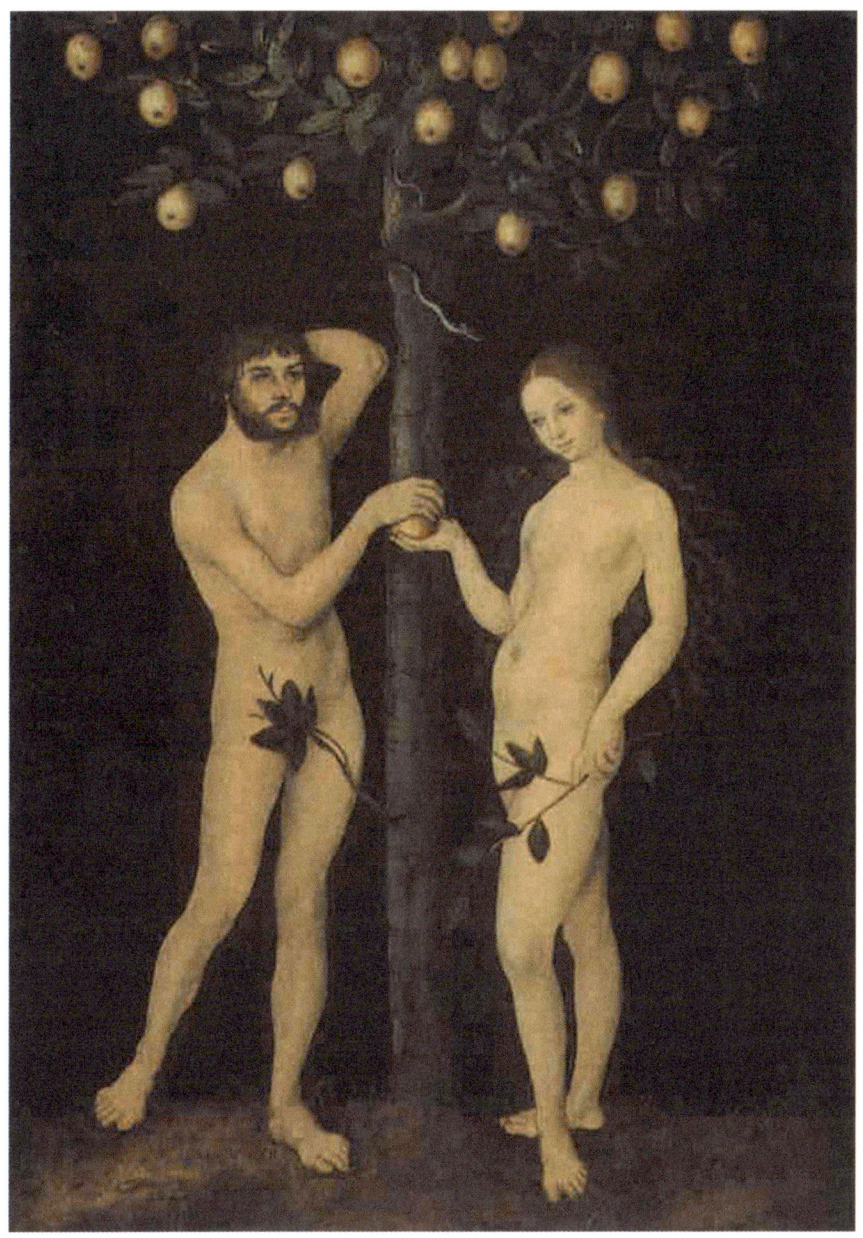

Lucas Cranach der Ältere, 1472–1553, Adam und Eva

der in diesem frühen Entwicklungsstadium auftretenden Differenzierung der Geschlechter nun durch von außen stattfindende Befruchtung zweier geschlechtsverschiedener Wesen. Ihren seelischen Ausdruck finde diese Trennung in ein weibliches und ein männliches Wesen in der Differenzierung von Vorstellungsvermögen und Willen. Dadurch bekomme das menschliche Wesen die Möglichkeit, nicht mehr unmittelbar seine Affekte zu leben. Weiter führt Steiner aus, wie durch diese Differenzierung der Seele in die weibliche Qualität des Vorstellens, die sich im Aufbau des Gehirns niederschlägt, und die männliche Qualität des Willens, die sich in die Leiblichkeit orientiert und besonders im männlichen Organismus ausgestaltet, die Grundlage zur Erkenntnisfähigkeit gelegt wird: Die Fähigkeit, der Welt und sich selbst gegenüber treten zu können, ist veranlagt. Durch die Geschlechtstrennung tritt das menschliche Wesen aus der unbewussten Triebnatur in die Gehirn-gestützte, wache Bewusstheit. Die Polarität des leiborientierten Liebestriebs und des geistorientierten Wissenstriebes ist also nach diesen Aussagen mit der sexuellen Differenzierung essenziell verbunden, die Entwicklung der Sexualität und der Erkenntnisfähigkeit ist als ein Prozess zu verstehen: *„Das Denken ist erkauft durch die Eingeschlechtlichkeit"*.

Im Bilde wird dieser Zusammenhang schon im Alten Testament mit der Erschaffung Adams und Evas dargestellt, welche den Übergang von der Doppelgeschlechtlichkeit des Menschen in die differenziert auftretende Geschlechtlichkeit als Mann und Frau ausdrückt, an den sich der „Sündenfall" durch das Essen der Frucht der Erkenntnis unmittelbar anschließt. Der Mensch wurde sich seiner selbst bewusst.

Der dem Menschen nach seiner Vertreibung aus dem Paradies verheißene Wiedereintritt drückt sich nach anthroposophischem Verständnis darin aus, dass sich durch die geistige Betätigung des Menschen im Denken die Differenzierung in die Geschlechter wieder aufhebt: *„Die Vereinigung mit dem Geiste bewirkt zuletzt die Gleichheit; aber dass vor dem Zustandekommen dieser Gleichheit eine Verschiedenheit vorhanden ist: dies schließt ein Geheimnis der Menschennatur ein."* (R. Steiner, GA 11). Damit drückt sich aus, dass wir uns im Erkennen als Menschen über unsere Geschlechtsverschiedenheit erheben. Wie aber lässt sich verstehen, dass die Geschlechtsverschiedenheit von Frau und Mann die Voraussetzung für die Entwicklung des Menschen zu einem Wesen ist, welches sich seiner selbst bewusst wird?

Das im obigen Zitat angedeutete „Geheimnis" beinhaltet das Entwicklungsprinzip, welches Goethe als Prinzip von Polarität und Steigerung entdeckte. Die Polarisierung in die Geschlechter ist nach den oben skizzierten Ausführungen Steiners durch den damit verbundenen Differenzierungsprozess von Vorstellen und Willen die Voraussetzung für das eigenständige Denken und damit für die Entwicklung des spezifisch menschlichen Bewusstseins. Im denkenden Erfassen der Welt und der eigenen Existenz wird aber die Polarität von männlicher und weiblicher Inkarnationsbedingung gleichzeitig wieder überwunden, das Bewusstsein für das Menschsein an sich und damit für die Menschheit kann auf dieser Grundlage entstehen.

In Sinne des Prinzips von Polarität und Steigerung lässt sich aus der Anthroposophie auch ein Verständnis für den Karma-Prozess und die damit verbundene Wiederverkörperung gewinnen. Die Weiterentwicklung des Menschen zu einem eigenständigen Wesen wird im Sinne des oben angeführten Entwicklungsprinzips dadurch vorangetrieben, dass in der Regel das Männliche das Karma des Weiblichen, das Weibliche das Karma des Männlichen bildet. D. h. in der Regel folgt auf eine weibliche Inkarnation eine männliche. Mit anderen Worten: Aus der seelischen und biographischen Ausgestaltung des einen Prinzips ergibt sich im Gang durch die wiederholten Inkarnationen die Aufgabenstellung und Disposition des Gegenprinzips. Aus der Polarität erwächst so schrittweise die Steigerung zum eigentlichen Menschen, der sich in der Integration dieser beiden Prinzipien des Weiblichen und des Männlichen realisieren wird. Die diesen Prozess tragende und forcierende Kraft ist die Liebe. Somit stellt sich aus der anthroposophischen Erkenntnis die Polarität der Geschlechter in Verbindung mit dem Reinkarnationsgedanken als grundlegendes Evolutionsprinzip des Menschen dar.

Im Folgenden wird darzustellen sein, wie sich die mit den weiblichen und männlichen Inkarnationsbedingungen verbundenen Eigenschaften und Fähigkeiten jeweils ausgestalten. Damit werden auch Orientierungen für eine zeitgemäße Jugendpädagogik gegeben.

Grundlagen für eine zeitgemäße Initiation in die Geschlechtlichkeit

Die diesem Entwicklungsgang zugrunde liegenden männlichen und weiblichen Inkarnationsbedingungen charakterisiert Rudolf Steiner im Zusammenhang mit den 1921 in Dornach und Stuttgart gehaltenen Vorträgen für die Lehrer, in denen die Grundsätze einer Jugendpädagogik zum Aufbau der Oberstufen erläutert werden:

„Beim Mädchen – die Dinge sind ganz fein unterschieden, aber man muss sich eine gewisse Beobachtungsgabe für die Dinge aneignen – ist das ganz anders: beim Mädchen wird das Ich mehr oder weniger vom Astralischen aufgesogen. Dadurch lebt das Mädchen weniger nach innen hinein; es lebt mehr in den Ätherleib hinein dasjenige, was vom Ich durchdrungener Astralischer Leib ist. Es lebt sich sehr stark in den Äther-

leib, damit sogar in die ganze Handhabung, in die äußere Beweglichkeit hinein. Und man bemerkt gerade bei richtigen Mädchennaturen, bei einer richtigen Entwicklung, dass das Mädchen in dieser Zeit [es geht um das Alter um 14/15] in einer gewissen Weise wacker wird, fest wird in seinem Auftreten, die Persönlichkeit betont, sich hinstellt, nicht in sich zurückzieht.

Beim Knaben ist das wesentlich anders. Beim Knaben saugt der astralische Leib das Ich viel weniger ein. Es bleibt das Ich zwar verborgen. Es ist noch nicht recht wirksam, aber es bleibt doch, ohne dass es stark beeinflusst wird von dem astralischen Leib, zwischen dem 14., 15. und 20. und 21. Jahr bestehen, so dass der Knabe durch dieses Bestehenbleiben des Ich, Nichtaufgesogenwerden des Ich und doch wieder Nichtselbständigsein des Ich viel leichter in diesem Lebensalter ein Duckmäuser wird als das Mädchen. Das Mädchen bekommt viel leichter in diesem Lebensalter etwas Freies, etwas, was auf äußeres Auftreten hingeht, als der Knabe. Und bei eigentlich tieferen Knabennaturen bemerken wir, dass durch dieses besondere Verhältnis des Ich zum astralischen Leib in diesem Lebensalter etwas auftritt, wie oftmals eine Art Sich-Zurückziehen im Leben.

(R. Steiner, Vortrag vom 16. Juni 1921 in Stuttgart, in: *Menschenerkenntnis und Unterrichtsgestaltung,* GA 302)

Als Konsequenz dieser unterschiedlichen Konstitutionen wird eine Differenzierung der Unterrichtsmethodik in den Oberstufenklassen angeregt, auf die hier nicht näher eingegangen werden soll. Uns interessieren vielmehr die Folgen dieser unterschiedlichen Inkarnationsbedingungen.

Da der Junge sich selbst fremd ist, erlebt er sich in der Welt verlorener. Er sucht sich einerseits in Taten bzw. in der Auseinandersetzung zu realisieren, andererseits ermöglicht ihm seine distanziertere Haltung gegenüber sich selbst und der Welt ein eher verstandesorientiertes Interesse. Beim Mädchen hingegen wird dadurch, dass das Ich im Seelenleben aufgeht und dieses wieder in die leiblichen Lebensprozesse unmittelbar hineinwirkt, eine Selbstsicherheit veranlagt, die es ihm erlaubt, sich auch in seiner Umgebung selbstverständlicher bzw. selbstvergessener zu erleben. Daraus resultiert eine höhere Sozialkompetenz, wohingegen die zur intellektuellen Auseinandersetzung mit der Welt notwendige Distanz härter erkämpft werden muss. Auch der Bezug zur Menschheit gestaltet sich im Mann und in der Frau verschieden.

„Dem inneren Wesen nach trägt der Mann die Menschheit so in sich, dass er eigentlich das Menschliche immer als Rätsel empfindet, wie etwas, das er nicht ganz durchdrin-

gen kann, das an ihn unsägliche Fragen stellt, mit denen er nicht fertig wird."

„Die Frau sieht die Menschheit so an, dass sie gewissermaßen im Hintergrunde ein Bild hat, wenn auch im Unbewussten, nach dem sie die Menschheit formt."

„Während also die Frau die Menschheit mehr im Bilde erlebt, erlebt sie der Mann mehr als Wunsch mit einem Rätselcharakter."

(R. Steiner, Vortrag vom 4. Januar 1922 in Dornach, in: *Die gesunde Entwicklung des Menschenwesens,* GA 303)

Zweifelsohne ist es eine Aufgabe der Jugendpädagogik, diese unterschiedlichen Dispositionen so zu berücksichtigen, dass sich im Wechselspiel zwischen Jungen und Mädchen die jeweiligen Einseitigkeiten, Schwächen und Stärken im Unterricht ergänzen und befruchten. Aber auch für die Vorbereitung eines bewussteren Umgangs der Geschlechter, für Fragen eines partnerschaftlichen Lebens, für das Verständnis der eigenen und der anderen Sexualität liegen hier wesentliche Aspekte. Letztendlich kann nur aus einem Bewusstsein für die unterschiedlichen Bedingungen männlichen und weiblichen Menschseins das übergeordnet Allgemeinmenschliche entstehen. Im Wechsel zwischen den weiblichen und männlichen Inkarnationsbedingungen realisiert sich das Eigenwesen des Menschen.

Diese männlich-weibliche Polarität kann in vielen Bereichen erschlossen werden. Ob in den Gegensätzen Blut – Atem, Gehirn – Nerven-/Sinnestätigkeit, Stoffwechsel – Gliedmaßen, Sehsinn – Hörsinn, den beiden Gehirnhälften oder physischer Leib – Ätherleib, überall kann das Bewusstsein für dieses tiefe Menschen- und Weltprinzip entzündet werden. Das allen Fortpflanzungprozessen, sozialen Prozessen und allen Entwicklungsprozessen zugrunde liegende Wesen aber ist der höhere Zusammenklang der Polarität zur Einheit. In diesem Sinne bedeutet Erkenntnis dieser Einheit Bewusstseinsbildung. Im alten Kulturverständnis und Sprachgebrauch wurde der Vorgang physischer Vereinigung bzw. der Zeugung deshalb als „Erkennen" des anderen Menschen erlebt.

Für eine zeitgemäße Partnerschaft aber ist auch das unterschiedliche Erleben des Körpers und der sexuellen Gefühle von Mann und Frau zu thematisieren. Viel Leid, Missverständnis und Ignoranz könnten eingeschränkt werden, wenn das Wissen und die Achtung vor der unterschiedlichen Disposition und damit vor den unterschiedlichen Wegen der Empfindungen und Gefühle im Sinne einer modernen Initiation ins Erwachsenenalter mitgenommen werden könnten. Das körperorientierte Ausleben der Liebe ist beim Mann aktionsorientiert, er sucht spezifische Reize, ist dabei im Erleben stark auf sein Geschlechtsorgan zentriert. Seine Fortpflanzungsfähigkeit regeneriert ständig. Die sexuelle Empfindungsweise der Frau bezieht sich mehr auf den gesamten Körper, die eigentliche Bereitschaft baut sich in längeren Phasen auf, bezieht im Erleben auch stärker die Umgebung und Atmosphäre mit ein. Dies hängt wieder mit der unterschiedlichen Konstitution zusammen.

„Die Liebe ist eben etwas ganz anderes bei dem Mann und bei der Frau. Bei der Frau geht durchaus die Liebe von der Phantasie aus und ist immer damit verknüpft, ein Bild zu formen. Die Frau liebt – verzeihen Sie, wenn ich das sage – niemals vollständig bloß einfach den realen Mann, der dasteht im Leben; die Männer sind ja auch gar nicht so, dass man sie, wie sie heute sind, mit einer gesunden Phantasie lieben könnte, sondern es ist immer etwas mehr darinnen, es ist das Bild darinnen, das aus jener Welt heraus ist, die eine Gabe des Himmels ist. Der Mann hingegen liebt den Wunsch; die Liebe des Mannes trägt einen ausgesprochenen Wunschcharakter. Und dieser Unterschied muss gemacht werden, wie das auch in mehr ideellem, idealem und realem Sinne dann zum Ausdruck kommt. Das höchste Ideal kann noch ideale Wünsche enthalten; das instinktiv Sinnlichste kann Produkt der Phantasie sein. Aber dieser radikale Unterschied ist zwischen Mannes- und Frauenliebe. Die Frauenliebe ist in Phantasie getaucht; die Männerliebe ist in Wunsch getaucht. Dadurch bilden sie etwas, was im Leben in Harmonie tritt.“

(R. Steiner, Vortrag vom 4. Januar 1922 in Dornach, in: *Die gesunde Entwicklung des Menschenwesens,* GA 303)

Rudolf Steiner charakterisiert hier die Frau seelisch durch ihre Phantasieorientierung als zukunftsorientiert. Indem sie das Idealbild im Mann liebend miterlebt, ist sie geistig gesehen auch diejenige, die im Mann das Streben nach dem eigenen Ideal aufrufen und unterstützen kann. Ein Wissen um diese Bedeutung des weiblichen Menschen tritt außer in der angeführten mittelalterlichen Minneliteratur auch deutlich in der Literatur der Frühromantik, in den klassischen Dramen Schillers, aber auch bei Goethe z. B. in den berühmten Schlussversen seines dem strebenden Menschen gewidmeten Dramas „*Faust*" auf:

> „*Das Ewig-Weibliche*
> *zieht uns hinan.*"

Demgegenüber resultiert aus der Wunschorientierung des Mannes in der Liebe ein deutlicher Selbstbezug.

Verbindet man diese Gedanken mit der oben dargestellten kosmischen und umgebungsorientierten Ausrichtung des Astralleibes der Frau, so trägt sie mit ihrer spirituelleren Begabung die Möglichkeit, in sich das Ideal des Allgemeinmenschlichen zu realisieren. Ihr Ich weiß sich selbstverständlich in die Prozesse der Welt einbezogen, daher ist sie sich ihrer selbst sicherer.

Der Mann tendiert zu einer eher materialistisch-intellektuellen Lebensweise, damit aber auch mehr zur Individualisierung. Sein Ich ist der Welt gegenübergestellt, er sucht diese Distanz vom eigenen Standpunkt aus erkennend zu überbrücken. Sich selbst versteht er innerhalb des Kosmos bzw. der Menschheit zunächst wenig. Die Außenwelt ist ihm hingegen über das Denken erschließbar.

Dieser Unterschied zwischen Frau und Mann macht sich selbstverständlich auch im Übergang zum Jugendalter geltend:

„Er weiß mit sich selber nichts anzufangen, der Knabe. Er hat ja etwas in sich aufgenommen, das ihm gerade im 14., 15. Lebensjahr anfängt, fremd zu erscheinen. Er kommt in ein Staunen hinein, in ein Kritisieren, Skeptizieren gegenüber sich selbst. Und wer die Menschennatur versteht, der weiß, dass dieses merkwürdige zweibeinige Wesen, das auf der Erde herumwandelt und das man Anthropos nennt, dass dieses für keinen Philosophen jemals ein so großes Rätsel war, als es oftmals ist mit dem fünfzehnjährigen Knaben; denn es umfasst da das Rätselvolle alle Kräfte der menschlichen Seele. Denn dasjenige, was am meisten entfernt liegt vom gewöhnlichen Bewusstsein, der Wille, der ist es, der förmlich anstürmt gegen das Knaben-Nervensystem im 14., 15. Lebensjahre.

Anders ist es beim Mädchen. Und gerade wenn man das recht anstreben will, was mit Recht in der Gegenwart angestrebt wird, und was in der Zukunft kommen muss, die völlige Gleichheit, die Gleichberechtigung der beiden Geschlechter für die Welt, dann muss man einen klaren, unbefangenen Blick haben für die Differenzierung. [...] Und in demselben Sinne, wie der Knabe sich selber ein Rätsel wird, etwas, das er bestaunt, wird im Mädchen gerade in diesen Jahren die Außenwelt ein Rätsel. Das Mädchen hat aufgenommen etwas Überirdisches in sich. Es gestaltet sich die ganze Menschen-wesenheit unbewusst in dem Mädchen. Dann hat man ein Menschenwesen vor sich mit dem 14., 15. Lebensjahre, das nun von der Welt erstaunt, das in der Welt die Rätsel fin-det, das in der Welt vor allem die Realisierung von Werten finden möchte.

Und so beginnt für das Mädchen gerade in dieser Lebensepoche an der Außenwelt manches unverständlich zu werden. Beim Knaben wird dann die Innenwelt viel unver-ständlicher. [...]

Man möchte sagen: dem Mädchen wird etwas von dem ganzen Kosmos, von dem Universum eingepflanzt, etwas früher; dem Knaben wird die Umgebung auf der Erde auf dem Umweg durch die Sprache eingepflanzt." (R. Steiner, Vortrag vom 9. August 1922 in Oxford, in: *Die geistig-seelischen Grundkräfte der Erziehungskunst*, GA 305)

Die Ebenen einer gesamtmenschlichen Geschlechtererziehung

Welche pädagogischen Konsequenzen ergeben sich aus dem Dargestellten? Sexualer-ziehung wird heute zunächst durch die Sorge motiviert, dass der Umgang mit den ele-mentaren Triebkräften, die uns eingepflanzt sind, Gefährdungen mit sich bringt, des-halb soll in den Heranwachsenden das Wissen um die organischen und psychischen Vorgänge im eigenen Leib die eigene Verantwortung veranlagen. Dabei stehen phy-sisch-psychische Aspekte im Vordergrund:

– Schutz vor Missbrauch,
– davor, Opfer zu werden,
– auch schon davor, zum Objekt degradiert zu werden;
– Vermeiden von Traumata,
– von Verklemmtheit,
– von ungewollter Schwangerschaft;
– Hygieneberatung,
– Aufklärung über Ansteckungsgefahren,
– aber auch Themen wie Sucht, Hörigkeit oder die Sexualisierung der Gesellschaft;
all dies sind Themen, die in geeigneter Form in der Schule und im Elternhaus bespro-chen und berücksichtigt werden müssen.

Aber die Aufgabe ist umfassender: Eine Annahme der eigenen leiblichen und see-lischen Bedingungen muss früh veranlagt werden. Schon für das früheste Kindesalter muss dafür der Lebensraum gestaltet werden und das Verhalten der Erwachsenen seiner Vorbildfunktion gerecht werden. Wenn das Kind seinen Leib koordinierend durchdringt, durch vielfältige Anregungen seine Sinne entfaltet und um sich herum Menschen erlebt, die achtungsvoll miteinander und mit sich selbst umgehen, wird es später eher die Integrität des eigenen Wesens wahren können und damit auch begegnungsfähig sein. Bereits in den ersten sieben Jahren müssen im geschützten Raum, denn dort ist die zur Sinnesentfaltung nötige Hingabe an die Umgebung möglich, der gesamte Sinnesorganismus angesprochen werden. Im Spracherwerb wird neben dem Erlernen von Wortbedeutungen vor allem Kommunikation veranlagt und damit die Fähigkeit, später eine Partnerschaft in gegenseitiger Wahrnehmung zu gestalten. Die Vielfältigen musikalischen Elemente verbinden mit Rhythmus, Pause, gestalteter Bewegung Grundlagen zur Gestaltung aller Sozialprozesse. Das Eintauchen in erzählte Bilder prägt die Urformen des Zusammenspiels der Menschen tief in den seelischen Untergrund und legt damit die Basis für das eigene Sozial- und Partnerschaftsverhalten.

Ab dem 10., 12. Lebensjahr wird es darauf ankommen, dass die Kinder im Erleben des eigenen Seelenorganismus, der mit einer Veränderung des Atemsystems beginnt (Ernst-Michael Kranich: Anthropologische Grundlage der Waldorfpädagogik, Stuttgart 1999, S. 180 ff.), bei der Entfaltung der Geschlechtsorgane und der damit verbundenen Veränderungen im Drüsensystem verstehend begleitet werden, ohne dass dabei der Zauber und das Geheimnis der Liebefähigkeit mit all ihren Nuancen durch abstrakte biologische Modelldarstellungen zerstört werden. Am besten erreicht man dies durch die sachgerechte Darstellung der Organe und ihrer Prozesse in sinngemäßen Bildern, da daran in diesem Alter das Selbsterleben der Heranwachsenden eher anschließen kann als an rein anatomische Funktionsmodelle. Die Liebe zur Welt im Großen und Kleinen zu impulsieren ist ebenso Aufgabe im Unterricht wie die Erziehung zu Höflichkeit und Achtung, auch vor der Besonderheit des anderen Geschlechts.

Erst in der Jugendzeit ist die seelische Grundlage für eine urteilende Durchdringung der physischen Grundlagen des Menschseins im wirklichen Sinne verfügbar. Vorher gilt: Hinführung, verständnisvolle Begleitung und das aufzugreifen, was im Umfeld und im Inneren der Kinder auftaucht. Im Jugendalter ist es dann möglich, die jeweils individuelle Potenzialität, die jeweils eigenen biographischen Impulse mit in die biologische Betrachtungen des Menschen einzubeziehen. Selbstachtung, Begegnungsfähigkeit und Sinn für das eigene Schicksal sowie für das der mir begegnenden Menschen können dann in einem Zusammenhang mit der eigenen Inkarnation als Mann oder als Frau erlebt werden.

Separierung und Abstrahierung der Sexualität im rein physischen Sinne widerspricht der Menschenwürde und einem pädagogischen Ansatz, der zur biographischen Entfaltung eines Menschen beitragen möchte. Eine ganzheitliche Erziehung hat drei Ebenen zu berücksichtigen:

• den Körper als Instrument (Aspekte: Gesundheit, Hygiene, Wahrnehmung)
• die seelischen und sozialen Prozesse (Aspekte: Hören, Begegnen, Hinwendung, Empathie, Sorge, Zärtlichkeit, aber auch Höflichkeit und Achtung)
• die geistigen Fragen (Aspekte: Wer bist Du? Was fordert die Begegnung? Was ist mein Schicksal? Was ist meine Verantwortung?)

Alle drei Ebenen spielen für die Erziehung in jedem Lebensalter eine Rolle. Selbstverständlich bleibt es eine Herausforderung für die Eltern und Pädagogen zu erkennen, gegebenenfalls im Austausch miteinander, was, wann, wie und von wem thematisiert werden muss. Hier können keine Modelle für standardisierte Vorgehensweisen gegeben werden. Jede Situation, jede Menschengruppe, eigentlich jeder Mensch muss in der Erwägung berücksichtigt werden, wie die Einführung in die Geschlechtlichkeit zu gestalten ist Alle Hinweise auf mögliche Inhalte und Methoden sind somit als Anregung für den Bewusstseinsprozess der Erziehenden zu verstehen.

Es gilt dabei auch über die Zeitphänomene nachzudenken. Im Bereich der Liebe tritt heute die physische Sexualität so dominant in den Vordergrund, dass der Selbstbezug und damit die Partnerschaftsunfähigkeit zum gesellschaftlichen Grundproblem werden. Wenn Selbstgenuss und Leiborientierung durch gezielte Werbestrategien aufgeputscht werden, um den Egoismus und die Konsumbereitschaft anzuregen, dann werden Weltinteresse und Liebe zum Mitmenschen korrumpiert. Wenn der Eros einseitig auf den Leib bezogen wird, dann erlischt die Lernfähigkeit, denn der Mensch wendet sich damit nicht nur von der Welt zum Selbstbezug, sondern auch von seinem Potenzial und höheren Ich ab, welches ihn zur Vervollkommnung aufruft.

Vor der in diesem körperlich-seelischen Selbstbezug liegenden Gefahr besonders für die Jugendlichen spricht Rudolf Steiner in dem eingangs zitierten Vortrag. Es ist deshalb falsch, daraus eine Ablehnung von Liebe und Erotik im Sinne zwischenmenschlicher Beziehungen zu folgern. Wenn durch Weltinteresse und Bezug zu den heutigen Menschheitsfragen der Lernwille im Jugendlichen aufgerufen wird – denn hierin liegt die Bedeutung des pädagogischen Eros – so wird damit gleichzeitig eine gesunde Beziehung zur eigenen Biographie und damit auch zur eigenen Körperlichkeit, zur Begegnungsfähigkeit und zu wirklicher Liebe ernährt.

Schlussbemerkung

Aus diesen Ausführungen mag deutlich werden, weshalb eine als Fachgegenstand definierte Sexualkunde in der Waldorfpädagogik nur im Kontext des gesamten pädagogischen Ansatzes zu erfassen ist. Die damit verbundenen Schwierigkeiten und Herausforderungen entbinden aber nicht von der Notwendigkeit, die Reifeprozesse der Heranwachsenden

• rechtzeitig

• angemessen

• und übergreifend

zu begleiten, die Kinder für sich und auf die Welt vorzubereiten, einzustimmen und aufzuschließen.

Die Freiheit, die zu einem erfüllten Leben führt, entsteht weder durch Tabus oder Verschlafenheit, noch durch Grenzenlosigkeit und totale Offenheit. Sie wächst aus dem Selbstvertrauen der Kinder. Der notwendige Bezug zur eigenen Geschlechtlichkeit entsteht weder durch Straßenaufklärung noch durch Aufklärungsmodelle. Die Aufgabe der Initiation in die Geschlechtlichkeit bedarf vielmehr der offenen Kommunikation zwischen Eltern und Erziehern bzw. Lehrern, sie fordert die Wahrnehmung des Kindes und seiner Umgebung sowie individuell und gemeinsam verantwortete Begleitung. Eine Vorbereitung auf diese Begleitungsaufgabe aber liegt auch in der Beschäftigung der Erziehenden mit den grundsätzlichen Fragen des Menschseins, mit den Fragen der Schicksalsbildung und mit den Fragen nach den diese Welt konstituierenden Kräften. Hierin liegt ein wichtiger Inhalt für die Elternarbeit an Kindergärten und Schulen.

In einer Zeit, in der sich der Mensch in seiner Lebensweise von den ihn umgebenden Naturvorgängen entfernt hat und in der sich das einzelne Individuum in seinem Verhalten und seiner Wertorientierung auch zunehmend von traditionell-gemeinschaftlichen Kulturformen emanzipiert, taucht die Frage auf, was an die Stelle der in die Gesellschaftsordnung und in ein Lebensverständnis einführenden Initiationen tritt. Rudolf Steiner weist in dem oben erwähnten 4. Vortrag der „Allgemeinen Menschenkunde" auf die in jedem Menschen wirksamen feinen Veranlagungen hin, aus seinem geistig-ideellen Eigenwesen heraus ständig zu seiner Verbesserung, Vervollkommnung, eben der Verwirklichung seines individuellen Potenzials aufgerufen zu sein. Sich zu diesem inneren Quell eigenständigen Lernens in ein bewusstes Verhältnis zu setzen und damit zu übergeordneten seelischen Leitbildern einen individuell begründeten Zugang an Stelle der ehemals kollektiv vermittelten Wertordnung aufzubauen, setzt sich die Waldorfpädagogik zum Ziel. So verstanden wird Unterricht zu einem modernen Initiationsakt zu sich selbst. In diesem Kontext hat die Sexualkunde ihren Stellenwert.

Sexualität und Menschenkunde

Michaela Glöckler

Beim Studium der Sexualität in der Tierwelt fällt auf, wie selbstverständlich hier Fortpflanzungsakt und Sozialverhalten im Entwicklungszyklus der jeweiligen Art integriert sind. Bei artgemäßer Lebensweiseund im Falle von Haustieren auch entsprechender Lebenshaltungzeigen sich weder signifikante Abweichungen des Sexualverhaltens noch Instinktdefizitealles verläuft „natürlich". Beim Menschen ist dies anders. Sein Sexualverhalten umfasst einerseits asexuelle Lebensformen wie lebenslanges Nichtausüben, freiwillige oder erzwungene Enthaltsamkeit. Die Bandbreite sexueller Betätigung reicht von der hetero- und homosexuellen Erotik bis hin zu gewalttätigen Formen und sexuellem Missbrauch. Schon daraus ist ersichtlich, dass es für den Menschen kein „natürliches" Sexualverhalten gibt. Jeder muss selbst herausfinden, was für ihn „richtig" ist und „stimmt". Auch kann sich das sexuelle Verhalten im Laufe der Biographie grundlegend ändern. Es gilt, sich auf den Lernprozess einzulassen, der in der Begegnung mit einem Menschen evident wird, durch den das sexuelle Verlangen geweckt wurde. Denn erst im Zusammensein werden die eigenen sexuellen Möglichkeiten und Reaktionsweisen richtig entdeckt und ausgebildet. Je klarer entschieden wird, ob und in welcher Form Sexualität in der Beziehung eine Rolle spielen soll, umso konstruktiver dient auch dieser Bereich der Entwicklung spezifisch menschlicher Fähigkeiten.

Was ist die menschliche Natur?

In seinem Buch *Über die Einteilung der Natur*[1] hat Johannes Scotus Eriugena bereits im 9. Jahrhundert eine Kontemplation über die menschliche Natur durchgeführt. Er stellt fest, dass beim Menschen in physischer Hinsicht mineralische, kristalline Substanzen die Form- und Strukturgeber sind. Diese Eigenschaften sind mit denen der Mineralien identisch. Die Lebensvorgänge des Menschen hingegen entsprechen weitgehend denen der Pflanze. In Bezug auf sein Instinkt-, Trieb- und Begierdeleben (Hunger, Durst, sexuelles Verlangen) sowie die klassischen basalen Triebe und Reflexe (Flucht, Angst, Äußerungen von Lust und Schmerz, Zufriedenheit, Trauer) ist er auch nicht originell: Er teilt all diese Fähigkeiten mit vielen Tierarten. Scotus Eriugena geht

---

[1] Johannes Scotus Eriugena: Über die Einteilung der Natur, Felix Meiner Verlag, Hamburg 1994

in seiner vergleichenden Betrachtung aber noch einen Schritt weiter und fragt – als christlicher Platoniker –, was der Mensch mit den Engeln gemeinsam hat: Es ist die Fähigkeit des Denkens. Gedanken sind äußerst zart und doch die stärksten Begleiter im Leben. Sie trösten, stützen und geben Halt, wann immer man es braucht. Sie sind flügelleicht, transparent und doch konturiert, farbig, aber auch durchscheinend farblos – und vor allem: vollkommen. Was es im Leben niemals gibt, etwas Vollkommenes – im Denken ist es zu finden. *Ideale,* Entwicklungs*ziele,* Vollendungs*zustände* können jederzeit im Denken antizipiert und somit als mögliche Zukunft in die Gegenwart hereingeholt werden. Entsprechend wird auch der Engel in der christlichen Tradition nicht nur als Wächter und Begleiter des Menschen durch dessen Leben dargestellt, sondern auch in spiritueller Hinsicht als das Bild seiner zukünftigen Vollkommenheit. Umso spannender ist für Scotus die Frage: Gibt es überhaupt etwas, was der Mensch nur für sich hat und mit keinem der anderen ihn umgebenden Wesen teilt? Eine Eigenschaft, die er nur deshalb entwickeln kann, weil er, wie es für seine Natur zutrifft, *zwischen* Tier und Engel, *zwischen* den Naturreichen und den geistigen Wesensbereichen in der Evolution steht? Er kommt zu dem Ergebnis, dass es eine besondere menschliche Fähigkeit gibt: *das selbstständige Urteil.* Es wundert nicht, dass sein Menschenbild, das auf das selbst urteilende, freie Individuum hin orientiert ist, schon relativ bald nach seinem Tode vehement bekämpft wurde, so dass seine Bücher auf den katholischen Index verbotener Schriften kamen. Es wundert aber auch nicht, dass im Zuge der sozialen Befreiungstheorien im Kontext der Französischen Revolution und der philosophischen Selbstbestimmung durch Aufklärung und den Deutschen Idealismus genau dieser Gedanke wieder aufgenommen und zentral gestellt wurde. Auf den Gedanken menschlicher Selbstbestimmung baut inzwischen jede moderne und postmoderne Lebensform auf. Hinzu kommt jedoch für immer mehr Menschen heute auch das unaufhaltsam wachsende Bedürfnis, die eigene spirituelle Wegsuche in die Selbstbestimmung und persönliche Meinungsbildung zu integrieren, auch wenn Kirchenzugehörigkeit oder andere kollektive religiöse Bindungen bestehen.

Dafür ist jedoch unerlässlich, sich ein Menschenbild zu erarbeiten, das einem die Möglichkeit gibt, sich daran selbst „zu bilden" und zu entwickeln. Im Rahmen einer solchen Arbeit bekommt die Sexualität erst in einem solchen Menschenbild ihren vollen Stellenwert. Denn durch sie erleben sich jeder Mann und jede Frau körperlich erst einmal einseitig und damit unvollständig als Mensch. Hinzu können Erlebnisse von Zwang und Unfreiheit kommen, welche in diesem Kontext besonders schmerzlich erlebt werden. Erfahrungen größter Hingabe und Glückseligkeit können jäh gefolgt sein von dem Erleben missbraucht zu werden, oder Gefühle des Auserwählt- und Begünstigtseins werden durch das Erlebnis von Demütigung und Verlust der Würde abgelöst.

Friedrich Schiller, der in seinen philosophischen und historischen Schriften die Bedingungen menschlicher Entwicklung in einer wohl kaum überbietbaren Gründlichkeit hinterfragt hat, kommt zu dem lapidaren Schluss: Es gibt im Grunde nur *ein* Lernziel, *eine* Tugend für den Menschen: den Unterschied zwischen Böse und Gut zu kennen.[2] Mit Bezug auf die Sexualität stellt aber gerade diese Frage die größte Herausforderung dar und macht die Entwicklung der individuellen Gewissensinstanz nötig. Wie lernt man, sich angesichts perfekter Verhaltensregeln und Ideale, die durch das Denken in das Bewusstsein kommen, und der Konfrontation mit den Instinkt- und Begierdeimpulsen des Körpers souverän zu verhalten? Wie gelingt es, sich weder von der einen noch von der andern Seite zwingen zu lassen? Neurophysiologische Untersuchungen belegen: Ist ein Trieb, ein Ideen- oder Handlungsimpuls da, so besteht zwar eine Möglichkeit, jedoch kein Zwang zu dessen Ausübung. Eine Latenzzeit von etwa 150 Millisekunden,[3] in der die begonnene „Natur"-Aktion durch den bewusst gehandhabten Willen des Menschen abgebrochen werden kann, schützt davor. Gelingt es nicht, sich diesen seelischen Entwicklungs- und Entscheidungsraum zwischen den instinktinduzierten Verhaltensweisen und den moralischen Entschlüssen situativ offen zu halten, so geht das typisch Menschliche verloren: Wir sind nicht mehr *selber* urteils- und handlungsfähig. Wir werden abhängig vom Begierdezustand des Körpers oder/und den Ratschlägen und Meinungen anderer. Sich *menschlich* verhalten bedeutet hingegen: in Entwicklung sein, sich weder durch die Fernheit des Zieles, noch durch die Nähe der Sinnlichkeit verleiten zu lassen, das eigene Entwicklungspotenzial zu vernachlässigen. Damit rückt die Frage nach dem Menschlichen der Sexualität jedoch auch in unmittelbare Nachbarschaft zu derjenigen nach Gesundheit und Krankheit. Sexualität kann glücklich integriert in eine enge menschliche Beziehungkörperlich erfrischen und physiologisch gesunden. Sie kann aber auch traumatisieren und die Gesundheit untergraben, wenn die körperliche und seelische Integrität verletzt werden.

---

[2] Schiller, F: Sämtliche Werke, Band 4, historische Schriften, Geschichte der französischen Unruhen, Winkler-Verlag, München 1968, S. 871
[3] „150 Millisekunden entscheiden über die Willensfreiheit", aus: Geo Wissen Nr. 35, 2005, S. 36-41

Der Gesundheitsaspekt

Die Frage: Wie entsteht Gesundheit? hat in den letzten dreißig Jahren nicht nur Medizin, positive Psychotherapie und Sozialwissenschaft erreicht, sondern auch einen wachsenden Gesundheitsmarkt. Als besonders evident hat sich dabei das Kohärenzkonzept von Aaron Antonowsky erwiesen.[4] Antonowsky fand infolge seiner medizinsoziologischen Untersuchungen an der Universität Beersheba/Israel heraus, dass Menschen sich dann am besten gesund erhalten können, wenn sie ein starkes Kohärenzgefühl besitzen. Dabei entdeckte er auch die unschätzbare Bedeutung einer Kindheits- und Jugendentwicklung, die die Ausbildung von Kohärenzgefühl ermöglicht. Kohärenz bedeutet Zusammenhang, sich im Zusammenhang erleben, angeschlossen, identifiziert sein. Entsprechendes gilt auch für die Gesundheit: alle Funktionen müssen zusammenstimmen. Wie aber bildet sich das Kohärenzgefühl? Im Laufe von Kindheit und Jugend geschieht dies auf drei Ebenen:

• der Gedankenebene, indem das Kind verstehen lernt, was es sieht und erlebt,
• der Gefühlsebene, indem das Kind, der Jugendliche, der Erwachsene zunehmend den Sinn erlebt von dem, was verstanden und erfahren wurde,
• der Willensebene, indem gelernt wird, das Verstandene und als sinnvoll Erlebte auch selbstständig zu handhaben oder zumindest zu wissen, wie diejenigen, die es können, damit umgehen.

In der Fachsprache der salutogenetischen Forschung Antonowskys wird von dem *sense of coherence* gesprochen, in Form von *comprehensibility, meaningfulness* und *managability*. Erstaunlich war für Antonowsky bei seinen Untersuchungen, dass er unter den gesündesten der gefragten Personen auch solche fand, die über Jahre in Konzentrationslagern gewesen waren, jedoch dann durch glückliche Umstände zu den Überlebenden des Holocaust zählten. Beim Herausfinden der salutogenetischen Ressource, die es ermöglicht, auch unter grausamsten Haftbedingungen nicht körperlich oder seelisch zu zerbrechen, zeigte sich ihm – sowie seinem Zeitgenossen, dem humanistischen Psychologen Maslow – das Unerwartete: dass es letztlich die spirituelle Erlebnisdimension ist, die die innere Sicherheit vermittelt, dass man geistig nicht verloren gehen kann in dieser oft grausam erscheinenden raum-zeitlichen Welt. Diese Erfahrung hatte den betroffenen Menschen die Kraft zum Durchhalten und Gesundbleiben geben können. Es konnte aber auch die Erfahrung einer unangreifbaren Liebe zu einem nah ver-

---

[4] Antonowsky, A.: Salutogenese zur Entmystifizierung der Gesundheit, Tübingen 1997; Glöckler, M.: Kindsein heute, Verlag Johannes Mayer, Stuttgart 2003

trauten Menschen an die Stelle treten und dieselbe schützende Wirkung entfalten. Wer die Ganzheit Mensch nur im naturwissenschaftlichen oder psychosomatischen Kontext erklären möchte, muss zu kurz greifen. Es zeigt sich, dass die geistige Dimension – auch in Form von Gedanken, die das Leben orientieren – die entscheidende innere Inspirations- und Kraftquelle ist. Abraham Maslow[5] spricht in seinen Forschungen von der sogenannten *peak experience* (spirituelles Höhepunktserlebnis) als dem entscheidenden Wendepunkt und der Erneuerungsquelle für das Leben der Menschen. Auch wenn ein solches Erlebnis nur ein Mal im Leben aufgetreten ist, kann es doch eine ganze Biographie überstrahlen und dem Menschen helfen, die notwendige innere Ruhe zu behalten und im Wechselglück des Lebens nicht zu stranden. Die Kohärenzforschung macht deutlich, dass Menschlichkeit und Gesundheit sich gegenseitig bedingen. Je eingeschränkter die Gesundheit eines Menschen ist, je weniger kann er seine Menschlichkeit zeigen und darleben. Die Kohärenzforschung lässt aber auch erkennen, dass das geistig-seelische Wesen des Menschen die Quelle ist, von der die stärksten gesundenden, integrierenden und zusammenhaltenden Impulse ausgehen. Dem deutschen Mystiker Meister Eckhart wird der Aphorismus zugeschrieben: *Wär ich ein König, und wüsste es nicht, ich wäre kein König.* Dasselbe kann hier für das geistige Wesen des Menschen gesagt werden: Wär ich ein von Gott geschaffenes, vollkommenes Menschen-Ich und wüsste es nichtwas hätte ich davon? Diese einfache Frage kann bewusst machen, dass kein Tag vergeht, an dem wir nicht irgendetwas Neues denken oder erfahren, wodurch uns zugleich auch etwas mehr von unserem eigenen Wesen und seinen Möglichkeiten bewusst wird. Könnte nicht das ganze Erdenleben so gesehen eine Art Embryonalentwicklung sein für das Bewusstsein von unserer geistigen Wesenheit? Novalis sagt in seinen Hymnen an die Nacht[6] über den Christus:

> Im Tode ward das ewige Leben kund,
> Du bist der Tod und machst uns erst gesund.

Solche Sätze sind auf dem Hintergrund seiner Initiationserfahrung verständlich: Novalis weiß, dass es während des Lebens darum geht, sterben zu lernen und mit möglichst viel Bewusstsein vom eigenen Wesen in die nachtodliche Welt einzutreten. Für diesen Bewusstseinserweckungsweg ist die Entwicklungsarbeit auf die wesentlichen Ziele menschlicher Selbstverwirklichung hin unerlässlich. Was philosophisch-abstrakt als

---

[5] Maslow, A.: Motivation und Persönlichkeit, Rowohlt Tb, 2002
[6] Novalis: Hymnen an die Nacht, Band 1, Das dichterische Werk, Tagebücher und Briefe, S. 167, Hrsg. Samuel, R.: Wissenschaftliche Buchgesellschaft, Darmstadt 1978

Ideale der Wahrheit, der Liebe und der Freiheit gedacht wird, erweist sich für Novalis in der Initiationserfahrung als wesenhafte Christusbegegnung.

In Steiners *Philosophie der Freiheit* und den *Rätseln der Philosophie* wird der Weg aufgezeigt, zu einem Erleben der spirituellen Kraft des Denkens zu kommen. In seinem Buch *Wie erlangt man Erkenntnisse der höheren Welten?* wird hingegen der Weg der Einweihung durch das Leben geschildert. Auf diesem Einweihungsweg durch das Leben mit seinen Höhepunktserlebnissen und Abgründen spielt die Art des Umgangs mit der Sexualität eine zentrale Rolle. Sie kann infolge von Verdrängung und mystischer Verklärung zu Erfahrungen führen, bei denen nicht mehr klar unterschieden werden kann, ob man körperlicher oder geistiger Erlebnisse teilhaftig wird. Der sexuelle Trieb kann nicht nur zu körperlichem Missbrauch führen, sondern auch zu seelisch-geistigen Übergriffen. Er lebt sich dann in schwülstigen Projektionen aus innerhalb erotischer Phantasiewelten. Die anthroposophische Menschenkunde mit ihrem Wesens-glieder-Konzept – physischer Leib, Ätherleib (Lebensorganisation), Astralleib (Gefühls- bzw. Seelenorganismus), Ich-Organisation (Willensvermögen, Selbstbewusstes) – kann gerade hier Wesentliches zur Klärung und gesunden Grenzziehung beitragen.[7]

Sexualität und Wesensglieder-Tätigkeit

In einem seiner Vorträge für Ärzte führt Steiner aus: *Der menschliche astralische Leib ist ja ein sehr differenzierter Organismus, und wenn Sie diesen menschlichen astralischen Leib kennen lernen, so passt er sich für alle Organe, die hinter den Sexualorganen gegen den Nierentrakt zu liegen und nach oben hin durch Lungen- und Herztrakt begrenzt sind, […] sehr stark dem Ätherleib an. Sodass man eigentlich sagen kann: für diesen Trakt ist der Ätherleib das Maßgebende. Der astralische Leib nimmt in seinen Bewegungen, in seinen Formen das an, was der Ätherleib tut. Das ist ganz anders im Sexualtrakt. Im Sexualtrakt ist der Astralleib für sich sehr stark tätig, unterdrückt in einer gewissen Beziehung die Tätigkeit des Ätherleibes.[8]*

Damit ist gesagt, dass sich der Mensch auf sexuellem Gebiet speziell mit seiner astralischen Natur auseinandersetzen muss: In ihr herrschen Polaritäten und Spannungszustände, die mit Entspannung wechseln.

---

[7] Steiner, R.: Theosophie. Einführung in übersinnliche Welterkenntnis und Menschenbestimmung, GA 9, Dornach ³²1993
[8] Steiner, R.: Physiologisch-Therapeutisches auf Grundlage der Geisteswissenschaft, GA 314, Dornach ³1989, S. 196

Die Organe des Stoffwechsels: Magen-Darm-Trakt mit angeschlossenem Leber-, Galle- und Milzsystem und das Gliedmaßensystem unterliegen bezüglich Anregung und Pflege durch Essen und Trinken je nach Reifegrad der Persönlichkeit der mehr oder weniger starken Selbstkontrolle. Bei der Ess- und Schlafkultur fügt sich der Astralleib weitgehend der Herrschaft des wachbewussten Ich. Bei der Sexualität hingegen stehen die Wesensglieder am stärksten unter dem direkten Einfluss des Astralleibes, der sich konstitutionell hier am meisten der Ich-Kontrolle entzieht. Auf Grundlage der polaren Natur des astralischen Leibes kann Raum entstehen für die Funktion eines Dritten, Mittleren, Harmonisierenden, Heilenden. Dieses Ausgleichende geschieht beim Menschen entweder physiologisch in Form der Herausbildung des rhythmischen Systems inmitten der polaren Konstitution der Nerven/Sinnes- und Stoffwechsel/Gliedmaßengestützten Prozesse oder aber durch bewusste innerseelische Arbeit, die nur vom Ich ausgehen kann. Im Fortpflanzungsakt jedoch gleichen sich die Polaritäten des Astralischen in Form des männlichen und weiblichen Prinzips *unvermittelt* und vollständig auf der physisch-ätherischen Ebene aus. Dadurch wird ein totales Harmonie- und Glückserleben im Physischen möglich, das aber auch die Erfahrung von Höhepunkt und Ende mit einschließt, weil Vollkommenes immer auch endgültig ist. Daher geht Sexualität auch mit Todesphantasien einher. In ihrer Kraft und Naturgewalt ist diese Erfahrung einzigartig. Das Ich erlebt sich in diesen Vorgang hereingezogen und weitgehend „mitgenommen". Im krassen Gegensatz dazu steht das Selbsterleben im Denken: Es ist seelisch ganz frei. Hier begegnet das Ich der Reinheit und Lenkbarkeit seiner leibfreien – ätherischen – Gedanken. Im Fühlen begegnet es der teils leibfreien und teils leibgebundenen Beschaffenheit seines Astralleibes und im Wollen der ebenfalls teils leibfreien und teils leibgebundenen Beschaffenheit seiner Ich-Organisation.[9] Für den an der Wechselwirkung der Wesensgliedertätigkeit im Organismus Interessierten sei hier ein Schema eingefügt, das aus einem von Steiners publizierten Notizbüchern stammt:

---

[9] Glöckler, M. et al.: Gesundheit und Schule, Verlag am Goetheanum, Dornach 1998

Der Ichleib gibt im	physischen	=	die Form
	ätherischen	=	innere Bewegung
	astralischen	=	inneres Leben
	geistigen	=	Beseelung
Der Astralleib gibt im	physischen	=	Bewegung
	ätherischen	=	Begehrung
	astralischen	=	Gefühl
	geistigen	=	Denken
Der Ätherleib gibt im	physischen	=	Selbsterlebnis
	ätherischen	=	Selbsterkenntnis
	astralischen	=	Selbsterhaltung
	geistigen	=	Gedächtnis
Der physische Leib gibt im	physischen	=	Egoität = Insichsein +
	ätherischen	=	Vorstellung: +
	astralischen	=	Empfindung, Gefühl +
	geistigen	=	Wahrnehmung +

Daraus ist ersichtlich, welche Wirkung welches Wesensglied auf das jeweils andere hat.[10]

Auf diesem menschenkundlichen Hintergrund wird erst recht verständlich, warum in der vorchristlichen Zeit und auch gegenwärtig noch in vielen Kulturen des orientalisch-asiatischen Raums die Individualehe gegenüber der Familien- und Stammesehe die Ausnahme darstellt.

Die Sexualität wurde und wird da noch eingebettet gesehen in den physisch-ätherischen Bluts- und Familienzusammenhang. Selbsterleben und Selbstwert (Selbsterkenntnis, Erhaltung, Gedächtnis, Egoität und Selbstbild) sind an das Blut gebunden, werden in Verbundenheit und Treue zur Familie, zum Volk, dem man entstammt, erlebt. Das in Entwicklung begriffene, individuelle Selbstbewusstsein hingegen wird nicht mit der sexuellen Liebe allein gelassen. Vielmehr wurden und werden ihm zur Bewusstwerdung andere individuelle und soziale Übfelder zugeordnet. Das sexuelle Gebiet blieb davon weitgehend ausgespart und war und ist einer starken sozialen Kontrolle unterworfen. In Anknüpfung an die Tradition und Sprache des Alten und Neuen Testa-

---

[10] Steiner, R.: Notizbuch 210/15 oben, in: Beiträge zur Rudolf Steiner Gesamtausgabe, Nr. 34, Sommer 1971

ments sowie Steiners Geistesforschung[11] steht der Mensch jedoch heute nicht mehr nur vor der seit Uranfängen schon gestellten Aufgabe, mit dem Baum der Erkenntnis zurechtzukommen und Gut und Böse unterscheiden zu lernen. Vielmehr ist durch den Einschlag des Christentums die zweite Aufgabe hinzugekommen: die Auseinandersetzung mit dem Baum des Lebens. Es gilt, sich auf ganz persönliche Weise über die Möglichkeit „ewigen Lebens" aufzuklären und den Weg zur Entwicklung des individuellen Geistbewusstseins zu gehen. Mit dieser Lebensfrage ist aber auch die Sexualität zentral verknüpft, denn die beiden Paradiesesbäume zeigen im Bild die Doppelfunktion des Ätherleibes als Träger der Gedanken und der Fortpflanzungs- und Lebenstätigkeit.[12,13] Während das Essen vom Baum der Erkenntnis wegweisend war für die vorchristliche Zeit, so wird es die Art des Umgangs mit dem Baum des Lebens sein, der die zweite Hälfte der Menschheitsentwicklung bestimmt und in fernste Zukunft weist.

Es gilt, für das Leben dieses Erdplaneten und für das soziale Zusammenleben der Menschen Verantwortung zu übernehmen – weit über Familien- und Volkszugehörigkeit hinaus. Das wachsende Bedürfnis danach zeigt sich aber auch daran, dass Kinder und Erwachsene ein zunehmendes Aufklärungsbedürfnis haben in punkto Sexualität.

Sexualität und Fortpflanzung

Beim Menschen dient die Sexualität nicht primär der Fortpflanzung. Die Natur zeigt uns viele Lebewesen, *die sich ungeschlechtlich durch Teilung, Sprossung, Knospung, Abschnürung oder gar, wie manche Eidechsen, durch Parthenogenese, also Jungfernzeugung, bis heute sehr erfolgreich vermehrt und in der Welt behauptet haben. Es brechen sich uns deshalb schon seit einiger Zeit die Köpfe, um zu erklären, welchen Nutzen die in ihrem Bau recht umständliche und „kostenintensive" sexuelle Reproduktion eigentlich für die Art- (oder Gen-)erhaltung hatte. […] Noch größere Mühe macht es den heutigen Biologen, zu erklären, weshalb die Gene irgendwann auf die Idee gekommen sind, ihre männlichen Container oder Vehikel anders zu bauen als die weiblichen und welchen Nutzen sie daraus gezogen haben könnten. Es gibt nämlich Tiere, die sich*

---

[11] Steiner, R.: Die Geheimwissenschaft im Umriss, GA 13, Kap. Gegenwart und Zukunft der Welt- und Menschheitsentwicklung, Dornach [30]1989

[12] Dietz, K.-M., Messmer, B. (Hrsg.): Grenzen erweitern – Wirklichkeit entdecken. Perspektiven anthroposophischer Forschung, Verlag Freies Geistesleben, Stuttgart 1998

[13] Vgl. hierzu die ausführliche Schilderung bei Glöckler, M.: Erkenntnisgewinn durch praktischen Umgang mit anthroposophischen Forschungsergebnissen am Beispiel des Doppelaspektes der ätherischen Organisation des Menschen, S. 235 ff., in: Dietz, K.-M., Messmer, B. (Hrsg.): Grenzen erweitern – Wirklichkeit entdecken, a.a.O., Glöckler, M.: Die männliche und weibliche Konstitution, Verlag Urachhaus, Stuttgart 1987

geschlechtlich fortpflanzen, aber Zwitter sind, Mann und Frau in einer Gestalt, sozusagen, und wieder andere, die erst eine Zeit lang männlichen, später aber weiblichen Geschlechtes sind, und schließlich sogar solche, die biologisch überhaupt kein Geschlecht haben und erst durch bestimmte Veränderungen ihrer Außenwelt entweder zu Weibchen oder zu Männchen gemacht werden. Wir können also festhalten: die unterschiedlichen Geschlechter sind nicht für den Sex gemacht, und der Sex dient nicht der Fortpflanzung.[14]

Dennoch hat die Sexualität für die menschliche Fortpflanzung eine wichtige Bedeutung: die größtmögliche Vielfalt in der Vermischung und Neukombination von Erbgut herbeizuführen. Sie fördert in höchstem Maß seine Individualisierung in körperlicher Hinsicht und schafft damit auch die Grundlage für das immer persönlicher und individueller werdende Ich-Bewusstsein. Durch die Tatsache der Zweigeschlechtlichkeit des Menschen ist aber auch möglich, dass sich äußerste Polaritäten menschlicher Daseinsverwirklichung gegenüberstehen, was die Ausbildung von Selbstbewusstsein und Selbsterleben noch erheblich verstärkt. In der seelischen und körperlichen Begegnung mit dem ganz anderen treten unsere persönlichen Eigenheiten umso stärker hervor. Hüther bemerkt hierzu:

Wie unterschiedlich die konkreten Erfahrungen auch sein mögen, die ein Kind auf seinem Weg der Identitätssuche als Mann oder als Frau zu allen Zeiten und an allen Orten dieser Erde zu machen Gelegenheit hatte, eines war und ist immer gleich geblieben: jeder heranwachsende Mensch fühlt oder weiß ganz genau, dass es noch andere Erfahrungen gibt, Erfahrungen, die er nur hätte machen können, wenn er einer des anderen Geschlechts geworden wäre. So spürt jeder Junge, wenn er zum Mann geworden ist, dass die männliche Erfahrungswelt, in die er nun einmal hineinzuwachsen sich entschieden hat, eigentlich nur die halbe Welt ist. Und so fühlt auch jedes Mädchen, wenn sie Frau geworden ist, dass die von ihr erschlossene Welt ebenfalls nicht die ganze Welt sein kann. Beide haben eine Ahnung davon, dass sie nur dann die ganze Welt in sich tragen können, wenn sie sich vereinigen. Nur so kann es ihnen gelingen, die in zwei unterschiedlichen Welten gemachten, komplementären Erfahrungen, von denen jeder von ihnen nur die eine Hälfte in sich trägt und die doch ihr oder sein gesamtes Fühlen, Denken und Handeln bestimmt, zu einer einzigen, gemeinsamen Erfahrung zu verschmelzen. Das ist das, was schon die alten Griechen „erotische Liebe" nannten und was bereits in ihrer Vorstellung nicht ausschließlich zwischen

---

[14] Hüther, G.: Die Evolution der Liebe. Was Darwin bereits ahnte und die Darwinisten nicht wahrhaben wollen, Vandenhoeck & Ruprecht, Göttingen 2003, S. 70/71

einem Mann und einer Frau entstehen muss. Eine solche erotische Beziehung zwischen zwei Menschen hält so lange an, bis es zwischen beiden nichts mehr zu verschmelzen gibt. Bei manchen Paaren reicht das Bedürfnis nach Verschmelzung nicht weiter als bis zur nackten geschlechtlichen Umarmung. Ihre Beziehung zerbricht, wenn sie vollzogen und das Bedürfnis danach endgültig erloschen ist. Bei anderen Paaren kommt es tatsächlich zu einer immer weiterreichenden Verschmelzung der unterschiedlichen Welten ihrer Gefühle und ihres Denkens. Sind beider Welten hinreichend groß, kann dieser Prozess weit über die geschlechtliche Vereinigung hinausreichen, selbst nach dem Tod eines Partners wird der überlebende Partner versuchen, die Gefühls- und Gedankenwelt des anderen noch weiter und tiefer zu ergründen.[15]

Sexualität und seelisch-geistige Entwicklung

Wie schon bemerkt, beruht der besondere Beitrag der Sexualität zum Fortpflanzungsgeschehen darauf, größtmögliche Artenvielfalt herbeizuführen. Immer weniger wird der Mensch vom Erbgut *einer* Familie, *eines* Volkes bestimmt. Durchmischung und Individualisierungs-Möglichkeit sind grenzenlos. Jeder Mensch kann so immer mehr „seine eigene Art" sein und sich vom anderen weitmöglichst unterscheiden. Worauf aber beruht die Bedeutung der Sexualität für die seelische und geistige Entwicklung des Menschen? Ist es doch evident, dass gerade diese seelisch-geistige Entwicklung durch das den sexuellen Kräften Ausgesetztsein nur zu oft eine signifikante Behinderung erfährt. Geschehen doch die meisten Kontrollverluste, Irrationalitäten, biographischen Abbrüche, Gewalttaten und Verbrechen bis hin zu nationalen Fanatismen und Exzessen gerade und ausschließlich unter dieser an Blut und Instinkt gebundenen, dem Zugriff des Ich und seiner reinen Gedanken- und Gefühlswelt entzogenen körperlichen Erfahrungswelt. Zur Erhellung dieser dunkelsten Frage an die Sexualität verdanken wir Steiner wertvolle Anregungen.

Zunächst mag es erstaunen, wie kritisch und eindeutig er sich über klar erkennbare Projektionen und Sublimierung sexueller Kräfte in Kunst und Literatur äußert. Die Wirkungen einer starken, aber aus religiösen oder persönlichen Gründen gewaltsam zurückgehaltenen Sexualität werden von ihm als präventions- bzw. behandlungsbedürftig dargestellt – so „schön" die daraus hervorgehenden Werke auch sein mögen. Er nennt die Ergebnisse derartiger Projektionen sexueller Sehnsüchte in die seelisch-geis-

---

[15] a.a.O. S. 73/74

tige Wunsch- und Gedankenwelt „schwüle Mystik" und sieht z. B. auch die Schriften Swedenborgs in diesem Kontext. Warum? Weil es im Hinblick auf die *Entwicklung* des Menschen gerade darauf ankommt, dass er sich seines *bewussten, urteilsfähigen* Dar-innenstehens zwischen Tier und Engel, zwischen Leib und Geist bewusst wird und nicht die eine Welt unbewusst projizierend oder sehnsüchtig-schwülstig mit der ande-ren vermischt.[16] Würde dies geschehen, so wären individuelle *und* allgemeine Wahr-heitsfindung nicht möglich. Jeder würde – wollüstig oder schmerzvoll – in seiner eige-nen Gedanken- und Gefühlswelt eingesponnen sein. Die leibfreie, reine Seelen- und Geisterfahrung, das leibunabhängige, objektive Geisteswesen des Menschen bliebe unbewusst. Auf den Wegen unbewusst-sexuell inspirierter Projektionen bliebe das Ich zwar auf raffinierte Weise, aber doch nur Sklave seiner leibgebundenen Seelenzustän-de. Es würde so auf der Suche nach seiner spirituellen Identität nachhaltig behindert.

Entsprechend problematisch sind esoterische Wege, die die Verherrlichung der Sexu-alität im Mittelpunkt haben. Sie sind so verführerisch, da ja gerade in den alten esote-rischen Kulturen und Traditionen die Fruchtbarkeitssymbole Ei und Zeugungsglied als Zeichen höchster göttlicher Schöpferkraft und evolutionärer Kompetenz verehrt wur-den. Selbstverständlich bildet sich in der Fortpflanzungs- und Befruchtungsfähigkeit von Pflanze, Tier und Mensch im Sinnlich-Physischen die göttliche Schöpferkraft innerhalb der Erdenevolution ab. In der sexuellen Hingabe kann daher auch in einma-liger Weise der Einklang mit dieser göttlichen Schöpfung im Physisch-Sinnlichen erlebt werden und die urkindliche Sehnsucht nach Geborgenheit punktuell Erfüllung finden. Es ist jedoch wichtig, sich klar zu machen, dass diese Erlebnismöglichkeiten *Geschenke* der Natur sind, der Evolution und damit der Vergangenheit. Wie aber geht die Entwicklung des Menschen weiter? Die neuen Entwicklungsmöglichkeiten liegen in seiner vom Leib sich emanzipierenden seelisch-geistigen Natur und bestehen gerade darin, die weitestgehende Unabhängigkeit vom Leib zu erlangen, zur Autonomie zu kommen. Wenn man aufgrund zu enger Interpretation zahlreicher Aussagen in den Evangelien des Neuen Testamentes und der Paulusbriefe das Christentum als frauen-und sexualitätsfeindlich hinstellt, so beruht dies gerade auf einem Missverständnis bezüglich des hier skizzierten Tatbestandes. Denn wenn die Kernideale des Christen-tums darauf zielen, dass der einzelne Mensch sich in seiner gottgewollten Wesenheit rein spirituell erfasst, indem er seine Abhängigkeiten vom Leib klar erkennt und kon-kret am Bewusstsein seiner leibfreien Geistnatur arbeitet, so bedeutet dies nur, dass die-

---

[16] Steiner, R.: Probleme des Zusammenlebens in der Anthroposophischen Gesellschaft, GA 253, Dornach 1989, S. 96

ses Entwicklungsziel auch deutlich beim Namen zu nennen ist. Eine neue Keuschheit im Umgang mit Sexualität und Fortpflanzung kann dadurch entstehen, dass dieser Bereich mit seinen Erlebnissen nicht vermischt wird mit denjenigen auf seelisch-geistigem Gebiet. Nur so kann eine bewusst geführte spirituelle Entwicklung sich ungestört durch das sexuelle Leben entfalten. Und nur darum geht es. Das eine sollte nicht gegen das andere ausgespielt werden. Das eine kann das andere weder ersetzen noch sich via Sublimierung in das andere verwandeln.

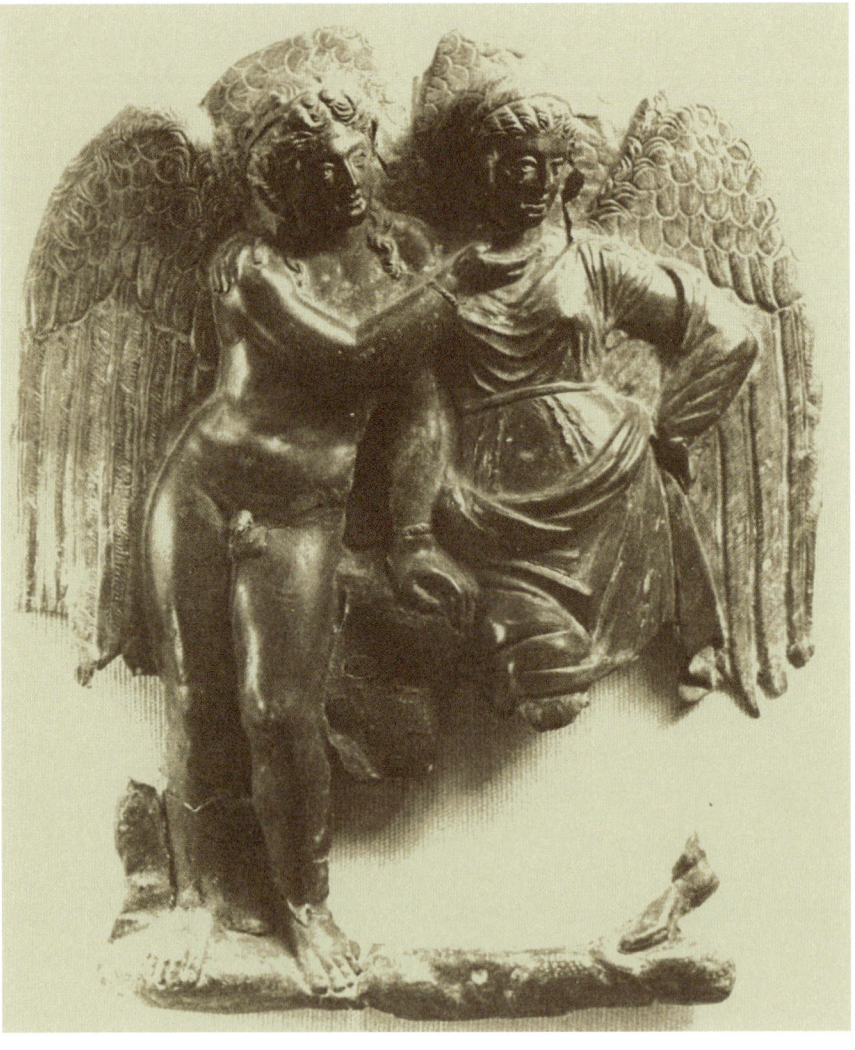

Amor und Psyche, zu dem Märchen innerhalb des Romans „Metamorphosen"
oder „Der goldene Esel" von Apuleius (2. Jh. n. Chr.)

Sexualität und Liebe

*Es ist dem menschlichen Bewusstsein innerhalb der Sinneswelt wesentlich, dass das Selbstgefühl der Seele (ihr Ich-Erleben), trotzdem es vorhanden sein muss, abgedämpft ist. Dadurch hat die Seele die Möglichkeit, innerhalb der Sinneswelt die Schulung für die edelste sinnliche Kraft, für das **Mitgefühl** zu erleben. Ragte das starke Ich-Gefühl in die bewussten Erlebnisse der Seele innerhalb der Sinneswelt hinein, so könnten sich die sittlichen Triebe und Vorstellungen nicht in der richtigen Weise entwickeln. Sie könnten nicht die Frucht der Liebe hervorbringen. Die Hingabe, dieser naturgemäße Trieb der elementarischen Welt, ist nicht dem gleich zu achten, was man im menschlichen Erleben als Liebe bezeichnet. Die elementarische Hingabe beruht auf einem Sich-Erleben in dem anderen Wesen oder Vorgang; die Liebe ist ein Erleben des andern in der eigenen Seele. Um dies Erleben zur Entfaltung zu bringen, muss in der Seele über das in ihren Tiefen vorhandene Selbstgefühl (Ich-Erlebnis) gewissermaßen ein Schleier gezogen sein; und in der Seele, welche in Bezug auf ihre eigenen Kräfte abgedämpft ist, ersteht dadurch das In-sich-Fühlen der Leiden und Freuden des anderen Wesens; es erkeimt die Liebe, aus der echte Sittlichkeit im Menschenleben erwächst. Die Liebe ist für den Menschen die bedeutsamste Frucht des Erlebens in der Sinneswelt. Durchdringt man das Wesen der Liebe, des Mitgefühls, so findet man in diesen die Art, wie das Geistige in der Sinneswelt sich in seiner Wahrheit auslebt. […] Man kann sagen, dass mit dem übersinnlichen Bewusstsein die Menschenseele in der geistigen Welt aufwacht; man muss aber ebenso sagen, **dass in der Liebe das Geistige innerhalb der Sinneswelt aufwacht.** Wo Liebe, wo Mitgefühl sich regen im Leben, vernimmt man den Zauberhauch des die Sinneswelt durchdringenden Geistes. Deshalb kann niemals die richtig entwickelte Hellsichtigkeit das Mitgefühl, die Liebe abstumpfen. Je richtiger die Seele sich in die geistigen Welten einlebt, desto mehr empfindet sie die Lieblosigkei, den Mangel an Mitgefühl als eine Verleugnung des Geistes selbst.*[17]

Die wohl heikelste Klippe bei dem, was „dem menschlichen Bewusstsein innerhalb der Sinneswelt wesentlich" ist (dem Erlernen von Mitleid und Liebe), ist die Konfrontation mit Eigenliebe und Selbstmitleid. Erst wenn das Ausmaß dieser selbstbezogenen Mitleids- und Liebekräfte klar im Bewusstsein aufleuchtet, erfährt das für die Sinneswelt notwendige Ich-Erleben den Grad von Abdämpfung, infolge deren diese edelste Frucht geistiger Betätigung im Sinnlichen – Mitleid und Liebe zu entfalten – reifen kann. Kein Gebiet menschlicher Erfahrung ist aber bezüglich dieser Klippe so anstoßend, so

---

[17] Steiner, R.: Die Schwelle der geistigen Welt, GA 17, Dornach [7]1987, S. 58 ff.

lehrreich, und bei aller Schmerzhaftigkeit auch so hilfreich, wie das Sexuell-Erotische.

Wer glücklich verliebt ist, erlebt sich in einem mehr oder weniger starken Rauschzustand ohne Drogen: Das Leben zeigt sich von seiner leichtesten, angenehmsten, problemlosesten Seite, Dinge, die einem früher enormes Kopfzerbrechen bereitet haben, kann man plötzlich locker nehmen. Auch Ereignisse oder Vorgänge, die man vor dem Verliebtsein unter allen Umständen vermieden hätte, erscheinen jetzt in anderem Licht, man ist gerührt, tolerant, „einig". Dieser bezaubernde Zustand dauert so lange an, bis Irritationen auftreten, die einen von diesen Wolkenhöhen unter Umständen jäh herabstürzen. Anlass kann sein, dass beispielsweise persönliche eigene Sorgen vom Geliebten nicht mit der Intensität miterlebt und getragen werden – insbesondere wenn sie chronisch erscheinen –, wie man das erwartet hatte. Andere Beobachtungen treten hinzu: vielleicht Uneinigkeiten bezüglich Geld, Zeiteinteilung, Urlaubsplanung, Kindererziehung, Wohnungseinrichtung etc., wo es plötzlich immer weniger „egal" ist, ob man die Einigkeit durch Nachgeben oder durch mahnendes eins-gegen-das-andere-aufrechnendes Kämpfen und Siegen erreicht. Oft spielt hier auch der klassische Gegensatz männlichen und weiblichen Denkens und Fühlens eine Rolle. Plötzlich tut sich der Abgrund auf: Hat einen der andere überhaupt jemals wirklich verstanden? Und wenn dann noch eine intensive Freundschaft eines der beiden Partner mit einem dritten dazukommt, kann es sein, dass die Beziehung rasch auf ihrem Tiefpunkt anlangt und die Eifersucht auch noch den letzten Rest der ursprünglich vorhandenen Liebe in Frage stellt. Diesen Tiefpunkt kann man angesichts des einmal vorhandenen Verliebtseins am besten in das Bild von Hölle und Himmel kleiden.

Angesichts dieses Abgrundes zwischen dem Beziehungshimmel der Vergangenheit und der Beziehungshölle der Gegenwart gibt es nur ein einziges Rettungsmittel vor der Flucht in den Alkohol, die Droge, den Weg in die weitere Beziehungszerrüttung oder Trennung, und das ist die Erinnerung an das, was „dem menschlichen Bewusstsein innerhalb der Sinneswelt wesentlich" ist. Gelingt es in diesem Seelenchaos, die Botschaft der Liebe als der zentralen Kunde von der menschlichen Entwicklung noch zu hören, so kann ein Anfang damit gemacht werden, dadurch Ordnung in das Chaos zu bringen, dass man sich mit sich selbst noch einmal ganz neu darüber verständigt. Für eine solche Verständigung mit sich selbst ist die Schilderung vom Wesen der Liebe bei Paulus in seinem 1. Brief an die Korinther[18] besonders hilfreich:

---

[18] Paulus, 1. Korinther 13, Vers 4-8, Übersetzung von M.G.

Die Liebe ist großherzig,
ist gütig.

Die Liebe neidet nicht,
die Liebe prahlt nicht,
ist nicht hochmütig,
verletzt nicht die Würde,
sucht nicht das Ihre,
sie läßt sich nicht erbittern,
trägt niemandem Böses nach,
freut sich nicht über Unrecht,
freut sich nur mit der Wahrheit.

Sie umkleidet alles,
ist allvertrauend,
allerhoffend,
allerduldend.

Die Liebe kann niemals der Sünde anheimfallen.

Gerade der letzte Satz dieser Ausführungen bietet den günstigsten Ausgangspunkt für die Selbstreflexion: Was an der Liebe kann nicht verlorengehen, *niemals* der Sünde anheim fallen? Was würde nicht verlorengehen, auch wenn man sich getäuscht, verraten, ungerecht behandelt, „unmoralisch" begegnet erlebt? Es ist der Lebensabschnitt, den man miteinander verbracht hat. Es ist jedes kleinste Element, das in der gegenseitigen Wahrnehmung Anlass war, etwas vom oder für den anderen zu lernen. Es ist jeder ehrliche Augenblick, jeder Moment der Offenheit, des sich Verstehens und Begleitens – jeder Moment echter Wesensberührung und Begegnung – gleichviel, was vorher oder nachher geschah. Was wirklich *gewesen* ist, hat Dauer, weil es jetzt in den Wesen weiterlebt, die durch das Geschehen verbunden sind. Es ist das Bild und Schicksal des anderen, soweit es sich in der eigenen Seele in Gedanken, Gefühlen und Erinnerungen eingelebt hat, was nicht verloren gehen kann. Selbst wenn man sich davon trennen will und dieses Bild über Jahre für einen ohne jede Bedeutung verbleibt. Es ist dennoch nicht verloren. Es kann nach Jahren oder in einem späteren Erdenleben wieder wesentlich werden und „da" sein.

Hier ist nicht der Ort, dieses Hohelied der Liebe zu interpretieren und im Einzelnen auf den Umgang mit der Sexualität zu beziehen. Dass die dort skizzierte Liebesfähigkeit jedoch nichts, aber auch gar nichts mit Sexualität zu tun hat, ist evident. Vielmehr kann die dort dargestellte Liebe herabsteigen in die Regionen der Sexualität und diese, wie Rudolf Steiner es in einem seiner Vorträge so schön ausführt, „heiligen".[19]

Wolfram von Eschenbachs *Parzival,* das große Epos aus dem 13. Jahrhundert, ist ganz und gar dieser Frage gewidmet, wie die Sexualität durch die Liebe geheiligt werden kann und die Wunden und Abgründe, die sich durch sexuelle Verirrungen aufgetan haben, wieder schließen können.

Sexualität und Identität

Beim Nachdenken über die außerordentliche Macht und Faszination, die die Sexualität auf den Menschen ausübt, taucht immer wieder das Motiv der Identität auf. Bei Ehekrisen, Paarberatungen oder bei Gesprächen über ein möglichst menschenfreundliches Auseinandergehen im Falle einer Ehescheidung ist es *der* zentrale Begriff. Denn was macht letztlich die vorgestellte oder tatsächliche Trennung vom anderen – wenn man ihn wirklich geliebt hat – so schmerzhaft? Oder bildlich gesprochen: Welche Wunde beginnt hier zu bluten?

Im Umgang mit der Sexualität kann man an dieses Geheimnis menschlicher Entwicklung besonders eindrücklich herankommen. Denn hier kann sich das Identitätserleben so auf den Sexualpartner ausdehnen, dass ein Abbruch der Beziehung – zumindest vorübergehend – einem Identitätsverlust gleichkommen kann. So sehr man Beziehungsabbruch und Verlust bedauern mag und unter Umständen auch über Jahre hin daran kranken kann – es gibt kein besseres Mittel, die Identitätsfrage in ihrer gefährlichen Vermischung mit Eigenliebe und Liebe zu einem anderen Menschen differenziert betrachten zu lernen als in Folge einer bewusst verarbeiteten Trennung. Wenn einem in der Beratung erzählt wird, das Leben ohne den anderen habe keinen Sinn mehr, man würde sich wie ausgehöhlt und leer fühlen, die Welt erscheine jetzt grau in grau oder es würde sich immer wieder eine furchtbare Wut, ja Hass und Zorn regen gegen den anderen – da ist es natürlich nicht möglich, lapidar zu sagen: *Das alles sind Zeichen deiner Eigenliebe – es ist nicht der andere, den du in dieser Weise vermisst, sondern es ist der Verlust deines schönen Selbstgefühls, das du im Zusammensein mit*

---

[19] Steiner, R.: Die okkulten Wahrheiten alter Mythen und Sagen, GA 92, Dornach 1999

dem anderen erlebt hast, was dich jetzt so wütend und verzweifelt sein lässt. Es ist deine Eigenliebe, die sich am anderen entzündet hatte. Du hast dich und deine Bedürfnisse in ihn projiziert, sodass jetzt, wo er sich von dir – scheinbar oder wirklich – trennt, du dies als Ausgehöhltsein erlebst, als Selbstverlust.* Eine solche Wahrheit ist natürlich zunächst völlig unverdaulich. Es braucht in der Regel einen längeren Gesprächs- und Begleitungsprozess, bis der betreffende Mensch *selbst* zu dieser Einsicht kommt und – in der Sprache von Wagners Parsifal – die Wunde mit derselben Waffe schließen kann, durch die sie geschlagen wurde: mit der Macht des eigenen Ich.

Rudolf Steiner hat in seinen Karmavorträgen auch über das Schicksal von Beziehungsverlust gesprochen, indem er ausführt, dass dies die Folge von zu starker Eigenliebe in der Beziehung ist. Durch die Verarbeitung des Verlustes kann diese überwunden werden, so dass die Beziehung in einem zukünftigen Erdenleben dann belastbar und harmonisch werden kann.

Sexuelle Perversionen

Besonders dunkel und undurchschaubar zeigen sich Vorkommnisse so genannter Perversionen. In der klinischen Sexologie[20] ist man sich heute einig darüber, dass es keine definitorischen Beschreibungen sexueller Verhaltensmuster gibt, die man als pervers oder nicht pervers klassifizieren könnte. Vielmehr wird heute jede sexuelle Handlung als pervers erlebt und angesehen, die am Sexualpartner vorgenommen wird, ohne dass dieser es möchte. Das beginnt bereits bei einer zärtlichen Berührung oder einem Kuss, den der andere nicht erwidern kann und durch welche er sich bedrängt fühlt. Es endet bei den abscheulichsten Missbrauchsszenarien bis hin zum Lustmord. Die Frage aber bleibt, wieso es im Wesen der Sexualität liegt, dass diese Abgründe menschlichen Fehlverhaltens und hemmungsloser Machtausübung über andere mit ihr auftreten können.

Rudolf Steiner ordnet diesen Perversionen auch den Nationalismus und den damit verbundenen Hass auf die „Fremden", die „Anderen" zu. Denn der leibgebunden tätige Astralleib wirkt in den Begierden und Trieben, die an die Körper- und Volkskonstitution und die daraus hervorgehenden Blutszusammenhänge gebunden sind. Im Seelischen lebt der Astralleib in der polaren Spannung zwischen Sympathie und Antipathie. Er ist der Träger des teils leibgebundenen und teils leibfreien Empfindungs- und Gefühlslebens und so auch der musikalischen Erlebnisformen in Intervallen und har-

---

[20] Hertoft, P.: Klinische Sexologie, Deutscher Ärzte-Verlag, Köln 1989

monischen/disharmonischen Verhältnissen zwischen Menschen, Dingen und Wesen. Die Zahlengesetze des Makrokosmos und alles, zu dem der Mensch auf der Erde bewusst in Beziehung tritt, machen seinen Erlebnis- und Wirkungshorizont aus. Im physischen Menschenleib verursacht er Bewegung, Anziehung und Abstoßung, Anspannung und Entspannung. Wirken seine Kräfte zu stark, so kann er die Ich-Führung außer Kraft setzen, wenn diese durch Erziehung und Leben nicht genügend Eigenkompetenz entwickeln konnte: Dann ist der Mensch zu Reaktionen in der Lage, wozu ihn seine jeweilige Umgebung anregt oder treibt.

Bezeichnend für die menschliche Konstitution ist immer auch deren Labilität und Wandelbarkeit auf allen Ebenen: physiologische Anpassung an Klima und Zeitzonen, Gewohnheitsbildung, Annahme neuer Lebens- und sozialer Umgangsformen. Im Seelischen ist es das Ringen mit Lust und Unlust und im Geistigen die Suche nach Identität und Handlungsautonomie. Je weniger Identitätssicherheit im Geistigen, je größer sind Sehnsucht nach Geborgenheit und Stabilität im Seelisch-Körperlichen. Das Bedürfnis nach Geborgenheit in der Gruppe, die Sehnsucht nach Anerkennung oder die Angst vor Ausgeschlossenwerden können dann zur Triebfeder für destruktive Verhaltensweisen werden. In Nationalismus und Fanatismus zeigt sich eine kollektive Ersatzidentität, die anstelle der nicht oder nur schwach vorhandenen persönlichen tritt. Jede Form von ideologiegestützter Gruppenbildung birgt daher die Gefahr von Persönlichkeits- und Identitätsverlust. Sie unterstützt die Ent-Individualisierung und das Ausgeliefertsein und Abhängigwerden von anderen und tritt an Stelle des individuellen Ich. Es findet ein entgegengesetzter Entwicklungsprozess statt zu dem, was in den ersten Abschnitten dieses Beitrages dargestellt wurde in Form der drei Ideale, die die Entwicklung zur Menschlichkeit anregen können: Wahrheit, Liebe, Freiheit.

Oft traut man es den betreffenden Menschen überhaupt nicht zu, wenn man ihnen im Strafvollzug begegnet und sonst persönlich gegenübersitzt, dass sie gemordet haben, Missbrauchstäter waren oder Ähnliches. Sie erscheinen oft weich, sentimental und sind von Selbstmitleid geprägt. Infantile Ansprüche an das Leben und Angst vor sich selbst stehen im krassen Gegensatz zu dem brutalen Auftreten ihren Opfern gegenüber. Was das alte Sprichwort sagt: *Wo Götter den Tempel verlassen, da walten Gespenster,* gilt auch für den menschlichen Leib: Wo das Ich sich zurückzieht oder sich nicht richtig inkarnieren kann, treten andere Mächte an dessen Stelle. Gedanken, Gefühle und Motivationen sind Realitäten – ob wir das wahrhaben wollen oder nicht. Die geistige Welt ragt mit ihren Kräften und Wesen in die menschliche Seele herein, die selbst der Schauplatz der Entwicklung des Menschengeistes ist, oder wie es Schiller noch als Jugendlicher in seinen *Räubern* den Karl Moor sagen lässt: *Ich selbst bin mein Himmel und meine Hölle.*[21] Er erkennt, dass es von ihm und seiner Ich-Tätigkeit abhängt, in welchem Seelen- oder Geistesreich er sich bewegt.

Sexualität und die Frage nach der Realität des Bösen

Es gibt eine Reihe mündlicher Überlieferungen von Zeitgenossen, wonach Rudolf Steiner auf die Frage: Was ist der Sinn des Bösen? geantwortet habe: Nicht dass man es tut, sondern dass es den Menschen auf den Weg der Initiation bringt. Sein Schulungsbuch *Wie erlangt man Erkenntnisse der höheren Welten?*[22] – vor dem Ersten Weltkrieg erschienen – nannte er ein Antikriegsbuch. Selbsterziehung und Selbstentwicklung als wirksame Friedensarbeit aufzufassen, mag auf den ersten Blick überraschen. Bei genauerem Hinsehen zeigt sich dies jedoch als die einzig mögliche nachhaltige Form. Selbst wenn durch Anwendung von Gewalt vorübergehend das Böse äußerlich in Schach gehalten werden kann, „Ruhe und Ordnung" wieder da sind – so sind sie doch nicht von langer Dauer. Denn wenn die Menschen, die zu dieser Ruhe und Ordnung hingezwungen werden, diese nicht wirklich auch von innen verstehen wollen, pflegen und weiterentwickeln, so bricht sie nur allzu bald wieder zusammen. So wie Kinder zunächst lernen müssen, sich guten Gewohnheiten und Gesetzmäßigkeiten zu fügen, noch bevor sie sich selbst gute Regeln und Gesetze geben können, müssen auch die beiden Formen der inneren Friedensarbeit und der äußeren Friedenssicherung nebeneinander bestehen, bis der Reifegrad der Menschheit insgesamt ein anderes Niveau hat als heute. So hängt der Kulturzustand der Menschen in höchstem Maße davon ab, wieviel Aufmerksamkeit der individuellen Erziehungs- und Entwicklungsarbeit geschenkt wird. Der Einzelne kann lernen, selber Böse und Gut situativ zu unterscheiden und die destruktiven Neigungen und Reaktionsweisen im eigenen Inneren zu erkennen und zu neutralisieren, bevor sie Handlung werden können.

Welches sind aber böse Neigungen? Wie ist es möglich, Böse und Gut zu unterscheiden? Diese Frage kann nur mit Hilfe der Geisteswissenschaft beantwortet werden, bzw. es bedarf einer genauen Kenntnis der so genannten „Schwelle zur geistigen Welt"[23]:

---

[21] Schiller, F.: Sämtliche Werke, Band 1, 15. Auftritt, S. 153: Sei wie Du willst, namenloses Jenseits! Bleibt mir nur dieses mein Selbst getreu. Sei wie du willst, wenn ich nur mich selbst mit hinüber nehme. Aussendinge sind nur die Farbe des Geistes. Ich selbst bin mein Himmel und meine Hölle! Winkler-Verlag, München 1968
[22] Steiner, R.:Wie erlangt man Erkenntnisse der höheren Welten? GA 10, Dornach [24]1993
[23] Steiner, R.: Die Schwelle der geistigen Welt, GA 17, S. 62 ff.

*Der physische Leib gibt dem Menschen in der Sinneswelt eine feste Prägung, durch die er als ein bestimmtes persönliches Wesen in diese Welt hineingestellt ist. So ist er mit seinem ätherischen Leibe nicht in die elementarische Welt hineingestellt. In dieser muss er, um in vollem Sinne Mensch sein zu können, die mannigfaltigsten Formen annehmen können. […] Brächte aber die Menschenseele in der Sinneswelt die ihr für die elementarische Welt notwendige Verwandlungsfähigkeit zur Entwicklung, so ginge ihr die persönliche Wesenheit verloren. Eine solche Seele lebte im Widerspruch mit sich selbst. Es muss für die physische Welt die Verwandlungsfähigkeit eine in den Seelentiefen ruhende Kraft sein; eine Kraft, welche der Seele ihre Grundstimmung gibt, die aber nicht in der Sinneswelt zur Entfaltung kommt.Das übersinnliche Bewusstsein muss sich in die Verwandlungsfähigkeit hineinleben; es könnte, wenn es dazu nicht imstande wäre, keine Beobachtungen in der elementarischen Welt machen. […] Es muss das übersinnliche Bewusstsein stets die **Grenze** der beiden Welten beachten; es muss mit Fähigkeiten, welche einer übersinnlichen Welt angemessen sind, sich nicht in der Sinneswelt betätigen. Ließe die Seele, wenn sie in der Sinneswelt sich weiß, die Verwandlungsfähigkeit ihres ätherischen Leibes fortwirken, so würde sich das gewöhnliche Bewusstsein erfüllen mit Vorstellungen, welche in der Sinneswelt keiner Wesenheit entsprechen. Die Seele käme in die Verworrenheit des Vorstellungslebens hinein. Die Beachtung der Grenze zwischen den Welten ist eine notwendige Voraussetzung für die richtige Wirkung des übersinnlichen Bewusstseins. […]*

*Auch die zweite, dem ätherischen Leib notwendige Kraft – das starke Ich-Gefühl – darf nicht in das Leben der Seele innerhalb der Sinneswelt so hereinragen, wie sie der elementarischen Welt angemessen ist. Wenn sie es doch tut, so wird sie in der Sinneswelt zum Quell der unsittlichen Neigungen, insoferne diese mit dem Egoismus zusammenhängen. Die Geisteswissenschaft findet an diesem Punkte ihrer Weltbetrachtung den Ursprung des „Bösen" im menschlichen Handeln. Es hieße die Weltordnung verkennen, wenn man sich dem Glauben hingäbe, dass diese Weltordnung auch ohne die Kräfte bestehen könne, welche den Quell des Bösen bilden. Wären diese Kräfte nicht vorhanden, so könnte die ätherische Wesenheit des Menschen in der elementarischen Welt nicht zur Entwicklung kommen. Diese Kräfte sind durchaus gute Kräfte, wenn sie **nur** in der elementarischen Welt zur Wirksamkeit kommen; sie bringen das Böse dadurch zustande, dass sie nicht in den Seelentiefen in Ruhe verbleiben und dort das Verhältnis des Menschen zur elementarischen Welt regeln, sondern, dass sie in das Erleben der Seele innerhalb der Sinneswelt versetzt werden und sich dadurch in Triebe des Egoismus verwandeln. Sie wirken dann der Liebefähigkeit entgegen und werden* *eben dadurch die Ursprünge des unsittlichen Handelns. Geht das starke Ich-Gefühl von dem ätherischen Leib in den physischen über, so bewirkt dies nicht nur eine Verstärkung des Egoismus, sondern auch eine* **Schwächung** *des ätherischen Leibes. Das übersinnliche Bewusstsein muss die Entdeckung machen, dass beim Eintritte in die übersinnliche Welt das notwendige Ich-Gefühl umso schwächer ist, je stärker der Egoismus im Erleben innerhalb der Sinneswelt ist. Der Egoismus macht den Menschen in seinen Seelentiefen nicht stark, sondern schwach. Und wenn der Mensch durch die Pforte des Todes schreitet, so tritt die Wirkung des Egoismus, welche in dem Leben zwischen Geburt und Tod entwickelt worden ist, so ein, dass dieser die Seele schwach für die Erlebnisse der übersinnlichen Welt macht.*

Entsprechend ist es auch mit dem Verhältnis von Krankheit und Gesundheit im menschlichen Organismus. Krankheit lässt sich so beschreiben, dass in ihr Prozesse ablaufen – ob körperlich oder seelisch –, die durchaus gesunde Prozesse sind, wenn sie am richtigen Platz und im richtigen Maß geschehen würden. Kalkeinlagerung in die Blutgefäßwände sind pathologisch, im Knochen jedoch gesund. Wodurch wird aber eine solche Verlagerung von Prozessen bewirkt? Welche Tätigkeiten bilden sich hier am falschen Platz ab? Steiner nennt in seinem Kursus für junge Ärzte die Krankheit eine *physische Imagination vom geistigen Leben*. D. h. in den Krankheitsprozessen bildet sich etwas ab und gewinnt Gestaltung, was eigentlich Bestandteil rein seelisch-geistiger Vorgänge sein sollte.[24]

An so signifikanten Zeiterkrankungen wie der AIDS-Epidemie und der Krebserkrankung lässt sich dieses Prinzip am einfachsten verdeutlichen: Wovon ist die AIDS-Erkrankung Bild, d. h. welches geistige Leben wird hier im physischen imaginiert, im Krankheitsbild abgebildet? Es ist die spirituelle Eigenschaft der Selbstlosigkeit. Bildet sich ihre Dynamik im Körper ab, so lösen sich seine immunologischen Grenzen auf. Offenheit für anderes und Hingabe an die Belange der Umwelt zeigen sich – am falschen Platz – als destruktive Dynamiken im Physischen. Was im Geistigen eine wesentliche und höchste Eigenschaft auf dem Wege zur Höherentwicklung ist, wird zur Menschheitsgeißel, wenn sie sich im körperlichen Gegenbild als Krankheit auslebt. Entsprechend erscheint die Krebserkrankung als organisch gewordene Emanzipations-

---

[24] Steiner, R.: Meditative Betrachtungen und Anleitungen zur Vertiefung der Heilkunst, GA 316, 7. und 8. Vortrag, Dornach ⁴2003. Glöckler, M.: Wie kann der Krebserkrankung vorgebeugt werden? Erweiterung der Präventivmedizin durch Anthroposophie. In: Glöckler, M., Schürholz, J. (Hrsg.): Krebsbehandlung in der anthroposophischen Medizin, Verlag Freies Geistesleben, Stuttgart 1996. Goebel, W., Glöckler, M.: Kindersprechstunde. Kap.: AIDS – Krankheit und Aufgabe unserer Zeit, Verlag Urachhaus, Stuttgart ¹⁵2005, S. 210 ff.

und Freiheitsfähigkeit. Sich frei erleben, von allem Vorgegebenen lösen können, Dinge ganz anders zu machen als gewohnt, am andern Ort, zum andern Zeitpunkt usw. – genau dies geschieht physiologisch-organisch infolge der Krebserkrankung.

Eine solche Krankheitsbetrachtung – so ungewohnt und erschreckend sie zunächst auch erscheinen mag – fügt zu dem naturwissenschaftlichen Wissen über Entstehung und Behandlung die geisteswissenschaftliche Erkenntnisseite hinzu und gibt dem Menschen dadurch die Möglichkeit, für seine Selbsterkenntnis und Weiterentwicklung wesentlichste Botschaften aus dieser seiner Krankheit zu entnehmen. Nicht nur, dass, wenn der Betreffende sich für das geistige Gegenstück seiner Krankheit interessiert, er auch selbst vom Seelisch-Geistigen her an seiner Gesundung mitarbeiten kann. Es birgt eine solche Betrachtungsweise auch den Trost, dass im Leibe unbewusst die Prozesse im Krankheitsverlauf sich ausleben, die seiner wahren Menschlichkeit gemäß sind – das Gute sozusagen am falschen Platz.

Er erlebt in der Krankheit unbewusst die Schritte zu seiner Höherentwicklung. Krankheit wird zum unbewussten Einweihungserlebnis. Dieses hat im Nachtodlichen die Bedeutung, dass das, was während der Krankheit im Leben erlitten wurde, nach dem Tode das Geistbewusstsein verstärkt und als Wahrnehmungsmöglichkeit zur Verfügung steht. Diejenigen, die heute an der AIDS-Epidemie versterben, die in so tragischer Weise mit der Sexualität assoziiert ist, nehmen sich dadurch für das nächste Erdenleben den für den Fortgang der Menschheitsentwicklung so notwendigen Impuls zur Selbstlosigkeit mit. Sie haben diese Eigenschaft durch ihr Krankheitsschicksal verstärkt errungen und bringen in das nächste Erdenleben den Willen mit, diese Eigenschaft nun auch bewusst zu entwickeln und zu praktizieren. Die Hunderttausende, ja Millionen, die in Afrika von der AIDS-Epidemie hingerafft werden, bereiten sich vor, der Menschheit von morgen, die am Egoismus zu zerbrechen droht, die notwendige Hilfe und Inspiration für lebensfreundlichere Kulturgewohnheiten zu bringen.

Warum wird dies in aller Kürze angeführt in einem Kapitel, das zum Verständnis sexueller Perversionen und dem sexuell Bösen beitragen möchte? Der sexuelle Akt selbst ist ebenfalls eine physische Imagination vom geistigen Leben. Was bildet sich durch ihn ab? Es ist die geistige Tätigkeit der Intuition und Kommunion, d. h. das *erkennende Durchdringen* eines Vorgangs oder Wesens. Was seelisch-geistig in der Leibfreiheit erlebt ein Höchstes ist, wird zum Niedrigsten, ja zum perversen Gegenbild, wenn ein anderer in seiner körperlichen Integrität angegriffen und gegen seinen Willen penetriert wird.

Der gesunde physische Leib ist in seiner biblischen Gott-Ebenbildlichkeit ein Bild gesunden Seelen- und Geisteslebens. Daher die vielen Worte in unserer Sprache wie „Kopf hoch", „stell dich auf deine eigenen Füße", „er hat ein ungebrochenes Rückgrat" „sie ist ein vertikaler Mensch" etc. In der Krankheit, im Krankheits*bild*, bildet sich eine bestimmte moralische Fähigkeit oder Eigenschaft körperlich ab, die über das gewöhnliche Seelen- und Geistesleben hinausgeht und einer höheren moralischen Fähigkeit entspricht, bzw. dem Willen des betreffenden Menschen, diese oder jene Fähigkeit aufgrund seiner persönlichen Entwicklungs- und Schicksalssituation bewusster lernen und handhaben zu wollen.

Wie steht nun die Sexualität in diesem Gesundheits-/Krankheits-Spannungsfeld? Ihr kommt eine eigentümliche Zwischenstellung zu. Weder ist sie einfach nur naturgegeben handhabbar, noch ist sie eine Krankheit, die geheilt werden müsste. Die Funktion der Fortpflanzungsorgane bildet im Physischen die spirituelle Aufgabe der Erkenntnis und des verstehenden Durchdringens ab. Biologisch gesehen ist sie notwendig zur Fortpflanzung individueller Körperkonstitutionen und kann dabei dem totalen Lusterleben im eigenen Körper dienen mit entsprechend positiver Aktivierung vieler physiologischer Parameter. Daher wird sie auch als „gesund" gepriesen.

Es ist jedoch evident, dass ungezählte Menschen ohne diese Erfahrung auch gesund leben. Denn es gibt eine noch weitergehende und vor allem nachhaltiger wirksame positive Stimulation aller körperlichen Funktionen: die durch seelisch-geistige Aktivität. Diese kann in Form von liebevoller Annahme und der Bearbeitung der Belange des täglichen Lebens bestehen oder aber in eigenständiger geistiger Arbeit.

Interessant ist aber auch, dass jede gesunde Körperzelle in der Lage ist, Geschlechtshormone in kleinsten Dosen zu bilden.[25] Denn jede Zelle braucht für ihre Teilung die Anwesenheit von Spuren der Geschlechtshormone. Wenn dann die Gonaden reifen, die sekundären Geschlechtsmerkmale sich ausbilden und Hormonanstiege Pubertät und Geschlechtsreife bewirken, steht im Überschuss zur Verfügung, was man eigentlich für sich als Mensch gar nicht unbedingt braucht. Daher ist ja auch z. B. das Klimakterium keine behandlungsbedürftige Krankheit, auch wenn es behandlungsbedürftige Probleme geben kann.

Die Geschlechtlichkeit des Menschen kann als Realsymbol dafür angesehen werden, dass alle Menschen eines gemeinsam haben: dass sie eigentlich noch nicht wirklich Menschen sind, sondern es erst werden müssen. Nicht nur der Gegensatz von Mann und

---

[25] Gauer/Kramer/Jung: Physiologie des Menschen, Band 17, Endokrinologie 2 (Sexualhormone) und Fortpflanzung, S. 35, von Neumann, F../Döring, G./Hossfeld, C.., Verlag Urban und Schwarzenberg, München-Berlin-Wien 1972

Frau bewirkt, dass viele menschliche Eigenschaften bewusst werden, die man noch nicht hat, die noch zu lernen sind. Es gilt auch geistig erst zu erkennen und zu tun, was man schlicht nennen kann: die Fortsetzung der Naturschöpfung durch seelisch-geistige Arbeit, die Hervorbringung des Menschenwesens, das man gerne werden möchte. Steiner[26] bemerkt hierzu:

*Die Natur macht aus dem Menschen bloß ein Naturwesen; die Gesellschaft ein gesetzmäßig handelndes; ein **freies** Wesen kann er nur **selbst** aus sich machen.* Und: *Ein freies Wesen ist dasjenige, welches **wollen** kann, was es selbst für richtig hält.*

In der Rehabilitation von Tätern und im Strafvollzug Betroffener ist dann die schwierige Aufgabe gestellt, die verloren gegangene Identität als Mensch in mühsamen kleinen Schritten aufzubauen. Im Nachtodlichen steht dann die Folge der destruktiven Taten so eindrücklich vor der Seele des betreffenden Menschen und das geistige Gegenstück, welches nicht errungen wurde, sondern dem Missbrauch anheimgegeben war, dass der Betreffende an Bedingungen für seine Wiederverkörperung arbeitet, die ihm Gelegenheit geben, Menschlichkeit ganz elementar und neu zu lernen. Er weiß jetzt, was er suchen muss und was er seinem Opfer schuldet – auch wenn es lange dauern kann, bis er die Fähigkeiten erworben hat, die er braucht, um einen Ausgleich für das Gewesene zu schaffen.

---

[26] Steiner, R.: Die Philosophie der Freiheit, GA 4, Dornach [16]1995, S. 170 u. 202

Das Malheur mit dem Leib

Bemerkungen zur Signatur der Pubertätskrise am Beginn des 21. Jahrhunderts

Henning Köhler

Wer führt bei der kindlich-jugendlichen Entwicklung Regie?

Wenn wir aus geisteswissenschaftlicher Perspektive hinblicken auf die Kindheits- und Jugendjahre, gehen wir weder von einem rein biologischen Entwicklungsgeschehen aus, noch von einem Vorgang, der sich allein aus dem Zusammenwirken von genetischen Faktoren und Umwelteinflüssen erklären ließe. Wir nehmen vielmehr an (und für diese Annahme gibt es, auch wenn sie nicht im gewöhnlichen Sinne bewiesen werden kann, mindestens ebenso viele gute Gründe wie gegen sie), dass das zentrale Agens der Entwicklung in den ersten drei Lebensjahrsiebten die geistige Individualität ist, die von Anfang an das Geschehen bestimmt, auch wenn sie erst irgendwann im 2., 3. Lebensjahr beginnt, sich sozusagen in sich selbst zu spiegeln und durch das Aussprechen des magischen Wörtchens „Ich" kundzutun, dass sie, wie man heute sagt, in den Zustand der Selbstreferentialität (Selbstbezüglichkeit) eingetreten ist. Wir gehen – auch wenn es die heutigen Denkgewohnheiten brüskiert – sogar so weit, zu sagen: Dieses ominöse Ich, das frühestens im 2. Lebensjahr zu einem bewussten Erlebnis seiner selbst kommt, führt schon initiativ in den pränatalen Entwicklungsstadien Regie, ja es ist unter regulären Umständen sogar beteiligt an den Ereignissen, die sein Zur-Welt-Kommen einleiten, ermöglichen.[1]

Unter diesem Blickwinkel bilden a) die allgemeinmenschlichen biologischen Entwicklungsgesetze, b) die genetischen Prädispositionen der jeweiligen Individualität und c) die Lebensverhältnisse, in denen sie heranwächst, nur den provisorischen *Bedingungsrahmen* für das, was sich dann mehr und mehr herausgestalten will als *dieser* einzigartige Mensch, der die Ich-Empfindung (später das Ich-Bewusstsein) hat, weil er tief innerlich weiß, dass es ihm gegeben ist, sich selbst ins Werk zu setzen, sich auf sich selbst hin zu entwerfen. Von einem *provisorischen* Bedingungsrahmen kann deshalb gesprochen werden, weil nach neuerem Erkenntnisstand auch die genetische Struktur

---

[1] Der einzige allseits anerkannte Psychologe, der dies für wahrscheinlich hält, ist m.W. James Hillman. Max Hoffmeister hat die wichtigsten Aussagen Rudolf Steiners zu diesem Thema in seinem Buch *Die übersinnliche Vorbereitung der Inkarnation* (siehe Literatur) zusammengetragen und kommentiert.

variabel ist und eben *nicht* in dem Sinne Lebensverläufe determiniert, wie es die vulgäre Vererbungslehre behauptet hatte. Der Mensch ist bis ins hohe Alter dazu fähig, sich an veränderte Lebensumstände anzupassen oder seinen Erfahrungshorizont aktiv zu erweitern. Und „neue Erfahrungen [...] – dafür haben die Molekularbiologen inzwischen zahlreiche Belege zusammengetragen – wirken bis auf die Ebene der Gene", betont der Hirnforscher Gerald Hüther in seinem neuen Buch *Die Macht der inneren Bilder.* Wir bleiben zeitlebens *work in progress* – bis in die feinen leiblichen Strukturen hinein. „Das Konzept der Programmierung [...] stiftet (daher) nur Verwirrung", resümiert der Biologe Ernst Peter Fischer. „Das Genom [ist] ein hochsensibles Zellorgan [und] verändert [...] unentwegt seine Gestalt."

So kann man sagen: Die Einflüsse (Gene, Umwelt), die man gern als Determinanten missversteht, sind flexible Rahmenbedingungen der Individuation, nicht mehr und weniger. Sie stellen, um ein Gleichnis zu wählen, die *Bühne* (mitsamt *Kulissen und Requisiten*) dar, die der Mensch, wenn er geboren wird, betritt, um „sich zur Uraufführung zu bringen wie ein nie gespieltes Stück" (so der Philosoph P. Slotderdijk in seinem Vortragszyklus *Zur Welt kommen – zur Sprache kommen*). Von Zeit zu Zeit fällt der Vorhang, und wenn er sich wieder öffnet, beginnt ein neuer Akt vor einem neuen Bühnenbild. Wir werden noch sehen, was damit genau gemeint ist.

Die bisher nur in Bruchstücken vorliegende anthroposophische Entwicklungspsychologie bildet im Vergleich mit konkurrierenden Entwürfen insofern eine Ausnahme, als sie den Begriff der Individuation *radikal* fasst. Fasst man ihn radikal (an der Wurzel), gilt er *a priori,* d. h. vom Beginne eines Menschenlebens an. Im Lichte der neueren Säuglings- und Kleinstkindforschung, die Erstaunliches über das selbstregulierende und kommunikative Vermögen des Neugeborenen zu Tage fördert, erscheint diese Annahme immer plausibler, obwohl die wenigsten Wissenschaftler natürlich so weit gehen, einzuräumen, dass wir „gezwungen [sind], die Einzigartigkeit des Selbst [...] auf eine [...] spirituelle Schöpfung zurückzuführen", wie John C. Eccles, Nobelpreisträger für Neurologie († 1997), öffentlich zu proklamieren wagte. Immerhin müsste jedem einleuchten, dass es nicht nur ein fauler Kompromiss, sondern, zu Ende gedacht, sinnlos ist, zu behaupten, das „autopoietische Selbst" (Eckhard Schiffer) sei ein *Resultat der Bedingungen, in denen es agiert.* (Autopoiesis ist lt. Duden „die Fähigkeit, sich selbst zu erhalten, zu wandeln, zu erneuern".) Der Hauptdarsteller (das Ich) hätte also die Bühne nie betreten, sondern wäre irgendwie aus Mitspielern, Kulissen und Requisiten „entstanden"? Reinste Hexerei. Dann soll man besser gleich sagen (was ja auch viele tun), das selbstreferenz- und selbstgestaltungsfähige Individuum existiere gar nicht wirklich, sondern sei eine Illusion (was freilich die komplizierte Frage aufwirft, *wer* diese Illusion erzeugt).

Kurz: Der Begriff Individuation macht nur Sinn, wenn man ihn radikal fasst. In relativierter Form hebt er sich selbst auf. Wer ihn ernstlich beibehalten will, kommt nicht umhin, *das Ereignis des Betretens der Bühne* in Betracht zu ziehen als den Moment, in dem die „Selbstaufführung" beginnt. Das *Erscheinen* des Akteurs. Empfängnis und Geburt. So *fordert* der Individuationsbegriff einen anderen Begriff, der ihn, bei Lichte besehen, erst bewahrheitet: *Inkarnation* (das Erscheinen im „Fleische" bzw. auf der „Bühne" des leiblichen Daseins).

Das „verkörperte Selbst"

Von hier aus führt die geisteswissenschaftliche Spur weiter zur Frage der wiederholten Erdenleben (*Re*inkarnation), aber man sollte den zweiten Schritt nicht vor dem ersten tun. Solange wir das Inkarnationsrätsel nicht mit aller Sorgfalt ergründet haben, besteht die Gefahr, dass wir in einem Reinkarnationsverständnis stecken bleiben, das weniger auf „seelischen Beobachtungsresultaten nach naturwissenschaftlicher Methode" (R. Steiner) als auf Spekulationen und Wunschträumen beruht. Die Durchdringung des Inkarnationsgeheimnisses ist ein sehr anspruchsvolles Vorhaben, welches in den nächsten Jahrzehnten geleistet werden muss, um der Entwicklungspsychologie und damit auch der Pädagogik (nicht zu vergessen: der Biographiekunde) neue Impulse zu geben. Namentlich die Phänomene des pubertären bzw. adoleszenten Schwellenübertritts erscheinen in ganz unerwartetem Lichte, wenn man sich von der Frage leiten lässt: Welchen inneren, lebenswendenden, bewusstseinswendenden Schritt, welche „Wandlungsgeburt" (Peter Schellenbaum) vollzieht hier die aus einem rein geistigen (präkonzeptionellen) Dasein in die Erdenverhältnisse, Leibesverhältnisse sich „einarbeitende" (und sie *um*arbeitende) Individualität? Welche Probleme treten dabei urphänomenal auf, und wie werden die jungen Menschen *in der heutigen Zeit* mit diesen Problemen fertig – oder eben *nicht* fertig?

Ich muss mich hier auf einige wenige Aspekte dieses sehr komplexen und vielschichtigen Themas beschränken. Mein Hauptaugenmerk soll aus gegebenem Anlass den Komplikationen gelten, die, direkt oder indirekt, aus der in den Jugendjahren unausweichlichen, durchgreifenden Veränderung des *Verhältnisses zum eigenen Leib* resultieren – und damit natürlich auch die sexuelle Sphäre berühren.

Nun verträgt es sich ja heute nicht mehr mit der *Scientific Correctness*, von einem

Verhältnis des Menschen zu seinem eigenen Leib zu sprechen. Die Wendung impliziert eine Dualität, die sowohl in naturwissenschaftlichen als auch in spirituellen Kreisen als überholt gilt. Man will nichts mehr davon hören, dass da auf der einen Seite die „Leibesnatur" sein soll und auf der anderen Seite das „Subjekt" oder „Ich", welches zu jener irgendwie „in Beziehung" stünde. Dieser Geist-Materie-Widerspruch, so heißt es, sei Schnee von gestern. Wenn das ominöse Subjekt ein wie auch immer geartetes „Verhältnis zum Leib" unterhielte, müsste es ja eine kategorial *leibfreie* Instanz sein, und hier liege der verhängnisvolle Denkfehler: eine metaphysische Altlast, verantwortlich für die traditionelle Leibfeindlichkeit oder doch immerhin Leibgeringschätzung des christlichen Abendlandes. (Jetzt will man den Leib nicht mehr gering, sondern hoch schätzen, was sehr löblich ist, bloß: Ich kann nur etwas schätzen, gleich ob gering oder hoch, was mir in gewisser Weise *gegenüber* ist.) – Diesen Streit lang und breit zu kommentieren, würde für unser Thema nichts Erhellendes abwerfen. Eine lebensnahe Psychologie des Jugendalters muss von den *seelischen Phänomenen* ausgehen, und wenn man das tut, kann gar kein Zweifel daran bestehen, dass es in der Pubertät darum geht, ein Verhältnis zur eigenen „Leibesnatur" (und damit auch Geschlechtlichkeit) zu finden. Ob das nun wissenschaftlich korrekt ist oder nicht, spielt für den einzelnen Jugendlichen, der mit dem bezeichneten Problem zu kämpfen hat, keine Rolle. Vielleicht lässt sich der angedeutete erkenntnistheoretische Dissens halbwegs ausräumen, indem wir uns um eine sehr genaue, an den Phänomenen orientierte Wortwahl bemühen:

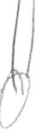

Das „Subjekt" ist, um sich als solches zu erfahren, existenziell an „Leiblichkeit" gebunden. Die Existenzform als „verkörpertes Selbst" (Ronald D. Laing) anzunehmen, ins Produktive zu wenden und schließlich zu transzendieren (mit jedem Gedanken, der uns, wie Emmanuel Lévinas sagt, auf das „Jenseits der Entwürfe" verweist, wie auch in der Liebe, treibt sie sich ja schon über sich selbst hinaus), bedeutet: Individuation. Insofern also kann man mit voller Berechtigung sagen: Der Mensch (das ominöse Subjekt) *ist* Leib. Denn „es gibt kein Sein außerhalb einer Seinsweise" (Meister Eckehard). Die Seinsweise des individuellen, *sich* fühlenden, selbstreferenz- und selbstgestaltungsfähigen Menschen in Raum und Zeit ist der *belebte Leib*. Das heißt (und mehr kann niemand mit Sicherheit wissen): Unsere Nerven-Sinnesorganisation ist so beschaffen, dass wir uns selbst (und alle anderen Menschen) plastisch-figürlich erleben: als leiblich (räumlich, „gegenständlich") verortbare, *abgetrennte* Wesen. Man könnte sagen: Die anthropologische Grundbefindlichkeit in der gegenwärtigen Kulturepoche ist das Sich-selbst-Erleben in der Seinsweise der Leibhaftigkeit. (Ich bin leibverhaftet. Ich hafte für *mich* – trage Verantwortung für mein Leben –, was ein leibvermitteltes Mich-Empfinden voraussetzt.) Und diesbezüglich markiert der pubertäre Gestalt- und Bewusstseinswandel einen markanten Wendepunkt: Hier erst kommt die Tatsache des *Abgetrenntseins* voll zu Bewusstsein.

Der Leib-Seele-Konflikt als Symptom der neuzeitlichen Bewusstseinsstruktur

In früheren Zeiten scheint dies nicht so eindeutig gewesen zu sein wie beim heutigen Menschen der „mental-rationalen" Bewusstseinsstufe (Jean Gebser) bzw. des „Bewusstseinsseelenzeitalters" (Rudolf Steiner). Gebser beschreibt eindrucksvoll die raum- und zeitlose und damit in gewisser Hinsicht auch *ortlose* Bewusstseinsverfassung des Menschen auf der „magischen" Stufe der prähistorischen Stammeskulturen, auf der die Leib-Haftigkeit des Seins (also das individuelle, abgetrennte Sein in der heutigen Form „egoitärer" Selbstbezüglichkeit) allenfalls ganz undeutlich empfunden wurde, ähnlich wie es heute noch für das ganz kleine Kind gilt. Der damalige Mensch war, so Gebser, „eingeflochten" in die kosmisch-naturhaften Gesetzmäßigkeiten und somit „ichlos". Aus anthroposophischer Sicht wäre hier vorsichtig zu korrigieren: Das selbstreferenz- und selbstgestaltungsfähige, *eigenweltliche* Ich war damals noch nicht vorhanden, das ist richtig. Wohl aber strahlte aus ferner Zukunft (nicht zeitlich, sondern qualitativ verstanden) ein LICHT herein, welches die damaligen Menschen erfuhren wie eine träumende Antizipation dessen, was sich erst viel später im Grundwort ICH wie in einem Brennglas bündelte. Prähistorische Höhlenzeichnungen sind Belege dafür, dass das Ich keimhaft vorhanden war (noch nicht leibzentriert, sondern sozusagen von oben einstrahlend), wie es auch bei jedem Kleinkind, noch ehe es in den inneren Spiegel schaut und seiner selbst gewahr wird, vorhanden ist: als Gestaltungswille. Und als diejenige ungeheure Liebe-Kraft, die sich in der nachahmenden Du-Zugewandtheit äußert. „Wenn das Ich-Erlebnis in den ersten drei Jahren nicht da war, war da auch das Ich nicht da im Kinde?", fragte Rudolf Steiner in dem Vortrag *Die Arbeit des Ich am Kinde – ein Beitrag zum Verständnis der Christus-Wesenheit*. Antwort: Doch, „das Ich ist da, aber es ist [noch] nicht *bewusst* beim Kinde." (Steiner beschreibt dann, wie das noch unbewusste Ich in den ersten Lebensjahren die *leiblichen Voraussetzungen für Selbstreferenz* schafft, indem es sein Gehirn entsprechend ausgestaltet und sich *aufrichtet*.)

Der Mensch war zu allen Zeiten (im Unterschied zu den Tieren) ein *fundamental gestaltungsorientiertes* Wesen: nicht nur Geschöpf, sondern je schon auch Schöpfer. Das *Potenzial* für die Erschaffung einer „zweiten Welt" – nicht *von* Gott, sondern *auf Gott zu*, wie es Nikolaus Cusanus sinngemäß ausdrückte – war auch bereits auf der magischen, ja sogar auf der „archaischen" (Gebser) Stufe angelegt, und dieses Potenzial verdichtet sich, wenn es zur Selbstreferenzfähigkeit gediehen ist, im Grundwort „Ich bin der Ich-bin."

Auch in der „mythischen" Struktur, die Gebser als das Eintreten in die bewusste Erfahrung des *Zeitlichen* beschreibt (hier, so könnte man sagen, beginnt der Mensch, ein *Erzählender* zu werden und das eigene Leben als eine zusammenhängende Geschichte innerhalb der großen Geschichte des Weltgeschehens zu erfassen; nun entstehen Mythen, mythische Dichtungen von *Lebensfahrten* und Schicksalsverstrickungen, z. B. Homers Ilias) erfährt sich der Einzelne noch nicht so deutlich in seiner räumlich-leibhaftigen Präsenz und *Unterschiedenheit* (von allen anderen), in seiner Egoität also, wie es heute der Fall ist.

Ab dem 14., 15. Jahrhundert erfuhr das Wort „Leib" (vom altgermanischen *lip* = Leben) einen Bedeutungswandel dahingehend, dass es nun ganz eindeutig die Erfahrung der kompakten Figürlichkeit zum Ausdruck brachte, während, wie ein Blick in das etymologische Lexikon zeigt, früher der Schwerpunkt auf „lebendig", „wirklich", auch „wohlgestaltet" lag. Der Aspekt des Vitalen, Bewegten – *dynamis* – dominiert also bis zum Anbruch der Neuzeit die leibbezogene Selbstwahrnehmung. Dann, mit fortschreitender bewusstseinsseelenhafter Zentrierung, schiebt sich die Erfahrung der *physisch-leiblichen* (räumlich-*materiellen*) Präsenz in den Vordergrund. Erst jetzt ist das „Ich-bin" eine radikal auf das leibhaftige Sein in der Vereinzelung bezogene Aussage. Und nun beginnt die Epoche, in der das Jugendalter eine neuartige Signatur annimmt: die Signatur einer markanten, krisenhaften Schwellenerfahrung des „Herausfallens" aus der mythischen Erfahrungswelt und „Hineingestoßenwerdens" in die Zwiespältigkeit der mentalen Struktur; des Sich-Vertrieben-Fühlens (aus den Räumen der sozialen Geborgenheit, aus den Traumreichen der Kindheit) und Auf-sich-selbst-Zurückgeworfenseins; des herben (zugleich aber auch verheißungsvollen) Konfrontiertwerdens mit dem unausweichlichen Fatum der Leibhaftigkeit. Die seither mögliche Freiheitserfahrung ist, wie Sloterdijk einmal sinngemäß angemerkt hat, im eminentesten Sinne auch eine Schwerkrafterfahrung, eine Erfahrung des *Aufpralls* am „Boden" und des *Anpralls* der Bestandswelt.

Die Kehrseite des Dilemmas: Erleben von Freiheit, Liebe, Geist

Es ist also kein Zufall, dass die Pubertäts- bzw. Adoleszenzkrise als Reifungskrise mit gemütskrankheitsähnlichen Zuständen erstmals im 17. Jahrhundert (von Jean Jacques Rousseau) umfassend thematisiert und problematisiert wurde. (Gerhard Nissen hat einmal gesagt, alle bekannten psychiatrischen Störungsbilder seien hier latent versammelt, was freilich mit Vorsicht zu genießen ist, denn der von bedeutenden Psychiatriekritikern erhobene Vorwurf, die Zunft schaffe sich durch „semantische Tricks", so Thomas Szasz, ihre eigenen Arbeitsfelder, ist nicht ganz von der Hand zu weisen.)

Fazit: Es ist charakteristisch für das Bewusstseinsseelenzeitalter (Steiner) bzw. die mental-rationale Struktur (Gebser), dass der heranwachsende Mensch um das 13., 14., 15. Lebensjahr eine schmerzliche Erfahrung zu durchleben hat, die zusammenhängt mit dem *Gewahrwerden* der Unausweichlichkeit des Daseins als „verkörpertes Selbst" (Laing). Die unerbittliche Forderung an den Menschen, sich in die Seinsweise der physisch-leiblichen Zentrierung und Sonderung zu fügen (und fertig zu werden mit der jähen Abkehr vom *kindlichen* Seinsmodus, in welchem der Leib noch nicht so sehr als kompaktes materielles Gebilde wahrgenommen wird, sondern als *das Wärmefeld, in dem ich lebe und mich bewege)* kennzeichnet die anthropologische Grundbefindlichkeit auf der gegenwärtigen Bewusstseinsstufe. Die damit zusammenhängenden Probleme haben sich im Verlaufe des 20. Jahrhunderts offensichtlich verschärft (und verschärfen sich weiter). Aber wir wollen nicht nur den schmerzlichen Aspekt betrachten, sondern auch die schon erwähnte Kehrseite der Medaille im Auge behalten: das *Freiheitserlebnis,* welches verbunden sein kann mit dem mutvollen und *aufrechten* Sich-Hineinstellen in die Schwerkraft. Die Erfahrung der Unentrinnbarkeit des Gebundenseins in der Leiblichkeit gemahnt an *Endlichkeit* und *Vergänglichkeit,* erzeugt Einsamkeitsgefühle und Angst (vor dem *Scheitern*) – aber in ihr urständet auch das *geistige Begehren* nach Grenzüberschreitung; nach Selbsttranszendenz; nach „Überflügelung" des Bestehenden, Gewordenen: der „Wille zum Sinn" (Viktor E. Frankl). So ist es zu verstehen, wenn Rudolf Steiner sagte: „Im Jungsein ist die Sehnsucht nach dem Geist bloßgelegt." Und wenn Steiner hier von Geist spricht, hebt er nicht auf die bildungsbürgerliche „Kultiviertheit" ab, noch weniger auf den messerscharfen analytischen Verstand (beide sind höchst ehrenwert, aber eben hier nicht gemeint), sondern auf dasjenige, was mein Freund und Lehrer Peter Schilinski nicht lange vor seinem Tod wie ein Vermächtnis aussprach – an die Adresse der Jugend (Peter kannte gar keine andere Adresse): „Es gibt nur ein lohnendes Ziel: *Freiheit und Liebe zu verbinden*" – und damit, so möchte ich hinzufügen, das Erdensein in seinen verlockendsten Möglichkeiten auszuschöpfen, was zugleich bedeutet: es in gewisser Hinsicht zu „durchgeistigen" (vermenschlichen).

So ist die Adoleszenzkrise in ihrer heutigen Form eine sehr zwiespältige Angelegenheit. Man kann, vom subjektiven Erleben der Jugendlichen ausgehend, sagen: Am Beginn des 21. Jahrhunderts spitzt sich etwas dahingehend zu, dass die Pubertät so heftig wie nie zuvor als „Sturz" in die Seinsweise der unentrinnbaren Leibhaftigkeit erlebt wird. Das bedeutet aber zugleich: Ein bewusstseinsgeschichtlicher Wendepunkt ist erreicht, an dem neue Möglichkeiten des *Hinauswachsens über sich selbst* (über die physisch-leiblichen Bedingungen und gesellschaftlichen Prägungen hinaus) erahnbar werden.

Ich erwähnte die eigenartige Zeittendenz, den Geist-Materie- bzw. Leib-Seele-Dualismus für gegenstandslos zu erklären. Man kann die damit verbundene, oft einseitige, ja dogmatische Überbetonung des Physisch-Leiblichen kritisieren, vor allem wenn sie

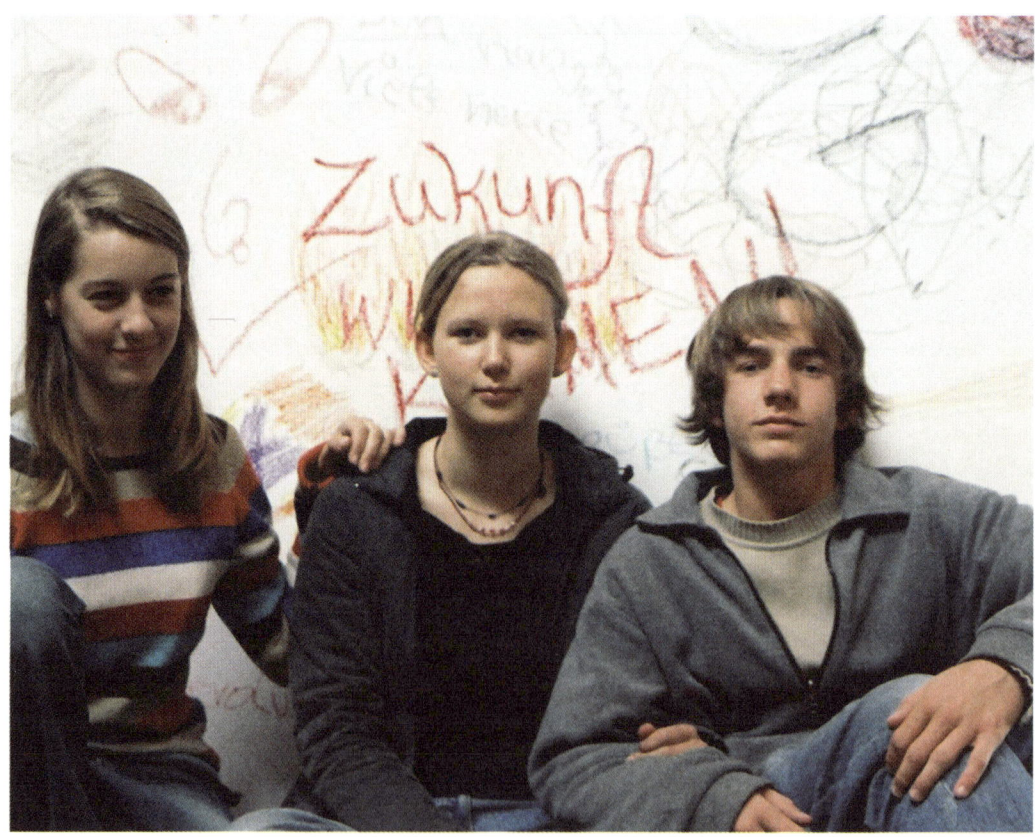

Waldorfschüler auf einem Captura-Treffen in Witten 2004

auf einen bornierten Biologismus hinausläuft, der ein Menschenbild anstrebt, welches „bereinigt" sein soll von allem, was den Menschen ausmacht. Andererseits scheint mir etwas tief Berechtigtes dahinter zu stecken – eine sich selbst noch missverstehende Sehnsucht, die wir auch in der Signatur der Pubertätskrise, wie sie sich heute darstellt, wiederfinden. Man kann den Eindruck gewinnen, es sei die Aufgabe des gegenwärtigen Kulturzeitraumes, das *alte Schisma* („der Mensch als Bürger zweier Welten", als „Engel und Tier", als „Naturwesen und Kulturwesen" etc.) zu überwinden und eine neue, monistische Stufe der Selbst- und Welterfahrung zu erklimmen, auf der die Gegensätzlichkeit von Geist und Materie nicht nur theoretisch, sondern auch grundbefindlichkeitshalber aufgehoben wäre.

Rudolf Steiner schrieb in seiner *Geheimwissenschaft* über die fünfte nachatlantische Kulturepoche (in der wir uns befinden): „Zwei Welten entwickelten sich gewissermaßen in der Menschenbrust. Die eine ist dem sinnlich-physischen Dasein zugekehrt, die andere ist empfänglich für die Offenbarung des Geistigen. [...] Die Anlagen zu dieser Seelenspaltung waren schon vorhanden, als die Christus-Lehre in die Gebiete Europas einfloss. Man nahm diese Botschaft vom Geistigen in die Herzen auf, durchdrang Gefühl und Empfindung damit, konnte aber nicht die Brücke schlagen zu dem, was der auf die Sinne gerichtete Verstand im physisch-sinnlichen Dasein erkundete. [...] Doch kündigt sich gegenwärtig bereits die Morgenröte [der nächsten] Kulturepoche an. [...] Was gegenwärtig sich schon in den Anfängen entwickeln kann, das ist das Auffinden des Fadens, welcher die zwei Seiten in der Menschenbrust verbindet." Dieser Impuls, das alte (durchaus alt*ehrwürdige*) Schisma zu überwinden und voranzuschreiten zu einer Bewusstseinsverfassung, in der die „Leibesnatur" nicht mehr als Widerpart des Geistes, auch nicht mehr im herkömmlichen Sinne als dessen „Haus" (oder, in der negativen Version, „Gefängnis") erlebt würde, sondern als *Erscheinungsform* (Seinsweise) des Geistigen, so dass die Aussage „Materie *ist* Geist" erlebnisgesättigt wäre – dieser Impuls macht sich, so meine ich, auf unterschiedlichste und sicherlich oft noch reichlich konfuse Weise heute schon geltend. Er „rumort" sozusagen überall und kommt manchmal in seltsamen Zerrformen, wenn nicht geradezu um 180 Grad verdreht zum Vorschein, etwa so, dass, um zu einem schön widerspruchsfreien Monismus zu kommen, der Geist kategorisch geleugnet oder ein abstrakter, alles umschließender und durchdringender Allgeist beschworen wird, der keinen Raum mehr lässt für das *Individuell-Geistige* des freiheitsbegabten, schöpferischen Menschen.

Interessanterweise sagte Rudolf Steiner, eine unerlässliche Voraussetzung für die allmähliche Überwindung der Spaltung liege darin, dass sich der moderne Mensch zunächst einmal sehr deutlich und schmerzlich erleben müsse in seinem „zwergenhaften Dasein auf der Erde" gegenüber dem „kosmischen Wesen", welches er eigentlich ist. *(Die neue Geistigkeit und das Christus-Erlebnis des 20. Jahrhunderts)*

Zweifellos stehen wir heute genau an dieser Schwelle. Allerdings verhält es sich bislang noch so, dass man glaubt, dem Dilemma entrinnen zu können, indem man das zwergenhafte Dasein auf der Erde in ein riesenhaftes umdeutet und das, was den Menschen eigentlich ausmacht, für irreal erklärt. Die Aufblähung des Materialismus (und Biologismus) zum Religionsersatz stellt im Grunde nichts anderes dar als einen kollektiven Reflex auf jenes Gefühl der Zwergenhaftigkeit. Aber man kann, auf längere Sicht, beruhigt sein. Schon heute regt sich niemand mehr auf, wenn ein Naturwissenschaftler den (aus materialistischer Perspektive) völlig widersinnigen Satz ausspricht: „Wir wissen, dass die Materie aus immateriellen Bausteinen aufgebaut ist" (Hans-Peter Duerr).

Körperkult und Sehnsucht nach Durchlichtung des Leibes

Wir haben also jetzt, was das *Verhältnis zum Leib* betrifft, *einen* in den Bewusstseinsverhältnissen der Gegenwart begründeten Aspekt des Problems herausgearbeitet, der auch und besonders im Hinblick auf die Pubertätskrise von großem Interesse ist. Als sicher kann gelten, dass der Individuationsprozess als Prozess des Sich-Einlebens in die Seinsweise der Leibhaftigkeit eine besondere Färbung angenommen hat, die wir nur verstehen, wenn wir sie vor dem Hintergrund des Zeitkolorits betrachten. Die starke *Körperbezogenheit* der heutigen Jugend (man ist ja geneigt, geradezu von einem Körper*kult* zu sprechen) ist nicht so einfach zu erklären, wie manche glauben. Man muss das Phänomen von verschiedenen Seiten betrachten. Auf alle Fälle ist das teilweise grotesk anmutende und nicht selten gefährlich ausartende Bedürfnis vieler junger Menschen, alle Hebel in Bewegung zu setzen, um genau das zu erreichen, was angeblich gar keine reale Grundlage hat, nämlich ein *positives Verhältnis zum eigenen Leib,* so offenkundig, dass man, um es zu bestreiten, nach dem Motto *Was nicht sein darf, kann nicht sein* verfahren müsste. Der existenzielle Grundwiderspruch, um den es hier geht (hier ich, da mein Leib, *mit dem ich mich nicht einig fühle*) kann meinetwegen erkenntnistheoretisch in Frage gestellt werden – ich wäre jedoch ein schlechter Jugendtherapeut, wenn ich ihn in praxi ignorieren würde. Der ungeheure Aufwand, der heute (nicht nur von Jugendlichen!) getrieben wird, um diesen Grundwiderspruch aufzuheben (ganze Industriezweige leben davon!), zeigt zweierlei, nämlich erstens, dass der Konflikt mit nie da gewesener Heftigkeit aufgebrochen ist, und zweitens, dass eine ungeheure Sehnsucht in der Zeit lebt, die „Seelenspaltung" (Steiner) aktiv zu überwinden.

Wir haben es hier mit einer *allgemeinen* Bewusstseinskrise zu tun, die sich widerspiegelt in den Wissenschaften, in den sozialen Verhältnissen, aber auch in den menschlichen Einzelbiographien, namentlich in der Pubertätskrise, die man bezeichnen kann als Urbild jedweder Art von Identitätskrise oder auch Sinnkrise modernen Zuschnitts. Das Verhältnis des (als geistig sich erlebenden) Subjekts zu den physisch-leiblichen Bedingungen des „In-der-Welt-Seins" (Martin Heidegger) wird mehr und mehr zu einem Problem, das sich nicht von allein löst, sondern nach aktiven Lösungen verlangt. In einem bemerkenswerten Artikel zur „Anthropologie der Reifung" führt Hans Tellenbach aus, dass Individuation der Prozess ist, in welchem „der Bios der Biographie [dem] Bios der Biologie [...] seinen Stempel aufdrückt." Mit anderen Worten: Das „lebensgeschichtliche" (Tellenbach), besser: in der lebensgeschichtlichen Kontinuität sich erfahrende Subjekt (oder Ich) wirkt gestaltend auf den Leib. Diese „Abwärtsverursachung" (*downward causation,* eine Formulierung des Neurologen Roger Sperry) wird immer stärker als etwas empfunden, das *bewusst* geleistet werden müsste. Es gehört sozusagen zu den Leitsymptomen der *sich ankündigende Morgenröte einer neuen Kulturepoche* (Steiner, s.o.), dass sich in den Tiefen der Menschenseele ein drängendes (wenngleich noch unklares) Bedürfnis regt, die „Leibesnatur" zu durchgeistigen (oder sagen wir, um die Rationalisten nicht gleich aus dem Boot zu werfen: sich so in die Seinsweise der Leibhaftigkeit einzuleben, dass sie in vollem Umfange als geistige, d. h. individuelle, biographisch-lebensgeschichtliche, *sinngerichtete* Seinsweise erfahrbar werde). Im Kern handelt es sich nicht nur um eine Sehnsucht nach *Gestaltung,* sondern, darüber hinaus, nach *Durchlichtung,* letzthin *Transzendierung* des Physisch-Leiblichen, insoweit dieses als einschränkend, begrenzend, beschwerend, existenzverdunkelnd erlebt wird. Wie stark dieser Drang in unserer heutigen Zeit lebt, lässt sich auch daran ermessen, mit welchem geradezu missionarischen Eifer daran gearbeitet wird, ein leibfreies Dasein technisch zu ermöglichen.

Stichwort „Cyberwelten". Susan Blackmore, eine der ProphetInnen dieses Trends, schreibt in ihrem Buch *The Meme Machine:* „Einige Zeit werden wir Menschen [aus Fleisch und Blut, H.K.] noch gebraucht, um die Hardware aufrecht zu erhalten, die Basis, auf der das ganze System funktioniert. Dann aber, wenn selbstreproduzierende Hardware die Steuerung übernimmt, wird eine Entwicklung jenseits der biologischen Geschöpfe im Cyber-Kosmos beginnen." (Vgl. dazu meinen Artikel *Lebensschule oder virtuelle Animation?* in der Zeitschrift *Erziehungskunst* 7/8 2003)

Viele junge Menschen leiden heute unter leibbezogenen Ängsten und Unsicherheits- bis Unwirklichkeitsgefühlen, verstehen aber nicht, was da in ihnen vorgeht. Verstünden sie es, würden sie sagen: *Um mich bejahen zu können, muss ich mir meinen Leib anver-trauen, indem ich ihn bis in die feinsten Verästelungen hinein mit dem durchdringe, was mein Ureigenstes ist – auf dass er zuletzt nicht mehr der „über mich verhängte" Leib sei, sondern der von mir gewählte, bejahte, gestaltete: ICH-LEIB.*

Im Prinzip sind diese Zusammenhänge bekannt, „Leib-Identifikation" ist ja ein geläufiger psychologischer Terminus, doch es kann nicht schaden, ihn einmal in der Tiefe auszuloten. Denn zumeist wird er ja doch eher allegorisch aufgefasst, und erst vor dem Hintergrund einer Entwicklungspsychologie, die den Primat des Geistes betont, zeigt sich, wie konkret er ist.

Ästhetisierung des Leibes aus dem noch unklaren Bedürfnis, den Geist zu realisieren

Der heutigen Pubertätskrise ist als eines ihrer dominantesten Kennzeichen das mehr oder weniger stark ausgeprägte Gefühl inhärent, *in einem „unpassenden" oder doch zumindest verbesserungsbedürftigen, korrekturbedürftigen Leib zu stecken.* Das wirft gewaltige Probleme auf, aber die dahinter stehende Sehnsucht ist – das wollte ich deutlich machen – zutiefst spirituell. Wir haben es hier mit einem ganz ähnlichen Phänomen zu tun wie dem von Rudolf Steiner so oft geschilderten Paradoxon, dass einerseits die moderne Menschheit mehr und mehr dem Egoismus anheim fällt und andererseits gerade darin die Chance liegt, das soziale Leben auf eine neue Stufe zu heben: aus *indivi-duellen* Erkenntnis- und Gestaltungskräften heraus. (Hier scheint mir ein Hinweis zur begrifflichen Differenzierung angebracht: *Individualismus* bedeutet etwas wesentlich anderes als *Egoismus*. Letzterer stellt gleichsam das Nadelöhr dar, welches durch-schritten werden muss, um Ersteren zu erreichen. Individualismus ist die souveräne Position geistiger und moralischer Selbstorientierung, in der das Ego, ohne verloren zu gehen, zur Welt, zu den Mitmenschen hin *aufbricht,* aus der selbstbewahrenden in die kommunikative Gebärde umschlägt. So verstanden, ist die individualistische Position eine *per se* sozial verantwortliche.)

In der Einsamkeit des Zurückgeworfenseins auf die von postmodernen Philosophen unter verschämter Umgehung des Ich-Begriffs so genannte „Subjekt-Position" (Jugendliche sagen: „Mir ist plötzlich klar geworden, dass ich total auf mich selbst gestellt bin, total allein, und dass mich niemand wirklich versteht") dämmert die Einsicht, dass auch hier, im sozial-zwischenmenschlichen Bereich, nichts mehr einfach „von allein" geht, sondern alles von der freien Initiative des Einzelnen (und vieler Einzelner, die sich verbinden) abhängt.

Ganz ähnlich verhält es sich mit dem Durchbruch zu einer neuen Erfahrung des Sich-verbunden-Fühlens mit der Wirklichkeit des Geistigen in einer Zeit, in der die Menschen stärker denn je dahin tendieren, gewissermaßen sich selbst auf ihren physisch-leiblichen Daseinsaspekt zu reduzieren (das gehört zur Symptomatik des „Sturzes" in den Egoismus), zugleich aber auch stärker denn je das *zutiefst Unbefriedigende* dieses Zustandes empfinden und von dem (noch) dunklen Drang ergriffen sind, ihn zu ändern – und hier gibt es nur einen Weg: *mitten hindurch*. Das Parzivals-Motiv. Wiederum gilt: Wo die Not am größten ist, wächst das Rettende auch. Jedenfalls der Möglichkeit nach. Die Entwicklung geht durch einen „Nullpunkt" hindurch, und auf der anderen Seite erscheint dann – in ganz neuem Lichte – wiederum das, was in unendliche Ferne gerückt zu sein schien. „Die geblendete Menschheit des Westens [wird], man möchte sagen, in die vollständigste Enge des Bewusstseins hineingetrieben, [...] in die Nullität hineingetrieben [...]. Der Mensch muss finden seine volle Freiheit aus der Nullität heraus. Und das neue Anschauen muss sich gebären aus dieser Nullität heraus. [Aus diesem Grunde] rückt die Zeit heran, wo wir bei aller Erziehung [...] zu sehen haben, was aus dem Kinde herauswächst, wenn es im 14., 15. Jahre steht. Das war [früher] von keiner so großen Wichtigkeit, denn das ist verknüpft mit dem, was [erst in der heutigen Zeit] frei im Menschen lebt, [...] was er wirklich aus sich selbst herausholen muss" (Rudolf Steiner: *Die neue Geistigkeit und das Christus-Erlebnis des 20. Jahrhunderts*). Steiner hebt in Ausführung dessen, was er hier „Nullität" nennt, einerseits „die materialistische Stimmung" hervor, die „immer mehr und mehr zunehmen wird", andererseits, mit Blick auf den Einzelmenschen, „ein Gefühl der Abhängigkeit von bloß irdisch vererbten Eigenschaften", das „mit einer rasenden Eile an Stärke zunehmen" wird. Die Jugendlichen seien davon besonders betroffen, aber (mag es auch paradox klingen) *gerade deshalb* dazu bereit und fähig, „nicht [mehr] in unbewusster Weise, sondern in immer mehr und mehr bewusster Weise" sich anzuschließen an „die Erlebnisse der geistigen Welt".

Während in der Tat die jungen Menschen, dem Trend der Zeit folgend, dazu neigen, den physisch-leiblichen Daseinsaspekt maßlos überzubetonen und insofern an der allgemeinen „materialistischen Stimmung" partizipieren, können sie andererseits die peinigende Empfindung nicht abschütteln, in körperlicher Hinsicht irgendwie unvollständig, unzulänglich, unansehnlich, fehlerhaft zu sein. Aussagen wie „Ich habe das Gefühl,

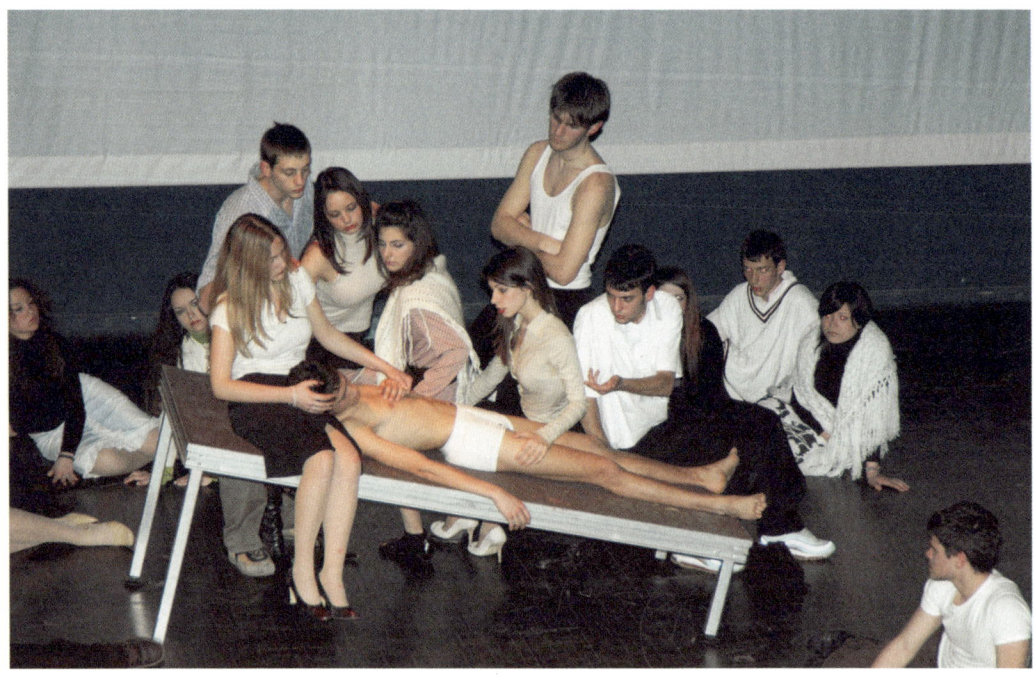

Szenenbild aus „A Pierpa", Schülertheatergruppe „Laboratorio Teatro" (Macerata/Italien). Foto: Peltner

den falschen Körper mitbekommen zu haben", „Ich hasse meinen Körper", „Am liebsten würde ich mir einen ganz neuen Körper machen (lassen)", „Manchmal stehe ich vor dem Spiegel und denke: Das bist du ja gar nicht!" sind längst keine Seltenheit mehr. Sie umschreiben ein *diffuses Insuffizienzgefühl* (Gefühl des Ungenügens), welches die Jugendlichen zunächst nur so deuten können, als ob es zu beheben wäre, wenn sie ihre äußere Erscheinung perfektionieren würden (und interessanterweise sind die „Hübschen" sogar noch mehr davon betroffen als diejenigen, die sich früh damit abfinden mussten, dass sie nicht gerade blendend aussehen). Das ist, einerseits, offensichtlich ein Missverständnis, denn alle Selbstverschönerungsbemühungen, auch wenn sie zum gewünschten Ergebnis führen, ändern im Allgemeinen nichts an der Grundunzufriedenheit. Aber andererseits ist es auch wieder *kein* Missverständnis, wie wir gesehen haben. *In gewisser Hinsicht* geht es ja tatsächlich darum, „sich einen ganz neuen – nämlich ganz *eigenen* – Körper zu machen". Man könnte sagen: Aus einem im Kern richtigen Motiv werden falsche Schlüsse gezogen.

Selbstverständlich spielen dabei gesellschaftliche Einflüsse eine gewichtige Rolle. Auf diesen Aspekt hatte ich an anderer Stelle mein Hauptaugenmerk gerichtet (*Wie kann Sexualität menschlich werden? Erziehungskunst* 6/1998) und will ihn hier nur streifen. Es ist pure Heuchelei, der heutigen Jugend vorzuwerfen, ihr sei nichts mehr heilig außer dem schönen äußeren Schein. Das liegt auf derselben Linie wie die seltsame Rede von „Jugendgewalt" in einer Gesellschaft, in der die hemmungslose Verbreitung von Bildern der Gewalt ebenso selbstverständlich ist wie die Behauptung, reale Gewalt (auch in äußerst brutalen Formen) sei ethisch gerechtfertigt, wenn sie der Durchsetzung „legitimer Interessen" diene. Für jede Jugendgeneration gilt im Prinzip, dass sie sich einerseits wie ein Spiegel der bestehenden Werte-Ordung (bzw. -Unordnung) verhält, andererseits aber auch wie ein Seismograph für die Vorbeben dessen, was an heilsamen Impulsen aus der Zukunft hereindrängt. Zwar macht sich diese juvenile Hellfühligkeit für das Kommende heute nur ganz versteckt geltend hinter der Fassade kritikloser Zeitgenossenschaft, aber man kann mit ihr rechnen. (Typische Aussage: „Mir ist schon klar, dass gutes Aussehen, Erfolg, Geld und so weiter keine echten Lebensziele sind. Damit wird niemand glücklich. Aber du musst den ganzen Scheiß mitmachen, sonst bist du weg vom Fenster.") Wir täten also gut daran, die jungen Leute – statt ihnen vorzuwerfen, was wir uns selbst vorwerfen müssten – sehr aufmerksam zu beobachten in ihrem Tun und Lassen und dabei nie zu vergessen, dass sie zwar einerseits unter dem Diktat des vordergründigen Zeitgeistes[2] steht, andererseits aber auch erfüllt ist von Vorahnungen dessen, was Not-wendend wäre. Solange man in einer äußeren, symptomatologischen Betrachtungsweise verharrt, ist nichts anderes zu erkennen, als dass die heutige Jugend eben einen „Körperkult" betreibt. Gewiss, das tut sie. Unsere Gesellschaft zwingt es ihr ja geradezu auf. Geht man jedoch etwas in die Tiefe, wird deutlich: Hinter der Fassade regt sich etwas anderes. Was durch die Mode- und Unterhaltungsindustrie, durch die Medien, durch die „militante Gesundheitsmoral" (H.E. Richter) der Konsum- und Konkurrenzgesellschaft immer groteskere Zerrformen annimmt, ist *im Kern* etwas tief Berechtigtes, und worum es sich dabei handelt, kann uns (wenn wir aufmerksam hinschauen, hinlauschen) die Jugend lehren: In ihrem Drang nach *Ästhetisierung* des Leibes äußert sich *Sehnsucht nach Realisation des Geistigen*. Nicht nach einer geistigen Realität irgendwo „außerhalb" oder „oberhalb" des Leibes-Seins suchen sie, sondern nach einer Qualität des physisch-leiblichen Selbsterlebens, die sich umschreiben lässt mit den Worten: *Mein Leib ist das Bild (die irdische Seinsweise) der geistig-seelischen Wirklichkeit, aus der ich spreche, wenn ich „Ich" sage.*

---

[2] Ich spreche deshalb vom „vordergründigen Zeitgeist", weil wir, Rudolf Steiner folgend, davon ausgehen können, dass „im Hintergrund" ein anderer, der *eigentliche* Zeitgeist waltet, der die Evolution in eine heilsame Richtung lenken will.

Vererbungsleib und Individualität

Im Sprachgebrauch der anthroposophischen (Heil-)Pädagogik gibt es die Wendung *Individualisierung des (Modell-)Leibes.* Als Modell-Leib wird der dominant aus Vererbungskräften aufgebaute Leib des Neugeborenen bezeichnet, der erst nach und nach zum *eigenen* Leib sich ausgestaltet dadurch, dass die kindliche Individualität – anfangs auf ungeheuer intensive Weise „unter Anleitung der Wesen der höheren Hierarchien" (Steiner), später, wenn der Zustrom aus „höheren" Quellen versiegt, in interaktiven Prozessen, in der Auseinandersetzung mit der Welt, also *lernend* – fortwährend an ihm arbeitet.[3] Grob gesprochen, konnte dieser Prozess bisher der unbewussten Schicksalsführung überlassen bleiben. Nur wenige Menschen verspürten den Drang, *gestaltend* auf ihren „Modell-Leib" einzuwirken (und ihn sich auf diese Weise *anzueignen*). Es geschah einfach, mehr oder weniger durchgreifend. Nun aber bricht, wenn ich Steiner recht verstehe (und meine Wahrnehmungen in der Arbeit mit Jugendlichen richtig interpretiere) die erste „Morgenröte" einer Zeit an, in der die Individualisierung („Durchgeistigung") des Leibes zunehmend bewusst ins Werk zu setzen sein wird. Es ist bislang nur eine verschwommene Ahnung; ein Bedürfnis, das sozusagen sich selbst noch nicht richtig versteht.

Rudolf Steiner führt in dem schon erwähnten Vortragszyklus über *Die neue Geistigkeit und das Christus-Erlebnis des 20. Jahrhunderts* Folgendes aus: „Theoretisch einzusehen, dass man ein [...] geistiges Leben vor dem Erdenleben durchlebt hat, das hat nicht den großen Wert. Den großen Wert hat das lebendige Gefühl davon, den großen Wert hat es, wenn man *fühlt* [Hvh. H.K.]: Was da in einem herangewachsen ist seit der Kindheit in der seelischen Entwickelung, das kommt aus der geistigen Welt her. Dieses Gefühl ist aber heute eigentlich einem anderen gewichen beim einzelnen Menschen, und namentlich im sozialen Leben ist es heute einem anderen Gefühl gewichen. [...] Immer mehr und mehr lastet auf dem Menschen halb unbewusst das Gefühl von seinen vererbten Eigenschaften. Wer unbefangen heute auf das, was die Menschen fühlen, hinschauen kann, der sieht: Eigentlich fühlt der Mensch, das, was er ist, ist er durch seine Eltern, Voreltern und so weiter [...], er fühlt in sich die von den Eltern, Großeltern und so weiter ererbten Eigenschaften. Man fragt auch heute zuerst: Wo hat das Kind das, wo jenes her? – Und wenige Menschen geben sich darauf die Antwort: Das hat das Kind von dem oder jenem Erlebnisse der geistigen Welt –, sondern man forscht danach, ob das (aus Vererbungskräften) herstammt. Aber je mehr im einzelnen Menschen dies

---

[3] R. Steiner aus dem schon erwähnten Vortrag „Die Arbeit des Ich am Kinde ..."

[...] als ein Gefühl auftritt, als ein Gefühl der Abhängigkeit von bloß irdisch vererbten Eigenschaften, desto drückender wird dieses Gefühl, desto furchtbarer nach und nach wird dieses Gefühl. Und dieses Gefühl wird mit rasender Eile an Stärke zunehmen. Es wird bis zur Unerträglichkeit sich steigern müssen [...], denn dieses Gefühl ist verbunden mit einem anderen, mit einem gewissen Gefühl der Wertlosigkeit des menschlichen Daseins. Das wird immer mehr und mehr auftreten, dass der Mensch die Wertlosigkeit seines Daseins fühlt, wenn er dieses Sein als nichts anderes fühlen kann denn als eine Zusammenfassung dessen, was seinem Blute, was seinen übrigen Organen eingepflanzt ist aus den physisch vererbten Eigenschaften heraus. [...] Es wird wie eine Last auf der Seele ruhen, dieses Sich-Erleben in den bloß vererbten Eigenschaften. So tritt das, was die Naturwissenschaft dem Menschen nicht geben kann, das Menschenverständnis selber, so tritt es auf in seinem Mangel, indem der Mensch sich nicht als Kind der geistigen Welt fühlt, sondern lediglich als Kind der in dem irdischen, physischen Daseinsverlaufe vererbten Eigenschaften."

Mehr und mehr Menschen, *namentlich Kinder und Jugendliche,* so Steiner, werden dies als ein tiefes „Unbefriedigtsein" erleben, ja geradezu davon „angeekelt" sein – ohne freilich so recht zu wissen, *was* sie da peinigt. Kinder können es noch *gar nicht* fassen. Jugendliche schon eher. Denn so viel ist ihnen immerhin klar: Es hängt mit dem physisch-leiblichen Dasein zusammen. Irgendwas stimmt da nicht. Also projizieren sie jenes Unzufriedenheitsgefühl auf den Leib als solchen und wenden sich ihm zu mit einem diffusen Befriedungsdrang, Gestaltungsdrang, Verschönerungsdrang, Vervollkommnungsdrang ... oder aber, wenn die Sache entgleist, mit Feindseligkeit, Ekel (s.o.), schlimmstenfalls mit einer tendenziell selbstmörderischen Sehnsucht, diesen lästigen oder gar „ekligen" Leib nicht mehr zu spüren, ihn irgendwie abzustreifen, oder alles zu tun, um ihn, wenn er schon nicht abgestreift werden kann, wenigstens als angenehm und warm zu erleben, was zum Beispiel Drogen ermöglichen.

Rudolf Steiner beschreibt also diese Komplikationen, die davon herrühren, dass in unserer Zeit eine nie da gewesene Neigung besteht, den Menschen auf seinen physisch-leiblichen Daseinsaspekt zu reduzieren, dies jedoch andererseits wie eine „Last" auf den Seelen liegt und ein quälendes Gefühl der Wertlosigkeit erzeugt, und fährt fort: „Nun wollen wir von dem, was ich da als ein heraufziehendes Gefühl schildern musste, [auch] das Gegenbild ins Auge fassen." Zu berücksichtigen sei nämlich bei alledem (ich deutete es schon an), dass „der Mensch [...] ja schon jetzt in das Geistselbst [die kommende Bewusstseinsepoche, H.K.] hinein[wächst]" und damit auch hineinwächst „in Bewusstseinszustände, von denen er sich sagen muss, sie sind eigentlich so, dass sie während der Erdenzeit nicht vollständig herauskommen können. Diese Bewusstseinszustände wollen ihn eigentlich auch in Bezug auf seine äußeren Hüllen [...] umgestalten." Es ist sehr naheliegend, anzunehmen, dass die z.T. zwanghaft verschönungsbemühte, vervollkommnungsbemühte Fixation vieler Jugendlicher auf ihren „fehlerhaften", „unpassenden", vielleicht „widerwärtigen", in jedem Falle irgendwie als unzulänglich empfundenen Leib tief unbewusst etwas zu tun hat mit diesem *Umgestaltenwollen der äußeren Hüllen* aus geistigen Kräften heraus. „Aber", so Steiner, „das kann [der] Erdenmensch [heute] noch nicht. [Er] muss sich sagen: Ich bereite mich vor durch mein Inneres zu Zuständen, die ich jetzt noch nicht entwickeln kann." Und so müssen wir in dem Stadium der Bewusstseinsseele, in welchem das Geistselbst schon ahnend aufdämmert, den „inneren Zwiespalt" doch weiterhin ertragen „zwischen diesem zwergenhaften Dasein auf der Erde" [in der Seinsweise der Leibhaftigkeit, H.K.] und dem höheren Wesen, welches wir *eigentlich* sind, aber doch noch nicht sein können in der Leibhaftigkeit. Sagen wir: Die Suche nach dem „Faden", der beide Seiten verbinden kann, hat begonnen, hat *mit Macht* begonnen. Doch es bleiben eben bis auf weiteres die zwei Seiten. Und der moderne Mensch muss lernen, aus dieser nun immer deutlicher empfundenen Not eine Tugend zu machen, indem er, wie Steiner sinngemäß sagt, sich innerlich schon ausrichtet auf die kommende Kulturepoche, im Denken wie im Fühlen, andererseits jedoch seinen Frieden schließt mit dem Dasein in einem – gewiss unvollkommenen – Leibe.

Ungelöstes Ich-Leib-Verhältnis und sexuelle Desorientierungen

Wir haben also einerseits das *Abhandenkommen der Selbstverständlichkeit des Im-Leibe-Seins* als ein Zeitphänomen, welches vielerlei Irritationen auslöst, und können andererseits das „Gegenbild" ins Auge fassen und die Sinnhaftigkeit des ganzen Geschehens daran ermessen. Gleichwohl muss überlegt werden, was Not täte, um der Sache die Spitze zu nehmen. Denn das Beschriebene führt bei vielen Jugendlichen zu erheblichen Desorientierungszuständen, die sich dann eben auch erschwerend auswirken auf ihr Liebesleben. Eine Pädagogik auf der Höhe der Zeit müsste dies unter präventiven Gesichtspunkten berücksichtigen, so dass am besten schon während der Kindergarten- und Grundschuljahre alles Erforderliche getan werde, um ein Abirren der Pubertätskrise in Richtung eines dauerhaft gestörten Verhältnisses zur eigenen Leiblichkeit und damit auch Geschlechtlichkeit vorsorgend abzuwenden.

Die Pubertätskrise in ihrer modernen Signatur ist ad hoc eine Krise des plötzlichen Konfrontiertseins mit dem eigenen Leib als einem *fremden* oder zumindest befremdlichen Gegenüber, davon künden unmissverständlich beispielsweise die pubertätstypischen Essstörungen (vgl. dazu mein Buch *Die stille Sehnsucht nach Heimkehr*), aber auch diejenigen Zustände, die seit einiger Zeit unter dem (freilich bis zur Schwammigkeit unpräzisen) Begriff des „Borderline-Syndroms" zusammengefasst werden und zumeist ganz offenkundig (man muss gar kein Detektiv sein, um es herauszufinden) etwas zu tun haben mit leibbezogenen Unwirklkeitsgefühlen, Entfremdungsgefühlen („Derealisations- und Depersonalisationszuständen") bzw. der unerträglich werdenden Spannung zwischen zwei gegenläufigen seelischen Strebensrichtungen, nämlich, einerseits, dem Wunsch, sich, wie es Ronald D. Laing ungefähr ausgedrückt hat, in die Fluchtburg eines irrealen, weltfernen, „imaginären" (oder sollte man sagen: *rein geistigen?*) Selbst zurückzuziehen, andererseits dem unwiderstehlichen Drang, sich des Leibes, der durch die Rückzugsbewegung immer fremder wird, doch wiederum zu versichern – was dann vielleicht nur noch durch schmerzhafte Selbstverletzungen annähernd gelingt. Es gibt mannigfache noch nicht krankhafte Vorformen solcher Zustände der Zerrissenheit zwischen Sehnsucht nach „geistigem Bei-sich-Sein" (Laing) und ebenso starker Sehnsucht, die Angst vor dem richtigen *Ankommen* in der Fülle leibvermittelter Daseinsempfindungen zu überwinden, zu betäuben, irgendwie zu umgehen. Immer wenn Pubertierende übermäßig dazu neigen, Manipulationen an sich vorzunehmen, die ein starkes, angenehmes, genussvolles, rauschhaftes Körper- oder auch *Entkörperungsgefühl* hervorrufen (das Gefühl der Körperlosigkeit gehört in gewisser Hinsicht, auch wenn das jetzt seltsam klingt, zu den rauschhaften Körpergefühlen, die etwa durch Drogen erreichbar sind), kann man an die hier geschilderten Zusammenhänge denken, ganz besonders dann, wenn gleichzeitig deutlich wird, dass die Grenze zur direkten oder indirekten Autoaggressivität fließend ist. (*Direkte Autoaggressivität* bedeutet schlicht: sich wehtun. *Indirekte Autoaggressivität* ist jede Art des Umganges mit dem eigenen Körper, die zu raschen und ernsten Verschleißerscheinungen führt.)

Häufige Formen eines chronisch ungelösten Ich-Leib-Verhältnisses mit Gefühlen der Selbstablehnung oder gar des Selbsthasses sind: ungesunde Auswüchse des Leistungssports (die autoaggressiven Anteile sind offensichtlich), zwanghaftes Fitness- oder Muskelaufbautraining eingeschlossen (der Hinweis, dass in diesen Bereichen immer wieder Drogen zu Hilfe und spätere Krankheiten in Kauf genommen werden und Todesfälle vorkommen, mag genügen); heftige vorauseilende Versagensgefühle, die jeden nicht routinemäßig eingeübten Handlungs- oder Gestaltungsimpuls im Keim ersticken (das *Ich-kann-nicht-Syndrom*); ein übersteigertes Bedürfnis nach Körperpflege, Kosmetik, perfektem Aussehen (Schlankheit etc.) und „reizvoller" Kostümierung, zumeist einhergehend mit selbstentwertenden Äußerungen über die eigene äußere Erscheinung; verschiedene Formen der sexuellen Desorientierung, z. B. eine diesbezügliche Haltlosigkeit mit regelmäßig daraus resultierenden Gefühlen des „Beschmutztseins", zwanghaftes Onanieren, das dem realen Austausch sexueller Zärtlichkeiten dauerhaft vorgezogen wird; unüberwindliche Angst vor erotisch-sexueller Intimität (oft in Verbindung mit permanenten Bemühungen, entsprechende Situationen herbeizuführen, diesen aber im letzten Moment auszuweichen); Formen der Sexualität, die darauf hindeuten, dass extraordinär starke oder abwegige Manipulationen am Leib nötig sind, um überhaupt Lust zu verspüren. Laing sagte dazu, der Leib, aus dem sich das Selbst quasi zurückgezogen habe, sei ein desensibilisierter, in gewisser Hinsicht „mechanisierter" Leib, der nur durch extreme Praktiken aus seiner „Schwermut" gerissen werden könne. M. Möllering spricht in diesem Zusammenhang von einem „Verfall der Sinnlichkeit. [...] Der Tastsinn ist eingeengt zum Schmerz, das Hören wird zur Hörigkeit, der Gesichtssinn ist nicht auf Wiedersehen, sondern auf Unersättlichkeit gerichtet, und dem Geruchs- und Geschmackssinn wird trotz Ekel das Ekelhafte einverleibt." Ich füge hinzu: Ein Surrogat der Erfahrung des aufrechten Stehens im Seelengleichgewichte wird in der *Machtposition* gesucht; ein „gesättigtes" Gefühl des Lebendigseins (Vitalsinn) kann nur noch hergestellt werden durch suchtartiges („verschlingendes") sexuelles Konsumverhalten oder sexuelle Praktiken, die den Anspannungs-Entspannungs-Effekt des Orgasmus bis ins Epileptoide treiben; und wenn die Ur-Szene der „höheren" sozialen Sensibilität (das unmittelbare Gewahrwerden der geistigen Präsenz eines menschlichen Gegenübers vermittelst des Ich-Sinnes) chronisch misslingt, kann es geschehen, dass diese Art der Nähe in immer neuen Fehlversuchen auf dem Wege der sexuellen Entgrenzung gesucht wird. Die „höheren" sozialen Wahrnehmungsfähigkeiten entfalten ihr ganzes Potenzial im geheiligten Bereich der nicht verlangenden, sondern (sich) schenken wollenden Zärtlichkeit, in der sich *Eros* und *Agape* verschlingen. (Vgl. dazu mein Büchlein *Eros als Qualität des Verstehens*.) „Sexualität allein [hingegen] ist ein reduktionistisches Libidopotential", bemerkt Tellenbach ganz richtig, „das, wenn es aus seiner Einbettung in die umfassende Wirklichkeit des Erotischen herausgelöst wird, schon pathogen wird." Wir müssen hier allerdings vorsichtig sein. Die engstirnige Kleinbürgermoral ist kein guter diagnostischer Ratgeber. „Was normal und was pathologisch ist, führt in der Pubertät zu schwierigeren [...] Problemen als in irgendeinem anderen Lebensabschnitt" (F. Alonso-Fernandez). Auch Möllering betont, dass *deviantes* (abweichendes) Sexualverhalten noch lange nicht *krankhaft* (pervers) sein muss.

An diesem Punkt ist hervorzuheben, dass die Charakterisierung der modernen Pubertätskrise als Krise der Leib-Identifikation selbstredend den Aspekt der *Geschlechtsidentifikation* und damit der sexuellen Reifung zentral einschließt, wir uns aber hüten sollten, die Probleme des Jugendalters auf diesen – wie gesagt: zentralen, aber nicht *einzig* zentralen – Aspekt zu reduzieren. So halte ich z. B. die klassisch psycho-analytische Auffassung, Drogenkonsum sei nur ein Ersatz für den Geschlechtsakt, also eigentlich eine Art Masturbation, für verfehlt. Nicht Masturbation ist die „Ur-Sucht", von der alle anderen Süchte abstammen (wie Freud meinte), sondern *Sehnsucht*. Sehnsucht nach Liebe und Freiheit. Nach Liebe *in* Freiheit. Man trivialisiert den Sehnsuchtsbegriff, wenn man ihn auf das Sexuelle reduziert. Diese Annahme ist rein zeitbedingt. Sie gehört m.E. zu den Grundirrtümern der Psychologie des 20. Jahrhunderts. (Näheres dazu findet sich in meinem Buch *Vom Ursprung der Sehnsucht*.)

Selbstvergewisserung und Leibvertrauen – therapeutische Richtlinien

Ich habe einige Probleme angedeutet, mit denen man es als Jugendtherapeut oder -berater häufig zu tun bekommt. „Bei der heutigen Gestalt des Problems *Körper-Seele*", schreibt Alonso-Fernandez (der sich als Vertreter einer transhistorischen Psychiatrie mit dem „epochalen Erscheinungswandel der normalen Pubertät" beschäftigt hat), „nehmen körperliche Aspekte eine vorrangige Stellung ein. [...] Die größte Sorge [...] gilt der Form der Nase, den Gesichtszügen, dem Zustand der Haut, der Größe des Penis und der Brust" und so weiter. Dies ist einerseits „psychosozial bedingt", wie Alonso-Fernandez ganz richtig sagt, aber eben auch ein bewusstseinsgeschichtliches Phänomen (das eine widerspricht dem anderen in keiner Weise), welches wir versucht haben, ein wenig auszuleuchten.

„Die Krise des modernen Menschen schlägt beim Jugendlichen besonders stark durch und stellt sich sozusagen als *Krise in der Krise* dar" (Alonso-Fernandez). „Krise" heißt aber immer: Wandlung. Etwas Neues rückt in den Bereich des Möglichen. Wir ahnen jetzt, was dieses Neue sein könnte.

Wenn ich nach näherem Kennenlernen eines jungen Menschen, der sich Hilfe suchend an mich wendet, den Eindruck gewinne, er leide über die Maßen stark darunter, dass – und hier folge ich Steiner – der Prozess des Erdenreifwerdens (des Zu-sich-Kommens in der Seinsweise der Leibhaftigkeit) mit Missstimmungen in Richtung eines tiefen „Unbefriedigtseins" oder „Angeekeltseins" ohne plausiblen Grund, mit Gefühlen der „Wertlosigkeit", „lastenden" Schwere und Selbstentfremdung einhergeht, frage ich mich: Wie kann ich ihm helfen, seinen Frieden zu machen mit dem Dasein in *diesem* Leib und ihm zugleich behutsam zeigen, dass er keineswegs in erster Linie ein Produkt der Gene seiner Eltern und Vorelten ist, *überhaupt* sich nicht zu betrachten

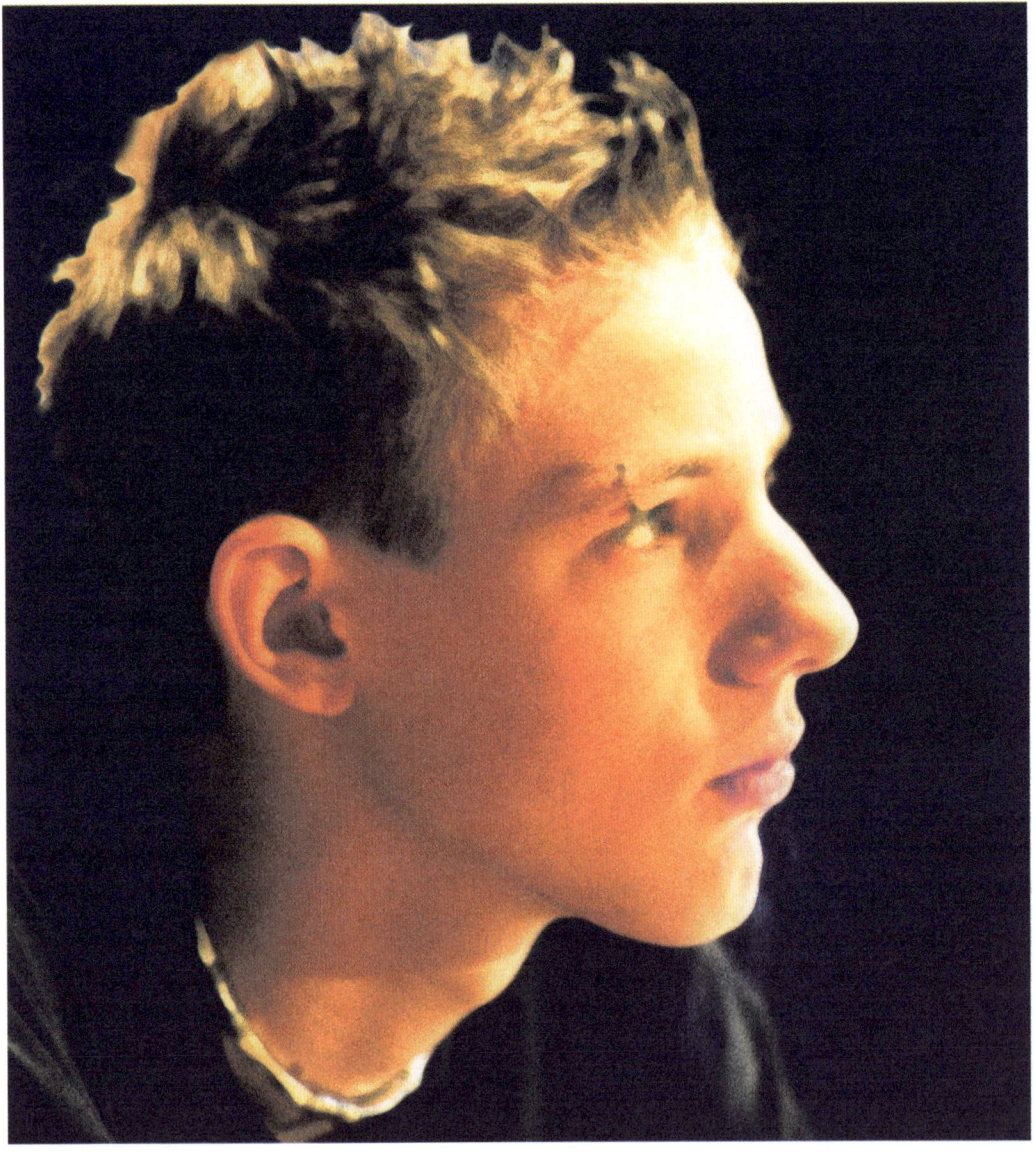

Foto: Charlotte Fischer

braucht als ein bloßes Resultat von was auch immer (James Hillman sagt, dies sei genau genommen eine schlimme Beleidigung des Menschen), sondern in sich trägt die ganz Fülle und Majestät von Bildern, die er mitgebracht hat aus der geistigen Welt als das eigentlich Substanzielle seines individuellen Wesens und Werdens. Von Fall zu Fall kann es sein, dass Belastungen aus der Kindheit aufzuarbeiten sind, aber auch dann gilt: Ich muss mich im therapeutischen- oder Beratungsprozess in erster Linie von den beiden genannten Fragen leiten lassen. Natürlich muss ich mich in *allererster* Linie von dem Jugendlichen *selbst* leiten lassen – aber wenn seine Probleme entsprechend gelagert sind, stellt *er* mir dann garantiert auf die eine oder andere Weise genau diese zwei Fragen: Wer bin ich *eigentlich*? Und wie kann ich *Leibvertrauen, Daseinsvertrauen* gewinnen – um auf dieser Grundlage auch der Erfahrung teilhaftig zu werden, dass ich *so, wie ich bin*, liebens*wert* und liebe*fähig* bin?

Milton H. Erikson hatte verstanden, dass sich die Jugendseele „verzehrt [...] vor Sehnsucht nach ihrem wahren, reichen Selbst" und „die Liebe des Jugendlichen weitgehend ein Versuch ist", zu einer solchen „klaren Definition seiner Identität zu gelangen". (Sollte man statt „klare Definition" nicht besser sagen: *deutliches, starkes Empfinden*?) Ein wunderbares Bild: Liebe als das Medium der Selbstvergewisserung. Hingabe an ein geliebtes, bewundertes, begehrtes anderes Wesen (also ja eigentlich Selbst*entäußerung*) eröffnet die Möglichkeit, mit dem eigenen „wahren, reichen Selbst" in Berührung zu kommen. (Diese fundamentale Paradoxie habe ich in meinem Buch *Vom Ursprung der Sehnsucht* philosophisch-anthroposophisch aufgearbeitet.)

Das A und O einer aussichtsreichen beratenden und (oder) therapeutischen Begleitung Jugendlicher ist und bleibt das regelmäßige, achtungsvolle Gespräch auf der Basis eines gewachsenen Vertrauensverhältnisses – wobei der Therapeut (Berater), was den achtungsvollen Umgang angeht, die *Vorleistung* zu erbringen hat.

Jugendliche, die in dem bezeichneten Grundkonflikt stehen, haben ständig das quälende Gefühl, sie könnten sich den Mitmenschen gar nicht so zeigen, wie sie *eigentlich* sind. Deshalb ist es ungemein wichtig, dass zwischen dem jugendlichen Klienten und seinem Therapeuten (Berater) ein *angstfreier dialogischer Raum* entsteht, in welchem sich der Jugendliche öffnen und auch von den Seiten zeigen kann, die er sonst überall verleugnen zu müssen glaubt. Wie oft folgt nach einem tiefen Gespräch die Bemerkung: „Verrate ja niemandem, der mich kennt, dass ich über solches Zeug nachdenke. Die lachen mich ja aus!"

Methodisch kann man sich, um an die sensiblen Punkte heranzukommen, verschiedener Techniken des geführten Phantasierens oder Imaginierens bedienen, wie sie in der Tiefenpsychologie schon lange bekannt sind. Ich habe hier eine eigene, gestaltungsorientierte Form gefunden, die mir für Jugendliche (aber auch schon für Kinder ab dem 8., 9. Lebensjahr) besonders geeignet zu sein scheint. Es handelt sich hierbei um behutsam begleitete „Wanderungen" zu den inneren Orten, an denen die tiefsten (oder „höchsten"), schamhaft verhüllten Sehnsuchtsbilder lagern. Was auf diesen Wan-

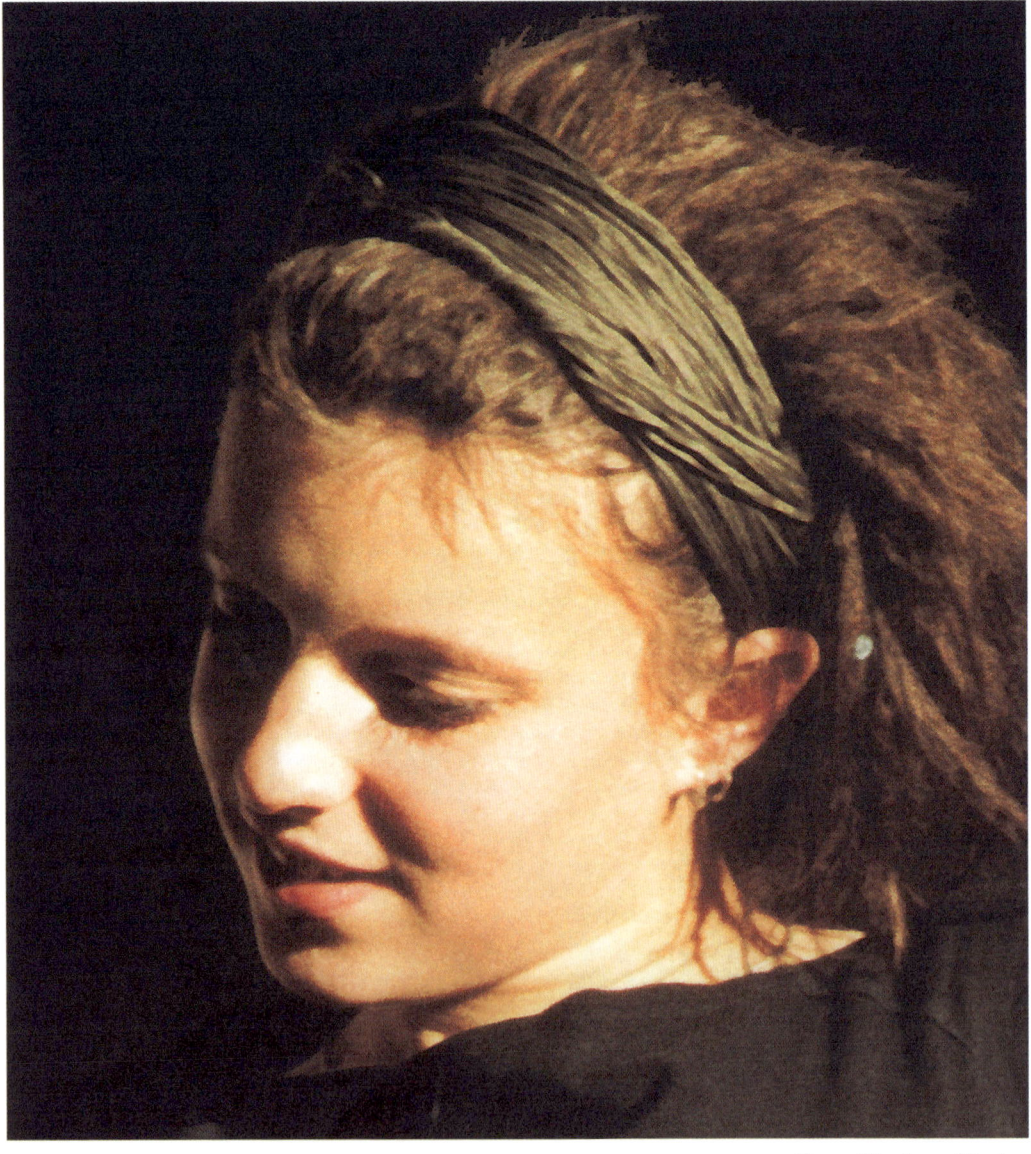

Foto: Charlotte Fischer

derungen geschieht, wird mit einem gewissen Anspruch an sprachliche Sorgfalt aufgezeichnet, wobei der Jugendliche entweder selbst die Feder führt oder nur erzählt, während der Begleiter mitschreibt. Dabei entstehen märchenhafte Geschichten, die sowohl von den ärgsten Ängsten des Wanderers als auch von seinen bestgehüteten inneren Heiligtümern handeln, und das sind (man staunt immer aufs Neue!) *leuchtende Ideale, hohe Werte.* Dass die Gesprächsarbeit immer wieder auch ganz konkret lösungsorientiert sein muss (Konfliktberatung, Beziehungsberatung), versteht sich von selbst.

Auch andere, nonverbale Formen der künstlerischen Therapie bzw. des diskret begleiteten künstlerischen Tuns (Malen, Plastizieren etc.) sind von unschätzbarem Wert, wobei wir besonders gute Erfahrungen mit der ungegenständlichen Malerei gemacht haben (freie Kompositionen). Viele Jugendliche, die mit großer Freude Woche für Woche in unserem Atelier arbeiten, sind nicht etwa Waldorfschüler oder anderweitig musisch-ästhetisch vorgebildet, sondern gelten als schwererziehbare, sozial desintegrierte Außenseiter. Sie lernen, indem sie sich mit künstlerischen Ausdrucksmöglichkeiten vertraut zu machen beginnen, eine vollkommen neue Welt kennen.

Übungen zur Verfeinerung der Sinne (Riechen, Tasten, Lauschen) und körpertherapeutische Anwendungen (z. B. rhythmische Massage, Klangschalenmassage), sowie bewegungstherapeutische Elemente sind des Weiteren sehr empfehlenswert. – Wenn der Beratungsprozess/Therapieverlauf gut gelingt, kann ich auch Einfluss nehmen auf die Präferenzen der Freizeitgestaltung des jeweiligen Jugendlichen und ihm das eine oder andere empfehlen, was dazu beiträgt, dass er nach und nach ein entspanntes, bejahendes Verhältnis zu seinem Leib findet.

Daseinssicherheit, und das heißt nicht zuletzt: Leibsicherheit ist die Voraussetzung für Beziehungsfähigkeit (erotisch-sexuelle Beziehungen eingeschlossen). Dafür wiederum bedarf es heute bei vielen Jugendlichen einer Nachreifung der basalen Selbstwahrnehmungs- und Selbstausdruckskompetenzen.

Mangelndes Wirklichkeits- und Sinnvertrauen: ein Blick auf die Zeitlage

Wenn wir die eingangs unter bewusstseinsgeschichtlichen Aspekten beschriebenen Phänomene entwicklungspsychologisch vertiefen wollen, kommen wir nicht umhin, auch den Kontext heutiger Lebenswelten und Sozialisationserfahrungen zu berücksichtigen. Sein und Bewusstsein bedingen einander. Die Menschen richten das gesellschaftliche Leben so ein, wie es ihren Denk- und Urteilsgewohnheiten entspricht, und die gesellschaftliche Realität wiederum wirkt wie ein großer Reproduktionsgenerator für die Denk- und Urteilsgewohnheiten, denen sie sich schuldet. Aber das kann ja nicht alles sein. Sonst würde sich alles ewig unverändert im Kreise drehen und allmählich verfallen. Nach meiner Kenntnis ist es gegenwärtig nur die anthroposophisch orientierte Soziologie, die unumwunden sagt, dass (sehr vereinfacht ausgedrückt) Kulturentwicklung nur deshalb geschieht, weil immer wieder neue Impulse aus einer realen geistigen Welt hereinströmen. Sie strömen herein in Form von Imaginationen des noch zu Verwirklichenden (und ihren Gegenbildern). Im Prinzip kann jeder Mensch seine Phantasiekräfte, falls sie ihm noch nicht abhanden gekommen sind, zu solchen Imaginationen steigern. Wer das tut (etwa in Form von poetischen oder philosophischen Entwürfen, die mehr sind als wilde Hirngespinste), findet gewissermaßen wieder Anschluss an seine Kindheit. Er kehrt als bewusst Gestaltender zurück zu den Quellen, aus denen er als Kind noch ganz unbewusst schöpfte. Denn vor allem strömen die Erneuerungsimpulse, die die Zeit jeweils braucht, dadurch herein, dass Kinder geboren werden. Kinder tragen die Keime des Künftigen in sich. An der Schwelle zur Erdenreife drängen diese Keime als Keim*bilder* ins Bewusstsein herauf, wobei sich individuelle und überindividuelle Motive vermischen. (Den Begriff „Keimbild" verdanke ich James Hillman.) Rudolf Steiner betont, dass die Eindrücke, die hier „Bilder" genannt werden, „nichts Ähnliches haben mit sinnlichen Vorstellungen, sinnlichen Wahrnehmungen" und spricht deshalb auch von „Bildempfindungen". Um aber diese übersinnlichen Bilder oder Bildempfindungen mitteilen zu können, bleibt nichts anderes übrig, als sie in Bilder zu übersetzen, die der Sinneswelt entnommen sind. Wenn nun also in dem jugendlichen Menschen „dasjenige geboren [wird], was hereinträgt in die Welt [...] in immer mehr und mehr bewusster Weise die Erlebnisse der geistigen Welt" (Steiner), dann hängt unendlich viel davon ab, dass Erwachsene da sind, die „Übersetzungshilfe" leisten können, weil sie sich Zugänge bewahrt oder wieder verschafft haben zu der Art des Schauens, die das Seiende im Lichte des (An-)Künftigen erscheinen lässt. Darauf sollte heute nach der 8. Klasse bei der Unterrichtsgestaltung viel mehr Wert gelegt werden als auf das intellektuelle Lernen. Denn der auf die Reproduktion von Faktenwissen abgerichtete Intellekt, so Steiner, „höhlt gewissermaßen den Menschen ganz aus in Bezug auf seine *Selbstempfindung*" [Hvh. H.K.], und das treibt heute die Jugendlichen – indem es das Gefühl der Knechtung des Geistes durch den physischen Leib verstärkt – mehr und mehr in eine innere Not, die sie sich nicht erklären können und die sie dazu treibt, alles Mögliche zu unternehmen, um die Seinsweise der Leibhaftigkeit gewissermaßen aufzuwerten.[4]

---

[4] Zitat R. Steiner aus dem schon erwähnten Zyklus „Die neue Geistigkeit ..."

In der techno-ökonomisch überzüchteten „Wissens- und Informationsgesellschaft" genießt die Mehrheit der Kinder zwar eine Reihe von Privilegien, die früheren Kindergenerationen verwehrt waren und den Kindern in anderen Kulturkreisen bis heute verwehrt sind, aber noch nie (daran kann gar kein Zweifel bestehen) herrschten miserablere Bedingungen für den Aufbau eines *sicheren Daseinsgefühls*. Es ist eben kein Zufall und auch kein Mysterium, dass in unseren vermeintlich so überaus humanen, sicheren und friedvollen Lebensverhältnissen weitaus mehr Menschen *Selbstmord* begehen als in den Regionen, die wir als rückständig zu bezeichnen geruhen. Dementsprechend besteht „die wichtigste derzeitige Veränderung im klinischen Bild der Pubertät in der Zunahme von *Depressionen* und *Grenzzuständen*" (Alonso-Fernandez). In den 1980er Jahren erfuhr diese Tendenz eine schubartige Beschleunigung. Neuere Studien belegen, dass auch *psychosomatische Beschwerden* aller Art um sich greifen. Bestürzend viele Kinder und Jugendliche nehmen, zumindest zeitweise, Psychopharmaka oder Schlafmittel. (Wobei hier natürlich die Frage gestellt werden muss, ob sie das Zeug wirklich bräuchten, wenn man einfach mal aufhören würde, sie permanent unter Druck zu setzen. Zukunftsangst, Versagensangst, Angst vor Anpassungsverfehlung, Schulstress: Das sind keine Naturgegebenheiten, das fügen *wir* den jungen Menschen zu, indem wir uns zu Handlangern gesellschaftlicher Ansprüche machen, die, wie schon Adorno wusste, auf eine schleichende „Liquidation des Individuums" hinauslaufen.) Zählt man die *verfehlten Selbstmedikationen* durch Cannabis, Stimulanzien, Alkohol etc. dazu, ergibt sich das Bild einer heranwachsenden Generation, die vermutlich außer Rand und Band geraten würde, wenn es heute nicht möglich und üblich wäre, durch befindlichkeitsverändernde Substanzen die „existenzielle Frustration" (Viktor E. Frankl) zu übertünchen, von der immer mehr und mehr Menschen schon in jungen Jahren befallen werden.

Existenzielle Frustration (Vergeblichkeit) meint den Zustand des gebrochenen Vertrauens in die Sinnhaftigkeit der Existenz. Eine Voraussetzung für Sinnvertrauen ist das tief innerliche Ja zur Seinsweise der Leibhaftigkeit. Dieses Ja kann nur gesprochen werden aus dem sicheren Gefühl des Verwurzeltseins in einer Wirklichkeit, die, komme was da wolle, Bestand hat: *Die Welt ist real; ich bin real; ich stehe auf festem Boden; was ich anfasse, existiert wirklich; meine Sinne trügen mich nicht.* Ist dieses *existenzielle Grundvertrauen* erschüttert oder fragil, kommt es zu diffusen Ängsten, Gefühlen der Leere und Aussichtslosigkeit, Selbstzweifeln und Selbstentwertung.

Trotz der großen interindividuellen Variabilität kindlicher Entwicklungsverläufe lässt sich verallgemeinernd beschreiben, welche Stadien der Prozess der Selbst- und

Weltvergewisserung in den Kindheitsjahren durchläuft. Statt – wie ich es an verschiedenen anderen Stellen ausgiebig getan habe – Zeitkritik aus pädagogischer Perspektive zu üben, will ich mich hier darauf beschränken, abschließend noch skizzenhaft darzustellen, worauf eine vorsorgende Erziehung in Elternhaus, Kindergarten und Schule mit besonderem Hinblick auf die *spezifischen Probleme der heutigen Pubertät* zu achten hätte. Ich werde also jetzt nicht über Kindererziehung im Allgemeinen sprechen, sondern einige Aspekte herausgreifen, die für unser Thema von besonderem Interesse sind. Dabei sollte uns als Leitbild nicht der brave, opportunistische, sondern, ganz im Gegenteil, der selbstbewusste, auf Ideale zustrebende, angemaßte Autorität zurückweisende, seinen *eigenen* Weg suchende, nicht nur beziehungs-, sondern auch kritikfähige Jugendliche vor Augen stehen.

Bedürfnisse des Kleinstkindes: Liebe am Leib erfahren, Welt ertasten

Jedes Kind, das die Erde betritt, betritt sie mit einem, ich möchte sagen: Vertrauensvorschuss. Anderenfalls würde es sie nicht betreten. Es gibt einen *angeborenen bejahenden Willen zur Welt.* Diese „Ur-Positivität" zu bestärken, ist der eigentliche Erziehungsauftrag. Mit Positivität ist hier, um Missverständnissen vorzubeugen, nicht die elende alte „Anpassungsfähigkeit" der mit darwinistischen Ingredienzien durchsetzten Mainstream-Soziologie gemeint, sondern jene autochthone, von Anfang an den Prozess des Sich-Einlebens in die Welt bestimmende Kraft der „Subjektkonstitution", die entweder gar nicht erklärbar ist oder auf das sich inkarnierende Ich zurückverweist.[5] Niemand weiß besser als das Kind selbst, wie es sich im Spannungsfeld zwischen Anpassung und Selbstgestaltung zu bewegen hat, der Erzieher kann hier nur assistieren (oder für Verwirrung sorgen). Hans Jürgen Gössling bringt die Sache auf den Punkt: „Ohne [die] vorgängige Erschlossenheit von Welt im Subjekt und für das Subjekt wäre dessen Bildung und Erziehung gar nicht möglich." Wie aber kann man „jemanden dazu bestimmen, sich selbst zu bestimmen?" Das ist in der Tat die pädagogische Kernfrage. Um mit dem *leitenden Willen* des Kindes gewissermaßen zusammenzuarbeiten, bedarf es eines hohen, hellwachen Einfühlungsvermögens seitens der Erziehungspersonen.[6]

Das ganz kleine Kind hat ein Grundbedürfnis, dem gegenüber alle anderen Bedürfnisse (sogar Hunger und Durst) zurücktreten: Es will *Liebe am Leib erfahren.* Nichts

---

[5] Zum Thema „Subjektkonstitution" gibt G. Bittner eine gute Zusammenfassung der heute vorherrschenden und konkurrierenden Ansichten in seinem Buch *Kinder in die Welt, die Welt in Kinder setzen*, S. 56-95 (siehe Literatur)
[6] Dieses Einfühlungsvermögen lässt sich schulen. Anregungen dazu finden sich verstreut in verschiedenen meiner Bücher.

vermag den weltbejahenden Willen in den ersten Lebensjahren so nachhaltig zu bestärken. Der Jugendliche kann auf die entsprechenden Erfahrungen, obwohl er sich natürlich nicht konkret an sie erinnert, gleichwohl wie auf einen tief eingelagerten Fundus von unzerstörbarer (Gefühls-)Gewissheit zurückgreifen, wenn die Zeit kommt, in der ihm sein Leib zur Frage, tendenziell sogar zum Feind wird und zugleich – auf einer neuen, bewussteren Stufe – wieder das heftige Bedürfnis sich meldet, ihn, den verdächtig gewordenen Leib, ganz der Liebe zu weihen. – Der Grundkonflikt *muss* aufbrechen, das kann die beste Erziehung nicht abwenden. Im Gegenteil, möchte man fast sagen. Denn auffallend viele Jugendliche, bei denen die Identitätskrise (der Begriff geht auf Milton H. Erikson zurück) recht dramatisch verläuft, blicken auf schöne, behütete (nein, nein, nicht „überbehütete") Kindheitsjahre zurück. Steiner hat diese Paradoxie offenbar vorausgesehen. Erinnern wir uns: Er sprach von Kindern, Jugendlichen, bei denen sich das Gefühl des Ausgeliefertseins an Nicht-Ich-Kräfte (Vererbungskräfte) als tiefe Unzufriedenheit bemerkbar macht. Und welche Kinder kommen hier besonders in Betracht? Vor allem „*richtig erzogene* Kinder" [Hvh. H.K.], so Steiner damals, werden dieses „Unbefriedigte [...] schon in der allernächsten Zeit haben." (Eine eigentümliche Bemerkung, die uns viel Stoff zum Nach- und vielleicht Umdenken gibt!) Nein, abwenden kann man die bezeichneten Komplikationen nicht und sollte sie auch nicht abwenden *wollen*. Aber wenn in den ersten Kindheitsjahren jenes Grundbedürfnis, die Liebe am Leib zu erfahren, so verschwenderisch wie möglich befriedigt wird, ist dies im Hinblick auf das Stadium der pubertären Verwirrungen ein ganz entscheidender orientierender Faktor. (Hier darf ein Hinweis auf die Arbeiten von Emmi Pickler, der großen Pionierin der Kleinstkindpädagogik, nicht fehlen.)

Noch etwas anderes aber ist – wiederum vorausschauend auf den pubertären Grundkonflikt – ungeheuer wichtig für die erste Lebenszeit: Sie steht im Zeichen der *tastenden Welterkundung*, und darauf muss in der Kleinkindpädagogik besondere Rücksicht genommen werden, denn die *taktile Integration* ist in den heutigen Lebensverhältnissen gefährdet.

Tastend macht sich das Kleinkind mit der *Dinglichkeit (Materialität) der Welt* vertraut und findet ein bejahendes, zweifelsfreies Verhältnis zu ihr. Man vergisst oft, dass das ein Lernprozess ist, für den der kleine Mensch viel Zeit und Ruhe braucht und bei dem er nicht fortwährend gestört werden sollte. Das Kind lernt aber vermittelst des Tastsinnes auch den *eigenen Leib* als zuverlässiges, fein gestimmtes Wahrnehmungsinstrument kennen und schätzen. Tastende Realitätsvergewisserung ist zugleich Selbstvergewisserung: „Hier ich – dort das mich berührende Andere." Nun verhält es sich aber so, dass in ganz ähnlicher Weise, wie das Auge eine tiefe seelische Befriedigung findet durch *Farben* (idealerweise *natürliche* Farben) und unbefriedigt bleiben müsste in einer grauen Welt, der Tastsinn nur dann wirklich gesättigt wird, wenn auch im Tastfeld gewissermaßen eine natürliche Farbigkeit herrscht. Synthetische Materialien betrügen den Tastsinn oder lassen ihn verkümmern. *Taktile Original- bzw. Primärerfahrungen* sind in der frühen Kindheit unersetzlich.

Indem sich das kleine Kind tastend einlebt in die Vielfalt der natürlich beschaffenen Dinge (für das Kleinkind sind es eigentlich noch keine „Dinge", jedenfalls keine *wesenlosen Objekte*, aber darüber müsste einmal gesondert gesprochen werden), nimmt es Verbindung auf zur Sphäre der gestaltenden Urkräfte[7] und erlebt auf diese Weise etwas ungeheuer Bedeutsames, wovon es lebenslang (unbewusst) zehren wird, nämlich dass die physisch-materielle Welt in Wahrheit *keine* „tote" ist und der eigene Leib *nicht* nur das, was uns umschließt und begrenzt, sondern ein Resonanzkörper, den alles, was ihn berührt, zum Klingen bringt. Und natürlich auch ein geschmeidiges, gehorsames Fortbewegungsmittel, mit Hilfe dessen es gelingt, Interesse in zielgerichtete Aktion umzusetzen.

Die Urszene der tastenden Welterkundung lässt sich in folgende Worte kleiden: *Ich bewege mich auf etwas zu, das mein Interesse geweckt hat, ergreife es, ertaste es, fühle es auf meiner Haut, erspüre es mit meinem ganzen Sein.*

ICH bewege mich ... Hier kommt noch ein anderes bedeutsames Motiv ins Spiel: *der aufrechte* Gang. Sich-Erheben aus der Schwere, Stehen (und Gehen) im Gleichgewichte: ein erster, machtvoller Anklang dessen, was Rudolf Steiner als *Geistgefühl* umschrieb. „Sich als Geist fühlen", so heißt es wörtlich – als Geist im Leibes-Sein![8] Auch auf diese Urerfahrung, die viel mit dem berüchtigten „Selbstwertgefühl" zu tun hat, kann der Jugendliche zurückgreifen, wenn die Zeit kommt, in der es wiederum, auf einer neuen Stufe, darum geht, die Schwerkraft zu überwinden. Denn in gewisser Hinsicht ist es so, dass in der Pubertät der Aufrichteprozess noch einmal vollzogen werden muss.

Von herausragender Bedeutung für „Subjektkonstitution" in der ersten Lebenszeit ist die *basale Sinnesreifung* in Gänze: Tastsinn, Vitalsinn, Bewegungssinn, Gleichgewichtssinn. Dem Tastsinn kommt insofern eine herausragende Bedeutung zu, als er in dieser Entwicklungsphase *der* Kommunikationssinn und zugleich *der* Realitätsvergewisserungssinn ist. Zur Verdeutlichung der Wichtigkeit taktiler Originalerfahrungen

---

[7] Paul Klee hat gesagt, an diese Sphäre müsse der Künstler Anschluss finden, um neue Formen hervorzubringen.
[8] Dies ist lt. Rudolf Steiner das „nach innen strahlende" Erlebnis des Gleichgewichtssinnes.

noch ein Hinweis: Spielzeug aus menschengeschaffenen Materialien und technischem Firlefanz ist für den Tastsinn so wie für das Auge eine Welt in Grautönen oder für das Ohr eine Welt ohne Klänge (aber voller Maschinengeräusche). *Kinder haben ein Recht auf Natur.* Oder doch zumindest auf *echte*, naturbelassene Dinge. Wir berühren hier den ökologischen Aspekt der Erziehungsfrage.

Heute werden diese Dinge vielfach nicht genügend berücksichtigt. Es wäre aber sehr wichtig, sie zu berücksichtigen. Denn dadurch können Bewältigungsressourcen angelegt werden für das, was in der Pubertät auftreten wird in Form von *Derealisationsempfindungen*, die sich steigern können bis zu dem quälenden Gefühl, *nichts* sei real.

Kindergartenalter: Lebenssinn, tätiges Einbezogensein, soziale Wärme

In der darauf folgenden Zeit (ca. 4. bis 6. Lebensjahr) bleibt alles Vorgenannte weiterhin wichtig, aber etwas anderes schiebt sich in den Vordergrund: das Bedürfnis des Kindes, sich seines eigenen Wertes und seiner eigenen *Wirklichkeit* dadurch zu versichern, dass es *einbezogen wird in soziale Prozesse und aktiv an ihnen mitwirken kann.* Die Erfahrung *Ich gehöre dazu* – nicht nur so ungefähr, sondern als wichtiges, willkommenes, aktives Glied der Gemeinschaft – vermittelt dem Kinde in diesem Alter ein sicheres Daseinsgefühl. *Ich nehme teil, also bin ich.* („Convivo, ergo sum.")

Miteinander ist das Zauberwort. *Soziale Wärme* dient, mehr als alles andere, der Daseinsvergewisserung des vier- bis sechsjährigen Kindes, welches nun schon eine Stufe der Selbständigkeit erreicht hat, auf der es nicht mehr *so* existenziell darauf angewiesen ist, liebende Zuwendung *am Leib* zu erfahren. In der *Einbezogenheit* fühlt es sich bestätigt und ernstgenommen und erklimmt dadurch eine neue Stufe der Selbstwahrnehmung. Dabei handelt es sich durchaus nicht nur um eine seelische, sondern um eine seelisch-*leibliche* Qualität des „Mich-Empfindens" (Kühlewind). Zwischenmenschliche Wärme und physiologische Wärme stehen bei Kindern – je kleiner sie sind, umso mehr – in einer intimen Wechselbeziehung. Zurückweisung oder kühles Desinteresse (auch das unverbundene „Danebenstehen") verursachen dem Kinde ein Frösteln – nicht nur im übertragenen Sinne, sondern ganz konkret. (Redewendungen wie „ein erwärmendes Gespräch", „eine warme Atmosphäre" oder „sein Blick machte mich frieren" verraten, dass auch Erwachsene noch den Zusammenhang zwischen sozialem Klima und Wärmesinn kennen. Nur ist normalerweise das physiologische

Wärmefeld umso weniger anfällig für „soziale Temperaturschwankungen", je weiter die Entwicklung fortschreitet.)

Wärme aber ist das Element, in welchem sich zunächst einmal der *Lebenssinn* kraftvoll entwickeln kann. Warmes, behagliches, harmonisches, natürlich auch fröhlich-ausgelassenes Beisammensein erzeugt im Kinde ein leiblich-seelisches Behagensgefühl: *bis in die Fußspitzen, bis unter die Haarwurzeln.* Das ist von großer Bedeutung für den Aufbau des existenziellen Grundvertrauens. Die Seinsweise der Leibhaftigkeit kann nur dann tief innerlich bejaht werden, wenn zum Erlebnis kommt, dass sie zwar *trennend* ist, dass aber gerade in der Überbrückung der Trennung wunderbare Kommunikations- und damit auch Selbsterfahrungsmöglichkeiten liegen.

„Sein ist Wahrgenommenwerden", sagt James Hillman. Das Kind im Kindergartenalter fühlt sich in besonderer Weise dann wahrgenommen, wenn man ihm vermittelt, dass es in der Gemeinschaft nicht nur aufgehoben, sondern hoch willkommen, ja eigentlich *unentbehrlich* ist. Auf eine großartig widerspruchsfreie Weise korrespondiert hier der *Kommunikationstrieb* mit dem *Autonomietrieb*, nämlich so, dass Ersterer zum Entwicklungshelfer für Letzteren wird. Lasst unter gar keinen Umständen zu, dass die stillen, schüchternen Kinder immer im Abseits stehen! Und sorgt dafür, dass die widerspenstigen, umtriebigen genügend Gelegenheiten erhalten, eine aktive Rolle im Gruppengeschehen zu übernehmen!

Auf diese Dinge sollte namentlich in der Erziehung des vier- bis sechsjährigen Kindes genügend geachtet werden. Es gibt keine bessere Vorsorge für dasjenige, was in der Pubertätskrise in Form von *Depersonalisationserfahrungen* mehr oder weniger deutlich auftreten wird: das Gefühl, „gar nicht da zu sein". Diese „unheimliche" Empfindung – viele Jugendliche haben es mir berichtet – tritt vornehmlich in Situationen des geselligen Beisammenseins auf. „Wir saßen da und redeten, und auf einmal kam es mir so vor, als liefe das Gespräch an mir vorbei, dann schienen die anderen durch mich hindurchzusehen, dann dachte ich: *Du bist gar nicht wirklich da, nichts ist wirklich da*, bekam Panik, sprang auf, rannte nach draußen und schlug mit den Fäusten gegen die Hauswand, um mich zu spüren."

Aber auch wenn man von solchen Zuständen absieht, ist es, vorausblickend auf die Pubertät, von großer Bedeutung, den vier-, fünf-, sechsjährigen Kindern eine Umgebung zu schaffen, die es ihnen ermöglicht, Sozialvertrauen zu entwickeln. Der Jugendliche kann darauf wiederum zurückgreifen wie auf einen unzerstörbaren Fundus von Grundzuversicht, wenn er sich einsam, unerkannt, unverstanden, ungeliebt fühlt. Und das wird nicht ausbleiben.

Erste Schuljahre: Sinnen- und Bewegungsfreude im Element des Schönen

Dann, in den ersten Schuljahren, zwischen dem ca. 7. und 9. Lebensjahr, ist *Sensibilisierung* das Zauberwort, wobei hier vor allem diejenigen Sinneserfahrungen in Betracht kommen, die *ästhetischen Weltgenuss* und eine „Empfindung des eigenen freien Seelischen" (Rudolf Steiner) vermitteln. Hingabe an das Schöne, in Form und Farbe, Klang und Bewegung, Geschmack und Geruch – das ist der wahre Bildungshunger des Kindes in den Grundschuljahren. Natürlich reicht das nicht aus, um einen altersentsprechenden Lehrplan damit zu füllen. Aber es ist eben wiederum im Hinblick auf den pubertären Grundkonflikt besonders hervorzuheben.

„Basalsinne", „Seelensinne" und „höhere Sinne" kategorisch gegeneinander abzugrenzen, wäre hier ein lebensfremder Schematismus. Das Hören beispielsweise wird aus gutem Grund zu den höheren (sozialen) Sinnen gerechnet, der Bewegungssinn zu den basalen (leibbezogenen) Sinnen. Beide spielen jedoch eine herausragende Rolle für das ästhetische Empfinden und für das Gefühl der freien seelischen Beweglichkeit. Durch Sinnen- und Bewegungsfreude im Element des Schönen – ganz spontan noch auf dieser Stufe, eher träumend – erlebt das Kind seinen Leib als *beseelten*, seelisch mit den Welterscheinungen mitschwingenden Leib. Wenn dies genügend ausgekostet werden kann zwischen dem siebten und neunten Lebensjahr, stehen die Chancen gut, dass im Jugendalter nicht gar so heftig das Gefühl aufkommt (es kommt in jedem Falle auf, das gehört zur Signatur der heutigen Pubertät), der Leib sei ein Verhängnis: beschwerend, trennend, undurchdringlich, fremd. *Sensorisches Vertrauen* (Vertrauen in die verbindende und auflichtende Kraft der Sinne) hilft darüber hinweg.

Das Gefühl, ständig etwas unternehmen zu müssen, um den eigenen Leib zu verschönern, ihn irgendwie annehmbarer zu machen, wird in einem erträglichen Rahmen bleiben, wenn zwischen dem 7. und 9. Lebensjahr die sensorische Selbstvergewisserung gelingt. *Ich genieße die Schönheiten der Welt, ich tanze mit der Welt, also bin ich.*

Die Vorpubertät: gestaltete Bewegung; Sehnsucht, zu schenken

In der Zeit zwischen dem ca. 10. und 12. Lebensjahr ist die sensorische Konsolidierungsphase selbstverständlich noch nicht abgeschlossen, das Bedürfnis nach Bewegungsgenuss, nach ästhetischen Schlüsselerfahrungen im Element des Tänzerisch-Gebärdenhaften, aber auch in sinnvollen sportlichen Betätigungen wächst sogar noch. Doch die Sache nimmt nun eine andere Färbung an. Der spontane, spielerisch-träumerische Bewegungsausdruck ist immer häufiger merkwürdig gehemmt, und stattdessen (bzw. gerade deshalb) regt sich ein bisher nicht gekanntes Bedürfnis nach *gestalteter* Bewegung. Das *Artistische* übt jetzt eine große Faszination aus. Zirkus ist bei Kindern dieses Alters sehr beliebt, aber auch Bogenschießen, Judo, Ausdruckstanz (bei Mädchen). Der „edle“, „meisterliche“ Bewegungsausdruck genießt hohe Wertschätzung. (Natürlich sagen die Kids nicht „edel“ oder „meisterlich“.) Vor dem Spiegel wird *Gehen* und *Gestikulieren* geübt: lässig, selbstbewusst, unerschrocken, elegant, kraftvoll oder einfach nur *schön* soll es aussehen. Hier macht sich etwas geltend, das nicht auf den Bewegungsbereich beschränkt bleibt. Man kann generell sagen: Mit allen Fasern sehnt sich das Kind in diesem Alter nach, seine gestalterischen Fähigkeiten zu entdecken und zu erproben. Die Mitmenschen bemerken davon vielleicht gar nicht viel, denn neben dem Drang nach Selbstvergewisserung durch *eigene* Hervorbringungen („Seht, das ist *mein* Werk, *meine* Handschrift!“) regt sich noch etwas anderes: eine neue Art von seelischer Schamhaftigkeit: das Gefühl, ständig beobachtet und beurteilt zu werden. Vieles spielt sich deshalb *im Geheimen* ab: das erwähnte Üben vor dem Spiegel, literarische Versuche, Tanz- oder Schauspieldarbietungen vor imaginärem Publikum (allenfalls die beste Freundin darf mitmachen), zeichnerische und malerische Experimente, Versuche, eine *eigene*, originelle (Unter-) Schrift zu entwickeln u.v.m.

Wenn alles gut verläuft, tritt das Kind aus dieser Entwicklungsphase hervor mit dem sicheren Gefühl, aus seinem eigenen inneren Reichtum und seinem kreativen Vermögen schöpfend etwas bewirken zu können in der Welt – genauer noch: die Welt *beschenken* zu können. Damit stoßen wir auf ein weiteres zentrales Motiv der Kindheitsmitte: Die Sehnsucht, zu *schenken* – und dafür den Lohn aufrichtiger Dankbarkeit zu empfangen – ist bei den Zehn-, Elfjährigen sehr ausgeprägt. Allerdings hat der kindliche Schenkimpuls einen ebenfalls alterstypischen Widerpart: die Angst, sich zu blamieren. Deshalb bleibt es oft bei *Plänen* und *Phantasien* des Schenkens ... aber genau das ist nicht gut!

Natürlich ist damit bei weitem nicht alles beschrieben, was sich in dem bezeichneten Alter abspielt. Diffuse Ängste, dunkle Ahnungen, bange Fragen, grundlose Traurigkeit ... die Pubertät wirft schon ihre Schatten. Eine seltsame Abschiedsstimmung kommt auf. Und gerade deshalb ist es so wichtig, dass die lichthaften, weltzugewandten, daseinsbejahenden Impulse erkannt und bestärkt werden, als da sind: der Gestaltungsimpuls und der Schenkimpuls, die hier eine großartige innere Verbindung eingehen. Oft ist es ein insgeheim umschwärmter, hingebungsvoll verehrter Mensch, der, ohne es zu wissen, im Kinde die romantischsten Phantasien des Beschenkens auslöst.

Alle Pädagogik muss jetzt ausgerichtet sein auf die Ermutigung des Gestaltungswillens, aber auch des eng damit zusammenhängenden scheuen Bedürfnisses, etwas für andere zu tun. Die unausgesprochene Bitte der Kinder in diesem Alter an uns Erwachsene lautet: *Gebt uns Anregungen und Möglichkeiten, beides tätig in Einklang zu bringen. Wir fühlen, dass es zusammengehört – aber dieses Gefühl bedarf der Bekräftigung im konkreten Leben.*

Dann, ab dem 13., 14. Lebensjahr tritt die Frage nach dem *Sinn* der ganzen Veranstaltung (nach der eigenen Rolle auf der großen Bühne) ins Bewusstsein, und die unausbleiblichen Scherereien mit dem Selbstwertgefühl machen es schwer, eine befriedigende Antwort zu finden. Es kommt zur Krise. Nicht zu einer biologischen und durch alle Zeiten hindurch gleichartigen Krise, sondern zu einer Krise, in der sich immer auch die Zeitlage spiegelt. Darüber haben wir ausführlich gesprochen. Der Umgang mit Sexualität ist für viele junge Menschen heute deshalb ein Problem, weil sie nicht ja sagen können zu ihrem eigenen Leib; weil es ihnen an existenziellem Grundvertrauen mangelt; weil sie (auch das muss erwähnt werden) oft in die sexuelle Reifungsphase gleichsam hineinstolpern, noch ehe die soziale und seelische Reife so weit gediehen ist, wie sie zu diesem Zeitpunkt gediehen sein sollte. Dieser Asynchronismus zwischen körperlich-intellektueller und sozial-emotionaler Reife stellt nach übereinstimmender Auffassung aller Jugendforscher ein erhebliches Problem dar. Umso wichtiger ist es, die genannten pädagogischen Richtlinien in Zukunft wirklich ernst zu nehmen. Dann sind die Jugendlichen gut gerüstet für den Schritt in die Pubertät und werden sich auch nicht allzu sehr beirren lassen von einer Erwachsenenwelt, die ihnen ständig vorführt, was ein maximal verkorkstes Verhältnis zur Sexualität ist. Um Letzteres einzusehen, genügt es, mal einen Abend lang durch die Fernsehprogramme zu zappen und sich dabei klar zu machen: Hunderttausende Jugendliche schauen sich das jetzt an!

Literatur:

Th. W. Adorno: Gesammelte Schriften, Bd. 1 – 20, Frankfurt/Main 1970-86, Bd. 3 (mit M. Horkheimer), *Dialektik der Aufklärung*

F. Alonso-Fernandez, in: G. Niessen (s.u.)

G. Bittner: *Kinder in die Welt, die Welt in Kinder setzen,* Stuttgart/Berlin/Köln 1996

S. Blackmore: *The Meme Machine,* London 1999

J.C. Eccles: *Wie das Selbst sein Gehirn steuert,* Berlin/Heidelberg 2000

M.H. Erikson: *Kindheit und Gesellschaft,* Zürich/Stuttgart 1957

E.P. Fischer: *Das Genom,* Frankfurt/M. 2002

V.E. Frankl: *Ärztliche Seelsorge,* Frankfurt/M. 1994

J. Gebser: *Ursprung und Gegenwart,* München 1986

H.J. Gössling, zitiert nach Bittner (s.o.)

J. Hillman: *Charakter und Bestimmung,* München 1998

G. Hüther: *Die Macht der inneren Bilder,* Göttingen 2005

M. Hoffmeister: *Die übersinnliche Vorbereitung der Inkarnation,* Basel 1979

R.D. Laing: *Das geteilte Selbst,* Köln 1972

E. Lévinas: *Totalität und Unendlichkeit,* Frankfurt/München 1993

M. Möllering, in: G. Niessen (s.u.)

G. Niessen (Hrsg.): *Psychiatrie des Pubertätsalters,* Bern/Stuttgart/Wien 1985

H.E. Richter: *Umgang mit Angst,* Hamburg 1992

P. Schellenbaum: *Im Angesicht des Wunderbaren* (ohne nähere Angabe)

E. Schiffer: *Der kleine Prinz in Las Vegas,* Weinheim/Berlin 1997

P. Schilinski, Näheres zu seinem Wirken, in: R. Rappmann (Hrsg.): *Denker, Künstler, Revolutionäre,* Wangen/Allg. 1994

P. Sloterdijk: *Zur Welt kommen – zur Sprache kommen,* Frankfurt/ M. 1988

Th. Szasz: *Psychiatrie, die verschleierte Macht,* Bern/Stuttgart/Wien 1978

H. Tellenbach, in: G. Niessen (s.o.)

Zitate von R. Steiner aus:

Die Geheimwissenschaft im Umriss (GA 13)

Die Mission der neuen Geistesoffenbarung (GA 127)

Geisteswissenschaft als Erkenntnis der Grundimpulse sozialer Gestaltung (GA 199)

Die neue Geistigkeit und das Christus-Erlebnis des 20. Jahrhunderts (GA 200)

Heilpädagogischer Kursus (GA 317)

Waldorfschule und Geschlechtlichkeit – Erziehungsaufgaben in der Pubertät

Christof Wiechert

Zuerst einmal ist festzuhalten, dass die Waldorfschule 1919 einen deutlichen Impuls in die Welt der Erziehung setzte, indem sie von Anfang an Koedukation als selbstverständlich betrachtete.

Dies ist eine Tatsache, die leicht vergessen und wenig beachtet wird, da Koedukation für uns heute so selbstverständlich ist. Dass Jungen und Mädchen zusammen turnen, zusammen Schwimmunterricht haben, dass Jungen wie Mädchen gleichermaßen im Sportunterricht das Fechten erlernen, das alles ist eine Selbstverständlichkeit. Die Geschichte der Erziehungswissenschaft täte gut daran festzuhalten: In der Koedukation setzten die Waldorfschulen 1919 einen neuen Maßstab.

Sie setzten jedoch noch einen anderen Maßstab in diesem Bereich, aber in umgekehrter Richtung: Jungen lernen stricken, sich ein Hemd zu nähen, und in den höheren Klassen sieht man sie in einer (das starke Geschlecht missachtenden) Bekleidung samt Schleier, wie sie sich auf der Bühne neben den jungen Damen in einer Eurythmie-Aufführung bewegen.

Dieser zweite Maßstab hat sich an den Waldorfschulen durchgesetzt, aber eben nur dort. Die Bildungslandschaft hat zwar mittlerweile viel von den Waldorfschulen übernommen: Epochenunterricht, Fremdsprachen in den Unterstufen, die Aufwertung der Kunst und des Künstlerischen an der Schule, Abschlussarbeiten, Praktika und dergleichen. Was aber bisher nicht kopiert wurde, das ist die Übernahme von traditionell weiblichen Bereichen in die männliche Erziehung. Dieser Schritt ist eben nur schwer zu vollziehen.

Die Koedukation an der Waldorfschule bedeutet nicht *nur* „die Mädchen machen alles mit, was die Jungen machen", sondern auch umgekehrt „die Jungen machen alles mit, was die Mädchen machen".

Liegt da ein Keim für etwas noch Verborgenes? Kann es sein, dass dieser Ansatz sagen will, die Geschlechter entwickeln sich *zu weit* auseinander? Die Gegensätze werden zu groß, es entsteht anstelle einer Ergänzung durch das andere Geschlecht eine Kluft, statt Vereinigung der Polaritäten entstehen unüberbrückbare Gegensätze. Ist das im Sinne einer menschengemäßen Entwicklung? Schauen wir auf die Tatsache, dass 8 von 10 Kriminalfällen in der Regel von männlichen Jugendlichen bzw. Männern begangen werden, dann erkennen wir, dass die Möglichkeiten der Koedukation doch noch nicht wirklich ausgeschöpft sind.

Unser einseitig männliches Erziehungswesen

Ich wage die Behauptung: Das ganze Erziehungswesen ist, trotz allgemeiner Koedukation, *zu einseitig männlich orientiert.* Die Schüler/innen werden in ihrer Schulzeit mit jeder Menge „*Macho*" konfrontiert. *fun, geil, krass, cool, fucking gut* sind ja nur die verbalen Ausdrücke der Jugendlichen selber. Die Schule ergänzt das mit *leistungsorientiertem Unterricht, Leistungskursen, Klausuren, lernorientierten Umgebungen, Zeitfenstern,* mit jeder Menge *Berechenbarkeit der zu erbringenden Ergebnisse,* kurz, die Hochburgen des Rationalismus und der Effizienz bedienen den vorausblickenden männlichen Geist. Wer das nicht ertragen kann, der hat es schwer, denn die Ratio der neurodidaktischen Ausbeute der Jugend ist erst in den Anfängen. Männliches Denken pur!

An der Unmöglichkeit, das Bildungssystem zu reformieren, kann man den Frost erleben, der auch in den Strukturen herrscht. Das, was dann doch geändert werden soll, geht haarscharf in die Richtung, aus der man gerade wegkommen sollte; es ginge gerade *nicht* um eine Verfestigung des Bestehenden, nicht um mehr Kontrolle, mehr *Leistungsabsicherung,* also mehr Aufsicht, sondern darum, dem entgegenzuwirken und zu lernen, sich an dem Kind und seinen Stärken und Nöten zu orientieren.

Je *kälter* dieses Klima wird, umso *heißer* muss der „Ausgleich" ausfallen. Dieser heiße Ausgleich zu der menschenverachtenden Bildungsbürokratie hat, wenn ich richtig sehe, verschiedene Gesichter. Gewaltbereitschaft ist ein Gesicht, Rechtsextremismus ein zweites. Rechtsextremismus ist auch ein Produkt unserer Bildungsgewohnheiten, ein Ergebnis des allbeherrschenden Ausleseverfahrens, welches ja selber auch faschistoide Wurzeln aufweist. Ein drittes Gesicht ist eine Freizeitgestaltung, der jede Qualität der Mitte abhanden gekommen ist: Entweder man verliert sich völlig in der Party- und Diskoszene oder man entwickelt sich zum LÅN-vernetzten Computerzombie. Eine dominant maskuline Kulturform! Man versuche mal bei einer LAN-Party ein Mädchen zu finden! Als Brücke zwischen diesen Gegensätzen gibt es wohl nur den Alkohol. Die Szenerie wird beleuchtet von einem allgegenwärtigen Wirtschaftsleben, welches genau „vorausahnt", was die Jugend braucht.

Man stellt bestürzt fest, dass es ein Wunder ist, wenn Kinder und Jugendliche anscheinend noch so normal sind. Sind sie das tatsächlich noch? *Oder verlieren wir den Maßstab für das Normale?*

Weltinteresse und Selbstbezogenheit in der Pubertät

In dieser äußeren und inneren Landschaft wachsen die Jugendlichen heran zur geschlechtlichen Reife, die es ihnen ermöglicht, ihrerseits Kinder zu haben. Rudolf Steiner spricht von *Erdenreife*, damit andeutend, dass es um mehr geht als um die Fortpflanzungsmöglichkeit allein. Er charakterisiert die *Erdenreife* als die entstandene Möglichkeit, authentisch, das heißt aus sich selbst heraus, ohne Anleitung oder Verursachung von außen, die *Welt zu lieben*. Nach Rudolf Steiners Dafürhalten ist *die geschlechtliche Liebefähigkeit ein kleiner Teil dieser allgemeinen, an der Welt sich orientierenden Liebefähigkeit*. Damit diese Liebefähigkeit gesund gedeiht, sollte es Aufgabe der Erziehung sein, die pubertierenden Jugendlichen so an die Welt anzubinden, dass ihr hauptsächlichstes Interesse tatsächlich der Welt gilt und nicht sich selbst. Eine zu starke *Selbstbezogenheit* in der Pubertät sollte vermieden werden. Wenn sie beim Jungen aufträte, führe das zu okkupierender „Erotik" und zum Machtkitzel, bei den jungen Frauen zu einer Abgeschlossenheit von der Welt, zu einer zu starken Beschäftigung nur mit sich selbst.

Nach Steiners Auffassung aus den zwanziger Jahren war die Hauptaufgabe bei der Erziehung in der Pubertät das Sorgetragen für ein *rechtes Gleichgewicht* zwischen Außen und Innen: „der Welt zugewandt sein" und „auf sich selber gerichtet sein" stehen einander gegenüber. Als Brücke wurde die Begeisterung für den Unterrichtsstoff gesehen. Durch ein starkes Interesse an den Lerngegenständen wären Innen- und Außenwelt wie von selbst im richtigen Gleichgewicht.

In den zwanziger Jahren des vorigen Jahrhunderts wurde dieses Kapitel als etwas besprochen, worauf man achten sollte, nicht als ein Problemfeld. Die zwei Vorträge, die diesem Gebiet gewidmet sind, tragen denn auch folgerichtig den Titel „Erziehungsfragen im Reifealter", nicht *Erziehungsprobleme* im Reifealter. (Steiner sprach noch öfter über Sexualität und Erziehung, in diesen zwei Vorträgen aber ausschließlich zu diesen Themen.) Heute ist das Erlangen der Erdenreife oft (nicht immer) mit Problemen verbunden, die der Schüler durchmachen muss und bei deren Bewältigung der Schule eine wichtige Rolle zukommt.

Steiners Ansatz und die heutige Problemlage

Es soll nun untersucht werden, ob der Steinersche Ansatz tatsächlich nicht mehr der Problemlage von heute entspricht oder ob wir diesem Ansatz im Kern doch etwas abgewinnen können, das praktisch handhabbar ist und sich wirksam zeigen kann.

Was ist die Bedeutung von Innen und Außen in der Pubertät? Was bedeutet „die Welt lieben können"? Die Wahrnehmung der Kinder in diesem Alter beginnt sich zu ändern. Der Zwölfjährige schaut etwas mit einem allgemeinen, ja fast objektiven Interesse an, es weckt seine Neugier, bleibt aber frei von der fühlenden, erlebenden Seele. Man sieht das schön am Umgang mit den Hobbys. Der Briefmarkensammler ist ganz versunken in seine Spezialität. Er verfügt über mächtige Detailkenntnisse, ist in der Lage, fundierte Urteile über Seltenheit und Wert einer Briefmarke abzugeben. Etwas in seiner Seele hat ihn zu diesem Hobby getrieben, meistens weiß er selber nicht was. Er weiß nur, er will das und es erfüllt ihn, soweit er das von sich selber wissen kann. Wer ihm aber zuschaut, der sieht: Er ist nicht *ganz* drin, etwas bleibt draußen. Es sieht aus wie eine *Vorübung*. Die Seele sucht sich ausgewählte Gegenstände aus, um sich damit noch keusch in einem abgesteckten Rahmen mit etwas zu verbinden, aber mit hohem Spezialkönnen und Wissen. Bei Mädchen kann man diese erste *Hingabe* an die Welt in begrenztem Rahmen studieren, wenn sie sich zum Beispiel in Pferde und ins Reiten vernarren. Sie leben sich probeweise in einen kleinen übersichtlichen Weltbereich ein, aber das auch mit aller verfügbaren Intensität. Und doch stehen sie nicht ganz drin, sie schauen sich zu. Und es ist erstaunlich zu sehen, wie dieses Einleben dann nach einigen Jahren erlischt, es wird ihm nicht nachgetrauert, die Begeisterung ist weg, sie lächeln ein wenig in sich hinein bei der Erinnerung daran.

Ganz anders die Situation beim pubertierenden Jugendlichen. Der Abstand zum Gegenstand verschwindet nicht nur, es wird nichts erarbeitet oder erlebt, was nicht von sich aus fast triebsicher gewollt wird. Ob das jetzt Hausaufgaben sind für einen „doofen" oder „coolen" Lehrer, ob es um die Pflege von Freundschaften oder um das Erleben der erwachenden Geschlechtlichkeit geht: Erotik und Scham bekommen einen neuen, brennenden Inhalt. Der Radius des Erlebbaren erweitert sich mächtig. Die Seele geht durch beängstigende Tiefen, dann wieder in schwindelerregende Höhen. Offensiv und verwundbar zugleich eilen die Jugendlichen von Erlebnis zu Erlebnis. Die Umgebung hat das, je nach Temperament, intensiv mitzuerleben. Der Jugendliche hat sich in einer Innenwelt zurechtzufinden, die Doppeltes fordert: Sie sucht in einem Teil der Seele nach Idealität, nach Liebe und Hingabe und daher auch nach Nachfolge, die sich im Kleide der Identifikation zeigt.

In einem anderen Teil der Seele setzt sie sich mit Eros und Sexus auseinander. Aber diese Auseinandersetzung war früher mehr eine innere, unter Ausschluss der Öffentlichkeit. Heute schreit es von den Dächern auf jeden Passanten herunter: Des Menschen Dasein besteht aus der Verehrung des Sex. Auch hier stellt sich die Frage nach der Verträglichkeit durch eine Verhältnismäßigkeit von beiden zu einander. Es wird für viele zum Dilemma.

Steiner hat es einmal so umschrieben, dass das Verhältnis vom Kopf zum Körper ursprünglich ein anderes war, und fährt dann fort: *Dadurch ist aber etwas sehr Merkwürdiges zustande gekommen, (...) dadurch ist zustande gekommen, dass der Mensch gerade in den Organen, die man gewöhnlich die Organe seiner niederen Natur nennt, das Ebenbild der Götter ist. Nur ist dieses Ebenbild der Götter, so wie der Mensch auf Erden ist, verdorben. Gerade das, was das Höhere ist am Menschen, was geistig sein sollte vom Kosmos aus, gerade das ist seine niedere Natur geworden. Bitte vergessen Sie nicht, dass das ein wichtiges Geheimnis der menschlichen Natur ist. Dasjenige, was des Menschen niedere Natur jetzt ist, ist niedrig durch den luziferischen Einschlag; eigentlich ist es bestimmt, seine höhere Natur zu sein. Das ist das Widerspruchsvolle im Wesen des Menschen. Das ist etwas, das unzählige Welten- und Lebensrätsel löst, wenn man es in der richtigen Weise erfasst.*

Versuchen wir diese Aussagen „in der richtigen Weise aufzufassen". Kann man diesen Gedanken als Stimmungsgrundlage für sein eigenes Verhalten als Lehrer benutzen? Können wir erleben, dass Heiligstes und Profanes dicht nebeneinander liegt, auch in unserem eigenen Leben, und dass Erziehung hier vor allem ein taktvolles Vorgehen gegenüber den Jugendlichen bedeutet? Kennen wir noch den Takt als Erziehungsmittel für Jugendliche?

Sind wir bereit zu bedenken, wie wir selber in diese Angelegenheit verwickelt sind oder in unserer Jugend verwickelt waren? Kann das eine Hilfe im Umgang mit den Jugendlichen sein? Man bekommt dann nicht nur den benötigten Respekt vor den Äußerungen dieses Alters, man bekommt auch die Kraft und die Ehrlichkeit, den jungen Freunden nicht aus der bloßen antipathischen Korrektur zu begegnen. Wir brauchen nicht nur auf Vermeidungs- oder Verhinderungsstrategien zu setzen, sondern auf ein Mit-Gehen. Vielleicht erkennen wir noch etwas aus unserer eigenen Jugend?

An einem Sommerlager für Jugendliche, organisiert von der Christengemeinschaft, fiel den Eltern auf, wie frei Jungen und Mädchen miteinander umgingen. Als der leitende Pfarrer darauf angesprochen wurde, sagte er lapidar: *Wenn schon, lieber bei uns als sonst wo.* Ein weises Wort. Betroffene und Umfeld durchleben diese Periode wie einen Weltenprozess im Kleinen, den man selber ja auch gekannt und durchgemacht hat.

Können wir diese Jugendlichen lieben?

„Verständnis" ist ja ein abgegriffenes Wort. Kann man diese „leidenden" Jugendlichen nicht besser lieben? Äußerlich unaufmerksam, aber innerlich umso intensiver nach dem Steinerschen Motto, das besagt, dass der Lehrer sich dadurch von anderen Menschen unterscheidet, dass er *mehr lieben* kann?

Ich kann mich des Eindrucks nicht erwehren, dass von pädagogischer Seite her (Eltern wie Lehrer) der Phase der Pubertät oft *angstbesetzt* entgegengelebt wird. Angst war immer ein schlechter Ratgeber. Wie oft scheint ängstliche Ratlosigkeit angesagt, die dann auch treffsicher zur falschen Maßnahme führt.

Wenn es der Schule, den Eltern und Lehrern gelingt, dass der Jugendliche irgendwie mit dem Lehrstoff *intentional* verbunden bleiben kann, genügt das meistens, um durch diese Zeit zu kommen. Die intentionale Verbindung mit dem Lehrstoff stellt aber höchste Anforderungen an die Lehrer, gerade in der Zeit, wo das landläufige Urteil besagt, dass es in der Oberstufe sachlicher zugehen soll, da die Schüler jetzt urteilsfähig seien. Genau das Gegenteil ist der Fall. Nicht Sachlichkeit im Unterricht ist angesagt, sondern intensivstes Ringen um das Interesse der Schüler. Jeder Lehrer weiß, gerade in diesen Jahren geht es drunter und drüber.

Rudolf Steiner vermittelt diesbezüglich im letzten Vortrag der „Allgemeinen Menschenkunde" einen Rat, wenn er darauf zu sprechen kommt, dass gerade das Alter zwischen dem 12. und dem 15. Jahr in hohem *Maße angewiesen ist auf phantasievolles Entgegenkommen der Lehrer, auf Phantasiefähigkeit der Lehrer.* Gerade in diesem Alter! Wir können ergänzen, der ganze Umgang muss geistreich und geistesgegenwärtig, frei und angstlos sein, mit einem Blick auf die Schüler als werdende Menschen und nicht als Lieferanten von Leistungen. In den Schuljahren 5 und 6 könnte man das Letztere noch eher machen, da ist die Leistungserbringung noch frei von der auf sich selbst bezogenen Seele. Aber spätestens ab dem siebten Schuljahr sind die Schüler angewiesen auf diese Kraft der Originalität, der Phantasietätigkeit beim Lehrer. Viele „Auswüchse" der Pubertät entstehen ja erst dadurch, dass die Schule nicht mehr interessant ist. Und es gehört zu den fast tragischen Missverständnissen (auch an Waldorfschulen), in der Pubertät könnten wir auf Sachlichkeit, auf Rationalität im Unterricht setzen, denn die Schüler „können jetzt denken und sind urteilsfähig".

Ein Zehntklässler hat (verbotenerweise) in der Schule geraucht. Bekommt er nun die Standardstrafe oder lässt man sich etwas Geistreiches einfallen? An solchen banalen Vorgängen entscheiden sich unter Umständen Schicksale. Die Standardstrafe besagt doch: Du bist eigentlich nicht unser Schüler, sondern ein Subjekt, das der Korrektur bedarf. Ein Lehrer aber, der sich etwas einfallen lässt und der den Schüler mit einer genauen pflanzenkundlichen Darstellung der Tabakspflanze als Redeübung beauftragt, der spricht den aufstrebenden Menschen in seinem Gestus des Werdens an. An eine solche „Strafe" erinnert man sich sein Leben lang, sogar mit einer feinen Freude. Die Standardstrafe versucht man so schnell wie möglich aus dem Gedächtnis zu tilgen: Irgendwie ist sie eine Verkennung des Menschen.

Bemerkenswert ist noch folgende Tatsache, die einen wichtigen Übungsweg für den Lehrer darstellt. In den bedeutenden Vorträgen zu diesem Thema aus dem Band „Menschenerkenntnis und Unterrichtsgestaltung" schildert Rudolf Steiner mit prächtiger Einfühlsamkeit, dass sich der Jugendliche in diesem Alter *äußerlich* anders zeigt, als er *innerlich* ist. Jetzt stellt sich die Frage: Wie reagiere ich in der Begegnung als Lehrer auf den Jugendlichen? Ist die von ihm gelebte, äußere Tatsachenwelt meine *einzige* Referenz, oder versuche ich mich auf das *nicht* äußerlich Dargelebte zu konzentrieren? Ich muss mir vornehmen, *immer* die Frage zu stellen: *Wie sieht das innerlich aus?* Ist dieses unmöglich laute, grobe Gehabe nicht der Beweis für eine innere Unsicherheit oder für die eigentliche Bitte um *Begegnung*?

Eine echte Göre hatte die Englischlehrerin dazu auserkoren, ihr das Leben im Unterricht schwer zu machen. Da die Kollegin dieses Mädchen aber ihrem inneren Wesen nach kannte, konnte sie eine Konfrontation stets verhindern. Als dann der Kollegin eines Tages doch der Kragen platzte, reagierte das Mädchen tief betroffen und sagte: „Aber *du* kennst mich doch".

Gegenüber diesem Missverhältnis von Äußerem zu Innerem muss man gerade bei den männlichen Jugendlichen wach sein. Ihre Lautstärke ist Ausdruck von großer innerer Unsicherheit, *denn im werdenden Manne wird das Ich sich erst viel später mit dem Astralleib [dem Seelischen] verbinden.* Dadurch bleiben sie über lange Strecken ohne Orientierung und Halt. Gerade aber durch diese Tatsache ist ihr *eigentliches* seelisches Empfinden das ziemlich genaue Gegenteil von dem, was sie leben. Gerade bei dieser „Spezies" wird der einfühlsame Lehrer auf das reagieren, was *nicht* zum Vorschein kam: Er wird versuchen, zu dem „Anderen", zu dem „Unsichtbaren" zu sprechen. Die Erfahrung: Es wirkt! Hieraus kann man eine wirksame Gefühlsübung entwickeln: Der „schlimmste" von allen Schülern, auch er ist ganz anders, als er sich darlebt.

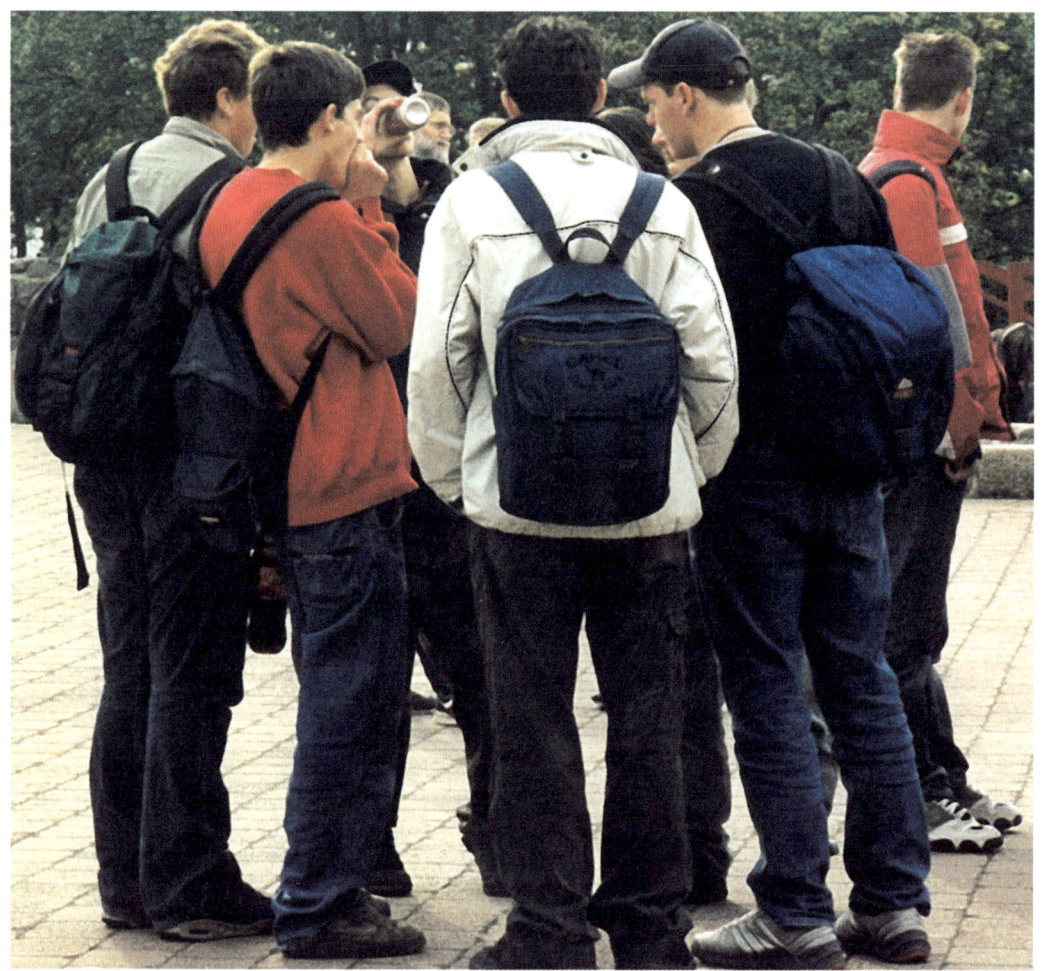

Foto: Charlotte Fischer

Umgekehrt verhält es sich bei den pubertierenden Mädchen, *das Ich verbindet sich leicht und frühzeitig mit dem Astralleib [Fühlen, Wollen, Denken],* wodurch sie eine Urteilsfähigkeit und Reife vorleben, die bestechend ist. Sie werden eher als die Jungen den Eindruck erwecken, mehr zu sein, als sie in Wirklichkeit sind. Sie zeigen eine Kraft, die blenden kann und manchmal auch blendend ist. Aber diese Sicherheit kann, wenn angesprochen, *auch* in sich zusammenfallen. Auch hier ist „außen" jetzt noch nicht gleich „innen".

Diese Grundmuster der menschlichen Entwicklung werden durch die Zivilisation zugedeckt. Wir haben somit die *doppelte Aufgabe,* nicht nur den Schein des Jugendlichen zu deuten und zu begreifen, sondern auch noch den Zivilisationsschleier zu entfernen, um zum wirklichen Schüler vorzudringen. Keine einfache Aufgabe! Aber wer seine Schüler liebt, kann mehr.

Und da stellt sich die Gretchenfrage der Pädagogik im Reifealter: *Können wir diese Jugendlichen lieben?* Ihnen mit einer keuschen, zurückhaltenden, aber umso tätigeren Menschenliebe entgegentreten? Die Konvention sagt: Ja natürlich! Die Praxis zeigt jedoch ewas anderes.

Kompetenz und Authentizität

Es ist nicht einfach, diese Fähigkeit einzufordern. Schaut man zum Beispiel in der Erinnerung auf seine eigene Kinderzeit in der Schule zurück und vergegenwärtigt sich seine Lehrer, so wird man für die Klassenlehrerzeit vor allem die Erinnerung haben, ob die Lehrerin oder der Lehrer *lieb* war oder nicht. Da hat die Kompetenz oder die Authentizität noch keinen nachhaltigen Eindruck gemacht. Versucht man sich jetzt an Lehrer aus der Oberstufenzeit zu erinnern, so ist das Erinnerungsbild ganz anders. Vor allem das

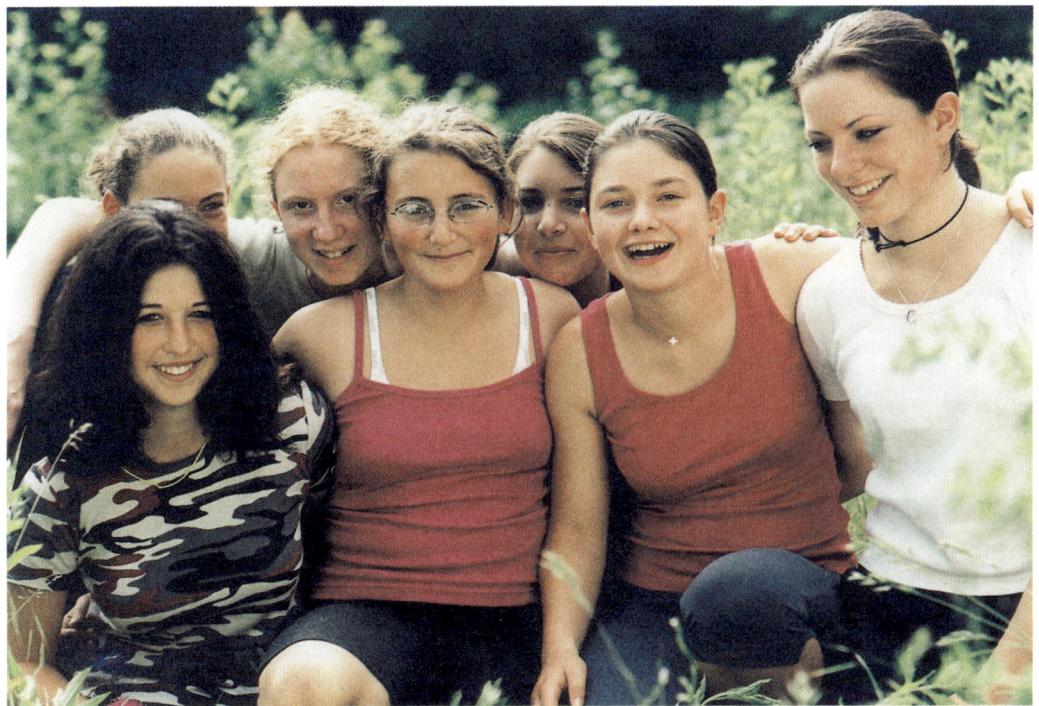

Foto: Charlotte Fischer

Können im Einklang mit der *Authentizität* machten den bleibenden Eindruck. Wie der Lehrer oder die Lehrerin mit ihrem Stoff umgingen, wie sie den Stoff auf uns wirken lassen konnten, wieweit sie uns *begeistern* konnten, das hat sich eingeprägt. Das hat auch unser Verhältnis zum Lehrer ausgemacht. Jeder hat diese und ähnliche Erfahrungen gemacht. Es gab Lehrer, da konnte man sich gehen lassen, da konnte man sich etwas leisten. Man hatte Spass, aber wenig Respekt. Es gab aber auch welche, bei denen fühlte man, man kann zur *Sache* gehen und sachlich sprechen, denn die sind *echt*. Bei diesen Lehrern war die Persönlichkeit ganz im Einklang mit dem Fach, das sie zu vertreten hatten. Das wirkte heilsam; denen vertraute man sich an.

Das sind Begegnungen, die zur starken Erfahrung werden und die auch den pubertierenden Jugendlichen einen inneren Halt geben können. Es ist nicht von ungefähr, dass die Wahl von so mancher Studienrichtung nach der Schule auf solche Begegnungen mit einem Fach, gegeben von einem „geliebten" Lehrer, zurückzuführen sind.

Das aber ist eine Qualität, die nicht nur mit der Liebefähigkeit charakterisiert werden kann. Eine solche *pädagogische* Wirkung wird nur erzielt, wenn der Lehrer sich tatsächlich Authentizität in seinem Leben erworben hat. Und das ist eine Fähigkeit des Ichs. Und an dieser Charakterisierung bestätigt sich das pädagogische Hauptgesetz: Was vom Lehrer ausgeht, wirkt auf das nächst niedere Wesensglied. Eine die Seele der Jugendlichen entzündende Begegnung muss somit aus dem Bereich des Ich, der Individualität stammen.

Wenn solches ansatzweise angestrebt wird, dann brauchen wir keine Oberstufenreglements, welche dem Jugendlichen an der eigenen Verantwortung vorbei sein Verhalten vorschreiben. Wenn solche Formen der Lehrer-Selbsterziehung ansatzweise realisiert werden, dann finden die Jugendlichen auch den Weg, um mit *ihren* Lehrern das zu besprechen, was in dem Strom des Erwachsenwerdens besprochen werden muss.

Vielleicht haben wir noch eine Chance, allem, was mit dem sexuellen Erwachen zusammenhängt, durch eine tiefe, von tätiger Menschenerkenntnis durchdrungene Erziehung den richtigen Platz in den Schülerbiographien zu vermitteln. Eines scheint mir sicher: Es kommt auf *mehr* Erziehungskunst an. Dann kann man auch feststellen, ob Rudolf Steiners Vorschläge von damals heute noch durch ihre Wirksamkeit aussagekräftig sind.

Noch ein persönlicher Gedanke

Abschließend sei noch ein persönlicher Gedanke hinzugefügt: Die Zeit macht es notwendig, Aufklärung auch technisch-rationell zu betreiben, da dieses Gebiet der Fortpflanzung zur Gänze der Manipulierbarkeit untersteht. Damit einher geht die Enttabuisierung. Ganz neue Fragen des Taktes entstehen.

Es ist meine tiefe Überzeugung, dass es eine Aufklärung an den Waldorfschulen schon immer gab, jedoch eine Aufklärung der anderen Art. Durch alle zwölf Schuljahre hindurch. Das sind die Weihnachtsspiele.

Das Paradeisspiel und das Christgeburtspiel: Urbilder der Menschwerdung. Man stelle sich vor, durch zwölf Jahre „sieht" das Kind, dann der Schüler, dann der Jugendliche erst die Erschaffung des Menschen, Mann und Weib, und dann, fast im selben Atemzug, die *Geburt auf der Bühne*! Bilder. Naive zwar, aber Bilder. Was geht vor in dem Erst-, Zweit-, Drittklässler? Erst sieht er die Bilder, jedes Jahr dieselben. Dann stellt er aus seinem Innern Fragen an die Bilder, vielleicht geheimnisumwitterte Fragen ... Und wer weiß, hat nicht der Jugendliche, wenn er das Geburtsspiel sieht, einen Moment des erstaunten Erahnens, dass so etwas auf der Bühne überhaupt geht? Dann, hoffentlich erst ab dem dritten Schuljahr, das Dreikönigspiel: höchste Läuterung der Seelenkräfte, dargestellt in den drei Königen, dann die Entartung dieser Kräfte, was sich schauerlich auf die Geburtsmysterien durch den Mord an den Ungeborenen auswirkt. Wenn wir ehrlich sind, haben diese erschütternden Bilder des Dreikönigspiels auch prophetischen Charakter: Es ist uns überlassen, ob dieses gewaltige Gebiet der Menschwerdung uns zur Menschlichkeit führt oder davon weg. Keine Konvention kann *das* noch erzwingen. Die Geheimnisse der Menschwerdung sind aus der Konvention, aus der Religion nackt in die menschliche Freiheit gestellt worden. Hoffentlich ist das Ende des Dreikönigspiels kein Menetekel für unsere Zivilisation.

Literatur:

Rudolf Steiner: *Allgemeine Menschenkunde*, GA 293, 14. Vortrag

ders.: *Meditativ erarbeitete Menschenkunde*, GA 302a, 4. Vortrag

ders.: *Menschenerkenntnis und Unterrichtsgestaltung*, GA 302, 5., 6. Vortrag

ders.: *Die spirituellen Hintergründe der äußeren Welt*, GA 177, 6. Vortrag

ders.: *Erziehungsfragen im Reifealter*, GA 302a

Den richtigen Ton finden ...

Rudolf Steiners Aussagen zur sexuellen Aufklärung in dem Vortragskurs „Allgemeine Menschenkunde"

Bart Maris

Es ist der Ton, das wie, worauf es ankommt. Wie sehr gilt diese Aussage für das Gespräch mit Jugendlichen über Sexualität! Der Ton wird in erster Instanz wahrgenommen, der schafft Vertrauen oder Distanz. Wie schwer kann es manchmal im Unterricht sein, diesen richtigen Ton zu finden. Umso erfreulicher war es, als ich entdeckte, dass Rudolf Steiner bespricht, wie gerade in Zusammenhang mit der sexuellen Aufklärung der richtige Ton gefunden werden kann, aber dass er uns dabei keine einfache Aufgabe stellt:

„Und dann wird der Mensch erst den richtigen Ton finden, über so etwas zu sprechen. Es ist daher gar nicht zu verwundern, dass all das Gerede, das heute getrieben wird über die Art, wie sexuelle Aufklärung gepflogen werden soll, ziemlich wesenlos ist. Denn man kann nicht gut dasjenige erklären, was man selber nicht versteht."

In dem Absatz direkt davor heißt es: *„Nun, so wie der menschliche Brustteil nach oben die Tendenz hat, Haupt zu werden, so hat er nach unten die Tendenz, Gliedmaßen zu werden. So wie dasjenige, was als Sprache aus dem Kehlkopf hervorgeht, ein verfeinerter Kopf ist, ein noch luftig gebliebener Kopf, so ist alles dasjenige, was nach unten von dem Brustwesen des Menschen ausgeht und sich nach den Gliedmaßen hin organisiert, vergröberte Gliedmaßennatur. Verdichtete, vergröberte Gliedmaßennatur ist dasjenige, was die Außenwelt gewissermaßen in den Menschen schiebt. Und wenn einmal die Naturwissenschaft dazu kommen wird, das Geheimnis zu ergründen, wie Hände und Füße, Arme und Beine vergröbert und mehr nach innen geschoben sind in den Menschen, als sie nach außen hervortreten, dann wird diese Naturwissenschaft das Rätsel der Sexualität erkundet haben."* [1]

In dem letzten Vortrag der Reihe grundlegender Vorträge vor Waldorflehrern, bekannt unter „Allgemeine Menschenkunde als Grundlage der Pädagogik" (GA 293), spricht Rudolf Steiner erstmalig in diesem Zyklus über sexuelle Aufklärung. Er sagt nicht, dass diese keinen Platz in der Schule haben soll, sondern dass der richtige Ton gefunden

---

[1] Rudolf Steiner: Allgemeine Menschenkunde als Grundlage der Pädagogik, GA 293, 14. Vortrag, 5.9.1919

werden muss, wenn darüber gesprochen wird. Und dieser Ton kann erst gefunden werden, wenn das Rätsel der Sexualität erkundet worden ist, und dies wiederum ist erst möglich, wenn die Gliedmaßennatur des Menschen naturwissenschaftlich richtig verstanden wird.

In unserem normalen Alltagsbewusstsein erleben wir unsere Gliedmaßen als Instrumente, mit denen wir von uns aus in der Welt tätig sein können. Der Blick ist dabei von innen nach außen in die Welt hinein gerichtet. Umso befremdender ist es auf den ersten Blick, wenn Rudolf Steiner betont, dass die Außenwelt über die Gliedmaßen auf uns zukommt und sich in uns hineinschiebt. Aus dem Kontext wird klar, dass er hier nicht die physische, sondern die geistige Ebene anspricht. Geistig gesehen kommt die Außenwelt über die Gliedmaßen auf uns zu: Durch das, was wir handelnd (mit Händen und Füßen) in der Welt tun, verbindet sich das Schicksal mit uns. Die Gliedmaßen stellen so eine Verdichtung von dem dar, was übersinnlich auf uns zukommt. Im Folgenden soll versucht werden, diese Vorstellung weiter auszuarbeiten.

Zwei Tage vor dem zitierten Vortrag hat Rudolf Steiner in den Seminarbesprechungen bereits über sexuelle Aufklärung gesprochen:

„Da ist noch etwas zu bemerken, was sehr wichtig ist. Sie haben ganz gewiss verfolgt, dass in der neueren Zeit von allen Seiten her die Frage erörtert worden ist über die so genannte sexuelle Aufklärung der Kinder. Nun ist ja dabei alles Mögliche pro und contra angegeben worden. In der Hauptsache ergeben sich drei Fragen.

Es ist in Betracht zu ziehen: Wer soll die sexuelle Aufklärung geben? Wer sich im Ernst mit aller Verantwortung des Erziehers in die Schule hineindenkt, der wird bald merken, dass es außerordentlich schwer ist, diese Aufgabe zu übernehmen. Ich glaube, Sie würden alle nicht gern zwölf- bis vierzehnjährigen Rangen und Ranginnen sexuelle Aufklärung geben.

Zweitens handelt es sich darum: Wie soll man die Aufklärung geben? Auch das ist nicht so ganz leicht, wie man zu Werke gehen soll.

Drittens handelt es sich darum: Wo soll man sie geben? Wo soll man sie anbringen? Beim naturwissenschaftlichen Unterricht und so weiter?

Wenn man den Unterricht nach richtigen pädagogisch-didaktischen Grundsätzen erteilen würde, so würde die Sache sich ganz von selbst ergeben. Wenn Sie so vorgehen, dass Sie den Kindern den Wachstumsvorgang in Zusammenhang mit Licht, Luft, Wasser, Erde und so weiter erklären, dann nimmt das Kind solche Begriffe auf, dass Sie langsam bei den Pflanzen übergehen können zum Befruchtungsvorgang, und dann bei den Tieren und beim Menschen. Aber Sie müssten im Großen die Sache betrachten, die Pflanzen entstehen lassen an Licht, Wasser, Erde, kurz, jene Vorstellungen vorbereiten, die überhaupt den komplizierten Wachstums- und Befruchtungsvorgang vorstellungsgemäß beim Kinde veranlagen. Dass so viel geschwätzt wurde über die sexuelle Aufklärung, ist ein Beweis dafür, dass die Methoden des Unterrichtes heute nicht in Ordnung sind, sonst würde man die Elemente schon ganz früh geschaffen haben aus solchen keuschen, reinen Vorstellungen heraus wie den Erklärungen des Wachstumsvorganges im Zusammenhang mit Licht, Luft, Wasser und so weiter.“ [2]

Rudolf Steiner stellt hier im Zusammenhang mit der sexuellen Aufklärung drei Fragen. Er fragt nicht, *ob* sexuelle Aufklärung in der Schule stattfinden soll, das scheint für ihn selbstverständlich zu sein, er fragt *wer* es machen soll – nennt in diesem Zusammenhang auch die Altersgruppe der Zwölf- bis Vierzehnjährigen! – und ergänzt, dass es außerordentlich schwer sei, aber er beantwortet die Frage, *wer* diese Aufgabe übernehmen soll, nicht. Dann fragt er danach, *wie* („*auch das ist nicht ganz so leicht*") und auch *wo* Sexualkunde stattfinden soll; er fragt dabei offensichtlich nach dem Fachbereich. Die Fragen nach dem *wie* und *wo* beantwortet er dann indirekt, indem er auf den naturwissenschaftlichen Unterricht und die Pflanzenkunde hinweist.

In den darauf folgenden kurzen Ausführungen deutet er an, dass im Vorfeld der sexuellen Aufklärung zuerst eine Besprechung des Wachstumsvorgangs stattfinden soll und wie diese in den Befruchtungsvorgang bei den Pflanzen und dann auch bei den Tieren und beim Menschen übergehen soll. Der Wachstumsvorgang soll in Zusammenhang mit dem Einfluss von Licht, Luft, Wasser und Erde besprochen werden. Es fällt auf, dass Steiner hier nicht von Wärme (Feuer), sondern von Licht als dem vierten Element spricht.

Zwei Tage später kommt er, wie oben angeführt, in dem Kurs „Allgemeine Menschenkunde" auf das Thema zurück und weist darauf hin, dass die Naturwissenschaft das Rätsel der Sexualität erst erkundet haben wird, wenn sie das Wesen der Gliedmaßennatur des Menschen verstanden hat.

Bis zu diesem Punkt scheint die Botschaft klar: Sexuelle Aufklärung gehört in die Schule, derjenige, der darüber spricht, sollte den Weg über Wachstums- und Befruchtungsvorgänge bei Pflanze, Tier und Mensch beschreiten, aber sollte auch verstehen, wie die Gliedmaßen des Menschen vergröbert und verdichtet von der Außenwelt in den Menschen hinein geschoben werden. Dazu führt er weiter aus:

---

[2] Rudolf Steiner: Erziehungskunst. Seminarbesprechungen und Lehrplanvorträge, GA 295, 12. Seminarbesprechung, 3.9.1919

„Aber man muss dann wissen, dass eben so, wie man gewissermaßen in den ersten Volksschuljahren dasjenige in das Seelische hineingeschoben hat, was sich in die Zahnnatur hineindrängt vor dem siebenten Lebensjahre, so hat man in den letzten Jahren der Volksschule alles dasjenige, was aus der Gliedmaßennatur stammt, und was erst nach der Geschlechtsreife voll zum Ausdruck kommt, hineingeschoben in das kindliche Seelenleben.“ [3]

Diese Ausführungen Steiners werfen zwei Fragen auf, die hier besprochen werden sollen. Erstens: Wie ist das Wesen der Gliedmaßen so zu verstehen, dass dadurch auch Licht auf das Rätsel der Sexualität geworfen wird? Zweitens: Was haben die Geschlechtsorgane mit den Gliedmaßen zu tun?

Mit sexueller Aufklärung wird Rudolf Steiner in 1919 wahrscheinlich hauptsächlich die Aufklärung über die Fortpflanzung gemeint haben, da es zu der Zeit noch kaum andere Verhütungsmethoden als die Enthaltsamkeit gab.

... vergröbert und mehr nach innen geschoben

Am Anfang dieses 14. Vortrags zur Menschenkunde beschreibt Rudolf Steiner, wie die Dreigliederung des gesamten menschlichen Organismus (hier fokussiert auf Kopf, Rumpf und Gliedmaßen) auch wiederum auf jeder dieser einzelnen Ebenen des Organismus, also in Kopf, Rumpf und Gliedmaßen, wiederzufinden ist. So hat der menschliche Kopf einen Gliedmaßenanteil, nämlich alles, was zum Mundbereich gehört, einen eigentlichen Kopfanteil, den Hirnschädel, sowie einen Rumpfanteil, der im Bereich der Nase zu finden ist. Ähnliches trifft, so Steiner, für die Gliedmaßen zu. Dort ist aber diese Dreigliederung wesentlich schwieriger nachzuvollziehen. Denn wo wäre der Kopf im Bereich der Gliedmaßen zu finden? Steiner führt aus, dass, wenn die Arme und Beine dem Ober- und Unterkiefer der Kopfes entsprechen sollen, man dann geneigt sein könnte zu denken, dass die Finger und Zehen den Zähnen entsprechen würden. Dies aber sei falsch, man müsse es sich gerade andersherum denken: Da, wo Arme und Beine am Rumpf ansetzen (Schulter und Hüfte), sei der Biss des Gliedmaßenkiefers zu denken. Steiner beschreibt, wie der Kopf, der zu diesem „Kiefer" dazu gehört, geistiger Art und sehr groß ausgedehnt in der Umgebung zu denken sei. Er ist als umgestülpte Schädelform zu denken, d.h. der im eigentlichen Schädel zu denkende Mittelpunkt ist in der Umstülpung in der unendlichen Peripherie zu denken. Nur der letzte

---

[3] Allgemeine Menschenkunde, 14. Vortrag, 5.9.1919

Bereich der Gliedmaßen dieses geistigen (Gliedmaßen-)Kopfes ist verdichtet und sichtbar geworden. Die sichtbaren Gliedmaßen sind im Sinne der Umstülpung als sichtbare Enden der von der Peripherie ausgehenden Radialen zu verstehen. Die Finger und Zehen stellen den allmählichen Übergang der Weite und des Geistes in die Verdichtung und Konzentration dar. Die Bewegung fände von der Peripherie des Umkreises her zum Rumpf des Menschen hin statt. So komme das Geistige aus der Peripherie über die Gliedmaßen verdichtend in den menschlichen Körper hinein.

Also ist der „Kopfmensch" in seiner Dreigliedrigkeit vollständig sichtbar; von dem Gliedmaßenmenschen aber ist nur ein kleiner Teil der Gliedmaßen verdichtet und sichtbar geworden, der Rest, sowie der Kopf und Rumpf des Gliedmaßenmenschen, sind geistig geblieben. Der „Rumpfmensch" befindet sich dazwischen. Auch dieses Rumpfsystem hat seine eigene Dreigliederung und tendiert nach oben dazu Kopf zu werden, indem es den Kehlkopf und die Sprachwerkzeuge entwickelt. *„Die menschliche Sprache ist der fortwährend vom Kehlkopf in der Luft unternommene Versuch Kopf zu wer-*

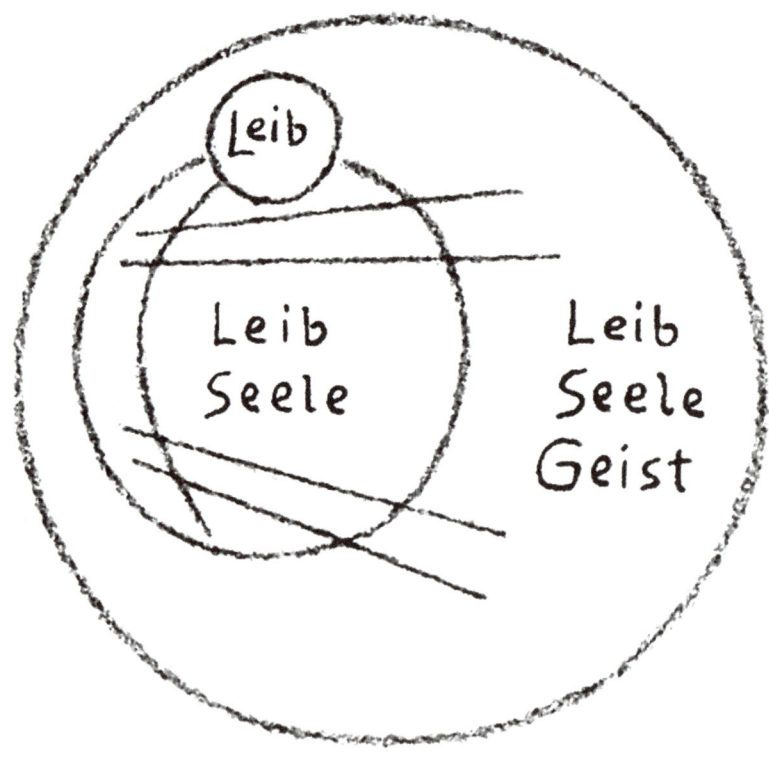

Zeichnung von Rudolf Steiner, aus: „Allgemeine Menschenkunde", 14. Vortrag

den." Mit dem siebenten Lebensjahr, in dem der Zahnwechsel stattfindet, wird auch dem seelischen Kopf (der Sprache) in Form der Grammatik ein neues Gerüst (*„ein seelisches Knochensystem"*) gegeben. Die Grammatik strukturiert und gliedert die Sprache.

„Nun, so wie der menschliche Brustteil nach oben die Tendenz hat, Haupt zu werden, so hat er nach unten die Tendenz, Gliedmaßen zu werden. So wie dasjenige, was als Sprache aus dem Kehlkopf hervorgeht, ein verfeinerter Kopf ist, ein noch luftig gebliebener Kopf, so ist alles dasjenige, was nach unten von dem Brustwesen des Menschen ausgeht und sich nach den Gliedmaßen hin organisiert, vergröberte Gliedmaßennatur. Verdichtete vergröberte Gliedmaßennatur ist dasjenige, was die Außenwelt gewissermaßen in den Menschen schiebt. Und wenn einmal die Naturwissenschaft dazu kommen wird, das Geheimnis zu ergründen, wie Hände und Füße, Arme und Beine vergröbert und mehr nach innen geschoben sind in den Menschen, als sie nach außen hervortreten, dann wird diese Naturwissenschaft das Rätsel der Sexualität erkundet haben." [4]

Über das Geistig-Seelische sagt Steiner in dem vorangehenden Vortrag, es ist eine Strömung, die von außen durch die Hände und Füße, Arme und Beine, in den Menschen hinein strömt. *„Der Mensch ist ein Stauapparat für das Geistig-Seelische."* [5] So wird das Geistige in den Menschen geschoben. Auf diesem Wege verdichtet und vergröbert dieser Strom sich so, dass die Gliedmaßen entstehen, aber dieser Strom, der von außen auf den Menschen zukommt und der eigentlich das Wesentliche der Gliedmaßennatur ist, geht noch viel weiter in den Menschen hinein, als wo die Beine und Arme bei den Hüften und Schultern aufhören.

Was hat das mit der Fortpflanzung zu tun? Das Wesen der Fortpflanzung ist, dass eine Menschenseele, die vor ihrer Geburt in den geistigen Welten ausgeweitet war, sich langsam verdichtet, konzentriert, und nach der sexuellen Vereinigung von Frau und Mann und nach der Befruchtung in der Physis empfangen wird (Empfängnis). Die Geste und Richtung dieses Prozesses ist damit eine Verdichtung von großer Weite und geistiger Ausbreitung zur kleinen Konkretisierung und physischen Sichtbarkeit.

Nach der Empfängnis und auch weiter noch während der Schwangerschaft findet also eine besondere Art des geistigen Strömens statt, welches, nachdem es im Mutterleib angekommen ist, dort in der Gebärmutter gestaut wird und sich allmählich verdichtet und vergröbert. (Der Begriff „grob" ist im Sinne einer Materialisierung ohne

---

[4] Allgemeine Menschenkunde, 14. Vortrag, 5.9.1919
[5] Allgemeine Menschenkunde, 13. Vortrag, 4.9.1919

Wertung gemeint.) So wie das Herz ein Stau-Organ ist, in dem das aus der Peripherie kommende Blut einströmt und zur Ruhe kommt, so ist die Gebärmutter (von Steiner mehrfach als Metamorphose des Herzens dargestellt) ein Stauungs-Organ, in dem ein Seelen-Geist-Wesen aus der Welten-Peripherie einströmt und sich verdichtet.

Wir können annehmen, dass die Ausführungen Steiners über das von außen auf uns zukommende Geistige sowohl auf das Geistige eines einzelnen Menschen als auch auf die Inkarnation im Rahmen der Fortpflanzung zutreffen. Im Falle eines einzelnen Menschen strömt sein Geistiges über die „normalen" Gliedmaßen in ihn hinein, oder anders formuliert, das Wesentliche des Gliedmaßensystems lebt im Umkreis. Bei der Fortpflanzung geht es nicht um das Geistige eines individuellen irdischen Menschen, das ihm über seine Gliedmaßen zuströmt, sondern um ein sich inkarnierendes Geist-Seelen-Wesen, welches sich nicht direkt mit dem empfangenden Menschen verbindet, sondern im Mutterleib im Grunde genommen „nur auf Zwischenstation" ist.

Wenn das Geistig-Seelische eines Menschenkindes, welches vor einer neuen Inkarnation steht, in den Mutterleib hineinströmt, welches sind dann die Gliedmaßen, die dieses Einströmen ermöglichen? Auf jeden Fall benötigt es – seit der Trennung der Geschlechter – zwei Menschen, die sich geschlechtlich miteinander verbinden.

Der Geist hat sein Zentrum in der Peripherie und verbindet sich durch die Gliedmaßen mit dem Menschen. Die Gliedmaßen ermöglichen es, dass der Geist in den Menschen hineinströmt. Das Hineinströmen eines sich inkarnierenden Geistes wird durch die geschlechtliche Vereinigung von Frau und Mann ermöglicht.

Inwiefern sind die Geschlechtsorgane den Gliedmaßen zuzuordnen?

Die Fortpflanzungs- oder Geschlechtsorgane werden im Allgemeinen in anthroposophisch-menschenkundlichen Betrachtungen dem Stoffwechsel-Gliedmaßen-System zugeordnet. Auch in der Anatomie, Physiologie und vor allem Embryologie spricht man von dem Urogenitalsystem und nimmt dabei die Harn-, Ausscheidungs- und Fortpflanzungsorgane zusammen.

Die embryologische Entwicklung der Geschlechtsorgane beginnt bei beiden Geschlechtern gleichförmig. Obwohl ab der Befruchtung auf genetischer Ebene klar ist, ob es ein Junge oder ein Mädchen wird, ist die Entwicklung sowohl der äußeren wie der inneren Geschlechtsorgane während der ersten sieben Wochen bei Jungen und Mädchen gleich, und zwar so, dass zuerst beide Geschlechter angelegt werden. Bei beiden entwickeln sich die Anlagen für Eileiter und Uterus wie auch für die Samenleiter. Während der ersten sieben Wochen ist das Embryo also zweigeschlechtlich (nicht zu verwechseln mit ungeschlechtlich). Danach erst findet eine Differenzierung statt, indem bei den Mädchen die schon angelegten männlichen Organe wieder zurückgebildet werden und nur die weiblichen sich weiterentwickeln, und bei den Jungen umgekehrt. Dies scheint auf den ersten Blick etwas verschwenderisch. Warum sollen Organe angelegt werden, die nach einigen Wochen wieder aktiv abgebaut werden, obwohl das Geschlecht doch schon (genetisch) festgelegt war? Man darf sich an dieser Stelle sogar die noch viel grundlegendere Frage stellen, warum die menschliche Fortpflanzung beide Geschlechter braucht (wenn man vorläufig absieht von der Vorstellung, dass Menschen geklont werden können), oder anders, warum in der Evolution eine Trennung der Geschlechter nötig war. Rudolf Steiner dazu 1908:

„Wenn es möglich gewesen wäre, dass sich die Menschheit ohne die zwei Geschlechter hätte fortpflanzen können, dann würde sie nicht in die Individualisierung eingetreten sein. Dem Zusammenwirken der Geschlechter ist es zu verdanken, dass die heutige Art der Verschiedenheit der Menschen eingetreten ist.“ [6]

Auf genetischer Ebene ist die Einmaligkeit (Individualisierung) nur möglich dank der geschlechtlichen Fortpflanzung (sie ist z.B. im Klonen nicht gegeben!). Auch geistig ist eine Individualisierung laut Steiner nur dann möglich, wenn mit der Trennung auch ein Zusammenwirken der Geschlechter (hiermit wird unter anderem auch die Sexualität gemeint sein) entsteht. Dieses Zusammenfinden und Zusammenwirken der Geschlechter ermöglicht dann das Einströmen des Geistig-Seelischen eines sich inkarnierenden Menschen. Die vereinigten Geschlechtsorgane bilden die Gliedmaßen, die für den Geistesstrom der Fortpflanzung zur Verfügung stehen.

Ein Aspekt des Rätsels der Sexualität liegt darin, dass die beiden Gliedmaßen, die Zusammenwirken müssen, zu zwei verschiedenen Menschen gehören. Im embryonalen Ursprung sind die Geschlechtsorgane von Frau und Mann nicht verschieden, sie sind nur verschieden geworden. Trotz weiblicher oder männlicher Veranlagung bildet sowohl der weibliche als auch der männliche Embryo gleiche Geschlechtsorgane, welche sich dann erst nach der 7. Embryonalwoche auseinanderentwickeln. Man kann sich vorstellen, dass das weibliche und das männliche Geschlechtsorgan zusammen ein spezielles Paar Gliedmaßen bildet, jeweils in einer polaren Ausgestaltung. So könnte auch für diese Gliedmaßen die Aussage Steiners zutreffen, dass die Geschlechtsorgane *vergröbert und mehr nach innen geschoben sind in den Menschen, als sie nach außen hervortreten.*

---

[6] Rudolf Steiner: Geisteswissenschaftliche Menschenkunde, GA 107, Vortrag 8.12.1908

Den Zusammenhang zwischen der körperlichen und der seelischen Entwicklung hat Steiner angedeutet, als er sich über die Bedeutung der Grammatik während der Zeit des Zahnwechsels aussprach:

„Aber man muss dann wissen, dass eben so, wie man gewissermaßen in den ersten Volksschuljahren dasjenige in das Seelische hineingeschoben hat, was sich in die Zahnnatur hineindrängt vor dem siebenten Lebensjahre, so hat man in den letzten Jahren der Volksschule alles dasjenige, was aus der Gliedmaßennatur stammt, und was erst nach der Geschlechtsreife voll zum Ausdruck kommt, hineingeschoben in das kindliche Seelenleben. Und so wie sich anzeigt in der Fähigkeit, Schreiben und Lesen zu lernen (Grammatik) in den ersten Schuljahren, das seelische Zahnen, so kündigt sich an in alledem, was Phantasietätigkeit ist und was von innerer Wärme durchzogen ist, alles dasjenige, was die Seele entwickelt am Ende der Volksschuljahre vom zwölften, dreizehnten, vierzehnten und fünfzehnten Lebensjahre an. Da tritt ganz besonders hervor alles dasjenige, was als seelische Fähigkeiten darauf angewiesen ist, von innerer seelischer Liebe durchströmt zu werden, das heißt also dasjenige, was als Phantasiekraft sich zum Ausdruck bringt.“ [7]

Innere seelische Wärme, Liebe und Phantasiekraft braucht der Jugendliche, um die körperliche Geschlechtsreife ausgestalten zu können. Damit hat Steiner auch die entscheidenden Hinweise über das „wie“ des Sexualkunde-Unterrichts gegeben.

Es geht bei der sexuellen Aufklärung nicht darum, den SchülerInnen sämtliche Hintergründe zu erhellen. Aber die Menschenkunde des dreigliedrigen Menschen, wie sie konkret schon in der 4. Klasse am Beginn der Tierkunde veranlagt wird,[8] muss auch der Sexualkunde zugrunde liegen. Nur wer anfängt, etwas von dem Wesen der Gliedmaßen und ihrem Bezug zum Geistigen und zur Fortpflanzung zu verstehen, wer die große geistige Dimension der Inkarnation und der Fortpflanzung erahnt, der kann den richtigen Ton finden, mit seinen SchülerInnen zu sprechen. In diesem Ton schwingt die Ehrfurcht vor der geistigen Welt und den sich inkarnierenden Menschenseelen mit. Dann ist es möglich, den Weg, den Rudolf Steiner in der Seminarbesprechung gezeigt hat, über die Fortpflanzung bei Pflanzen und Tieren hin zu den Menschen wirklich so zu gehen, dass der Unterschied zwischen Tier und Mensch daraus deutlich wird.

---

[7] Allgemeine Menschenkunde, 14. Vortrag
[8] Rudolf Steiner: Erziehungskunst. Methodisch-Didaktisches, GA 294, 7. Vortrag, 28.8.1919

Sexualkunde im Lehrplan der Waldorfschule

Martyn Rawson, Tobias Richter

Übergeordnete Aspekte

Zur Persönlichkeitsreifung wie auch zur Sozialisation gehört das Erleben der Sexualität und der Umgang mit ihr und muss „als unabdingbare Begleiterscheinung der Individualisierung und Ich-Begabung"[1] verstanden werden.

Räumt man sexualkundlichen Themen Platz im Unterricht ein, so muss dabei die Intimität gewahrt werden.

Sexualkunde hat einen anderen Stellenwert als z. B. Astronomie oder Biologie, wenngleich es vor allem mit letzterer Berührungspunkte gibt. Sexualität ist verbunden mit persönlichem Erleben, mit persönlichen Emotionen und Fragestellungen. Dies zu ignorieren und die „technische", die rein biologische oder gesellschaftliche Seite, also das „Wissen über" ins Zentrum des Unterrichts zu stellen, greift zu kurz und kann von den Schülerinnen und Schülern als Ausweichmanöver verstanden werden. Die Komplexität des Themas und die daran geknüpften möglichen Erwartungen rühren an Bereiche, die auch Lehrerinnen und Lehrer als Person betreffen. So muss dann auch die Frage, ob man sich diesem Thema gewachsen sieht, respektiert werden. Diese Frage betrifft auch die Klasse: Nicht alle Schülerinnen und Schüler finden es opportun, im Klassenverband darüber zu sprechen. Wohl kann die Gruppe einen gewissen persönlichen Schutz darstellen, zugleich können aber auch Probleme der Diskriminierung auftreten zwischen den „cool" Erfahrenen und den verschlossen Zurückhaltenden. Ohne Takt, ohne das Respektieren der Scham, ohne Offenheit und Ernsthaftigkeit können sexualkundliche Themen nicht besprochen werden.

Stets gilt es aber darauf zu achten, wonach die Schüler fragen. Manchmal können die kindliche oder jugendliche Sprachlosigkeit oder -hemmung der Sexualität gegenüber, genauso wie der provokativ wirkende Slang, falsch gedeutet werden, und rasche, eindimensionale Antworten treffen u.U. exakt nicht die Größe oder den Umfang des Gefragten. Andererseits ist gutgemeinte Bildhaftigkeit ebenfalls nicht immer das Mittel der Wahl ...

---

[1] A. Suchantke, in: S. Leber, W. Schad, A. Suchantke: Die Geschlechtlichkeit des Menschen – Gesichtspunkte zu ihrer pädagogischen Behandlung, Stuttgart 1989, S. 16

Sexualität begleitet und durchzieht heute viele Bereiche unserer Kultur. Ihre Funktionalisierung für wirtschaftliche Zwecke scheint sie zwar inflationär zu machen, doch mag andererseits diese Präsenz auch ihren Beitrag leisten in Bezug auf die vielfältigen Missbrauchsszenarien. Gerade davor Kinder zu schützen und ihnen zugleich keinen abschreckenden Blick gegenüber der Sexualität zu vermitteln, ist auch Aufgabe der Erziehung.

Die Zusammenarbeit mit den Eltern ist bei allen Fragen die Sexualität betreffend unabdingbar. Diese Fragen von vornherein an die eine oder andere Instanz zu delegieren ist nicht möglich. – Aus diesem Grund wäre es anzustreben, ab der ersten Klasse einmal jährlich einen Elternabend zu dem Themenkomplex „sexuelle Entwicklung" zu haben.

Wichtig ist der Aspekt, dass es sich bei diesen Fragen nicht an erster Stelle um Fachfragen handelt, sondern um allgemein menschliche. Sie sollten dort aufgegriffen und beantwortet werden, wo sie gestellt werden. Und gerade dies macht es nicht eben leicht, ein thematisch gegliedertes Curriculum zu entwickeln und anzubieten.

Wenn man jedoch den Bereich Sexualität weit genug fasst und z. B. ein Thema wie das der Sinnlichkeit nicht reduktionistisch begreift, dann könnte ein Unterricht, der die Fülle der Sinne aktiviert und anregt, eine gesunde Basis für eine Ich-Welt-Beziehung, eine Ich-Du-Beziehung und eine Selbst-Beziehung abgeben. Und die Fragen nach Beziehungen schließen die nach Verantwortung, nach Hingabe, nach Liebe und den daraus resultierenden Handlungen mit ein.

Im Kontext der Sexualität ist die Frage von Bedeutung, was man unter einer gesunden Entwicklung verstehen will. Die Verkürzung, das Normale sei zugleich das Gesunde, muss auch hier in Zweifel gezogen werden: Verschiedene Untersuchungen weisen auf die zivilisatorischen Einflüsse im Zusammenhang mit der immer früher beginnenden Geschlechtsreife und dem damit einhergehenden praktizierten Sexualleben hin.[2] Dabei ist oft zu bemerken, dass sich eine Schere zwischen der körperlichen und seelisch-geistigen Entwicklung auftut. Das so genannt (körperlich) Normale trägt dann deutlich Züge einer Akzeleration, und das Nicht-Mithalten der seelischen Entwicklung kann zu Verwirrung, Ratlosigkeit oder Desorientierung führen.

Andererseits lässt sich bei einer körperlichen Frühreife immer wieder auch das Auftreten von besonderen seelischen Fähigkeiten erkennen. Dies mag als Hinweis darauf gesehen werden, dass sich der früher zur Reife gelangte Geist-Seelen-Teil des Men-

---

[2] Vgl. W. Ferchhoff/T. Olk (Hrsg.): Jugend im internationalen Vergleich, Weinheim und München 1988

schen seine entsprechende Artikulationsform in der Körperlichkeit schafft. Dann dürfte man aber nur im Verhältnis zu einer anderen Entwicklungsdynamik von einer Verfrühung sprechen, nicht aber in Bezug auf das Gesamte einer individuellen Persönlichkeit.

Da die Waldorfpädagogik als eine integrale Pädagogik in ihrer Didaktik und Methodik bestrebt ist, sich gerade auf das Zusammenwirken des Körperlich-Leiblichen mit dem Seelisch-Geistigen zu beziehen bzw. dieses anzuregen, haben wir es hier mit Fragestellungen zu tun, die auch in Zukunft großer Aufmerksamkeit und vertiefter menschenkundlicher Forschung bedürfen.

Die der Waldorfpädagogik zugrunde liegende anthroposophische Anthropologie ist nicht begrenzt auf ein Verständnis der menschlichen Entwicklung zwischen Geburt und Tod, sondern bezieht eine Prä- und Postexistenz der menschlichen Individualität mit ein. Im Zusammenhang mit Fragen nach der Entstehung des menschlichen Lebens, nach dem Woher (und Wohin) der Seele, ist ein Themenbereich wie der der Präexistenz – oft schon lange vor dem bewussten Erleben der Sexualität – von Bedeutung. Dieser gehört wohl mit zu den Tiefenschichten, die in Verbindung mit der Besprechung von Fortpflanzung, Befruchtung, Geburtenregelung usw. nicht nur „im Untergrund" anwesend sind, sondern nach denen auch dezidiert gefragt wird. Darauf, der jeweiligen Bewusstseinslage der Schüler entsprechend, mit dem gebotenen und freilassenden Takt zu antworten und Orientierungshilfe zu bieten, gehört mit zur pädagogischen Verantwortung, der man sich nicht entziehen sollte. Verantwortung auch deswegen, weil diese Themen einem mythologischen und kindlichen Bewusstsein offen lagen und liegen, sich aber einem mentalen Bewusstsein nicht ohne Mühe erschließen.

Waldorfpädagogik möchte bei Kindern und Jugendlichen das Verstehen anregen: ein Verstehen der Naturwelt, der Kulturwelt und ihrer selbst. Das schließt selbstverständlich die Sexualität mit ein.

Verstehen-Lernen auf der Grundlage der Bewusstseinsentwicklung impliziert auf jeder Stufe auch das In-Beziehung-Treten mit dem Anderen. So ist Waldorfpädagogik immer auch eine Pädagogik des Dialogs im weitesten Sinne. Diesen Dialog sieht R. Steiner gefährdet, wenn er beim jungen Menschen infolge der Konfrontation mit den aufsteigenden „Naturkräften" zu einem in sich selbst verfangenen Monolog führt.

„Rätsel müssen über die Welt und ihre Erscheinungen in der jugendlichen Seele entstehen. Denn wenn diese Rätsel über die Welt und ihre Erscheinungen nicht in der jugendlichen Seele entstehen, dann wandeln sich, weil die Kräfte dazu da sind, diese Kräfte; sie werden ja frei in der Seele mit dem Freiwerden des Astralleibes für das Auffassen von Rätseln. Wenn diese Kräfte frei werden, und es nicht gelingt, das intensivste Interesse zu erwecken für die Rätsel der Welt, dann verwandeln sich diese Kräfte in dasjenige, in das sie sich bei der heutigen Jugend meist verwandeln; sie verwandeln sich nach zwei Richtungen hin in Instinktartiges: erstens in Machtkitzel und zweitens in Erotik. Und dasjenige, was leider in die Pädagogik auch eingezogen ist, das ist, dass man diesen Machtkitzel und diese Erotik der Jugend nicht als sekundäre Umwandlungsprodukte auffasst von Dingen, die auf ganz anderes gehen sollten bis zum 20., 21. Lebensjahr, sondern dass man sie als Naturelement im menschlichen Organismus von der Geschlechtsreife an auffasst."[3]

Gegen Ende des Vortrags wird Steiner dann sehr deutlich:

„Wenn man es dennoch sieht, wenn die Erotik in einem besonders erschreckenden Verhältnis in diesem Lebensalter bei der Jugend hervortritt, so sind die Lehrer daran schuld, indem sie urlangweilig sind und kein Interesse erwecken. Und wenn die Kinder kein Interesse an der Welt haben, ja, an was sollen sie denn denken? An nichts anderes, als was in ihrem Körper, in ihrem Herzen, ihrem Magen, in ihrer Lunge vor sich geht, wenn in einer langweiligen Weise geredet wird vom Mathematischen, Geschichtlichen und so weiter."[4]

Hierbei sei angemerkt, dass es sich nicht um eine Freudsche Sublimierung handelt, sondern eindeutig um einen erweiterten und erweiternden Blick. Der Begriff „Geschlechtsreife" bezieht sich nur auf die biologischen Faktoren. Die damit einhergehenden seelischen Veränderungen stellen aber eine Weitung des Erlebens dar in Liebe, Verantwortung, Vertrauen, Hinwendung, Zärtlichkeit und Sympathie. Diese können sich auf einen anderen Menschen beziehen – aber auch auf die Menschheit und die Welt. Wohl aus diesem Grund ersetzt Steiner den Begriff „Geschlechtsreife" durch den umfassenderen der „Erdenreife".

„Da die Geschlechtlichkeit einen Teil des Menschseins darstellt, so trägt umgekehrt die Gesamterziehung zur Geschlechtserziehung bei, und zwar nicht nur der naturwissenschaftliche oder religiöse Unterricht, sondern jeder: Ästhetik ebenso wie Geschichte oder Kunsterziehung. Alles hat in unverwechselbarer Weise einen Beitrag zur Persönlichkeitsbildung zu leisten, wie auch von der Persönlichkeit aus später die sexuellen Triebe beherrscht werden müssen. Eine sich recht verstehende Pädagogik wird aus den Gegebenheiten der Schüler, ihrer Befindlichkeit, aus verständnisvollem Wahrnehmen wie aus Kenntnis der Entwicklungsvorgänge auf Fragen und Probleme antworten und

---

[3] R. Steiner: Erziehung und Unterricht aus Menschenerkenntnis, GA 302a, S. 76
[4] Ders., a.a.O., S. 85 f.

die jeweiligen Bedürfnisse der Klassen ablauschen. Dann wird auch der Lehrer handeln, sprechen, klären, raten, orientieren können."[5]

Gesichtspunkte und Leitmotive zum Unterricht

Vorbemerkung

Dieser Entwurf entstand in Rahmen eines Lehrplanforschungsprojektes in dem Bereich „Lebenskunde": Gesundheit, Ernährung, Sexualkunde, Soziale Kompetenzen, Staatsbürgerschaft, Informations- und Kommunikationstechnologie, Geld und Wirtschaft, Arbeit und Berufsleben, Lern- und Arbeitskompetenzen. Es wurde als Ausgangspunkt für die Praxisforschung in der Schule ein lockerer Lehrplan, beziehungsweise Themenplan zusammengetragen. Dabei schaute man insbesondere auf fächerübergreifende Themen und versuchte sie dem jeweiligen Lebenskunde-Thema (oder den entsprechenden Schlüsselkompetenzen) zuzuordnen. Das aus dieser Arbeit Entstandene hat Vorläufigkeits-Charakter, mag aber zur Orientierung dienen.

An Hand dieser Themendarstellung wurden Fragen für die weitere Forschung entwickelt.

Im Kindergarten lernen die Kinder viele gute Lebensgewohnheiten im Umgang miteinander und durch Nachahmung der Haltung der ErzieherInnen, wie Fürsorge, Respekt vor Anderen, Akzeptanz des Andersseins und der Verschiedenheiten anderer Menschen, Grenzen der Intimität. Lernen in diesem Alter bedeutet meist die unbewusste Aneignung von Haltungen und Verhaltensformen sowie die Sensibilisierung für die Bedürfnisse anderer Menschen. Diese Aneignung geschieht vor allem leiblich, in dem das Kind passende innere und äußere Gestik und Gebärden lernt und die räumliche Nähe zwischen Menschen unbewusst als passend oder unpassend erlebt. In der Unterstufe werden diese nachgeahmten Verhaltensformen ergänzt durch neu erworbene Gewohnheiten, die viel mehr in Lebensprozessen und im emotionalen Bereich angesiedelt sind.

Jedem Lehrer der *ersten Klasse* ist es ein Anliegen, nicht nur Wissen zu vermitteln, sondern Grundlagen für Lern- und Entwicklungsprozesse zu schaffen. Die Bildung und Pflege der Beziehungsfähigkeit, der Konfliktfähigkeit (hier hat das gemeinsame Spiel einen wichtigen Stellenwert!) und die Entwicklung einer Gesprächskultur sind von

---

[5] S. Leber, in: Die Geschlechtlichkeit des Menschen – Gesichtspunkte zu ihrer pädagogischen Behandlung, Stuttgart 1989, S. 121

Anfang an von Bedeutung. Gerade in Bezug auf das Gespräch sollte man die Kinder erfahren lassen, dass es keine heiklen oder „unanständigen" Themen gibt, wenn man sich ihnen verantwortungsvoll und mit Respekt zuwendet. (J. Korczak: „Eine Erzieherin fragte mich einmal, wie man auf heikle Fragen antworten solle. Es gibt weder törichte noch heikle Fragen, wenn die Antwort ehrlich und glaubwürdig ist. Wenn wir sie selber wissen."[6])

Einer besonderen Aufmerksamkeit bedarf die Willens- und Sinnesschulung. Gerade im sozialen Miteinander ist es wichtig – besonders in schwierigen Situationen – nicht zu resignieren, sondern den Willen zur Veränderung, zu einem Neuanfang nicht nur in Worten, vielmehr in Taten zu artikulieren.

In der Pflege vor allem des Tast-, des Eigenbewegungs-, des Lebens- und des Wärmesinnes wird ein Doppelaspekt deutlich, der gerade in Beziehung zur Sexualität von Bedeutung ist:
• Berührt werden – und berühren; das Erleben von Grenzen,
• Erfahrung der eigenen Bewegung – und die Begleitung der Bewegungsäußerung mit dem Gefühl,
• das Wohlfühlen im eigenen Leib als ein sich an die Tätigkeit des Lebenssinnes anschließendes seelisches Erlebnis,
• Wärme- und Kälteerfahrungen und die damit verbundenen Gefühle
haben sowohl selbstorientierende wie auch sozialorientierende Komponenten. Das gehört zu einer tragfähigen Basis, auf der später eine sexuelle Aufklärung aufbauen kann, ebenso wie die zahlreichen Motive in den Märchen, in welchen das Zusammenfinden, Zusammenleben, Bewältigen von Lebensaufgaben immer von der Individualität, die sich für ihre Aufgabe entscheidet, zu leisten ist.

Bei den Legenden in der *zweiten Klasse*, die im Unterschied zu den Fabeln nicht die selbstische oder triebhafte Seite menschlichen Strebens erzählen, wird deutlich: Es geht um die Liebe – aber um eine, von der Chr. Morgenstern dichtete: „Meine Liebe ist groß wie die weite Welt …"

In der *dritten Klasse* tritt in der Entwicklung der Kinder das Gegenüber in entschiedener Art und Weise in den Blick. Dem versuchen Methodik und Didaktik zu entsprechen. Die Sachkunde-Epochen seien hier nur pars pro toto genannt: Im wachen Gewahrwerden des anderen Menschen und seiner Bedürfnisse – nicht nur der eigenen – wie auch

---

[6] J. Korczak: Das Recht des Kindes auf Achtung, Göttingen 1972, S. 211

der realen Bedürfnisse der Erde erlebt das Kind räumliche und soziale Gestaltungsformen („Urberufe"). Wiederum spielen Verantwortung, Zuwendung und Zuverlässigkeit eine große Rolle.

War in der ersten und zweiten Klasse die Frage nach der Entstehung des Lebens weniger auf Zeugung als auf die Herkunft des Menschen gerichtet, so erleben die Kinder nun vielleicht Zeugung, Geburt und Tod bei Tieren auf einem Bauernhof während der Landbauepoche mit. Das gehört dann zur realen Erfahrung eines Lebenszusammenhanges und eröffnet neue Möglichkeiten, zur Sexualität gehörende Themen integrativ und nicht isoliert aufzugreifen.

Die Thematik des Erzählstoffes der dritten Klasse, nämlich das Alte Testament, bietet wiederum viele Möglichkeiten, die Fragen nach dem geistigen Ursprung des Menschen sowie Fragen der Verantwortung und der Zugehörigkeit zu besprechen. Es geht nicht darum, eine Moral aus dem Alten Testament zu ziehen, sondern exemplarisch die Problematik der menschlichen Beziehungen aufleuchten zu lassen.

Man kann erkennen, wie im Erzählstoff der ganzen Unterstufe die urmenschlichen Stärken und Schwächen, auch auf dem Gebiet der Sexualität und der menschlichen Beziehungen, in vielfältiger Weise auftauchen.

Die Menschen- und Tierkunde der *vierten Klasse* bietet vielfältigen Anlass, Themen wie Verantwortung und Fürsorge zu betrachten und über Zeugung, Leben und Tod zu sprechen. Dabei wird dann auch deutlich, dass der Fruchtbarkeitszyklus der Tiere stark jahreszeitenabhängig ist. Gerade die Kombination Menschen- und Tierkunde ermöglicht es, den Menschen in seiner einzigartigen Stellung und Aufgabe durch bewusstes willentliches Handeln – auch in Beziehung auf die Fortpflanzung – zu begreifen.

Der Aspekt von Abhängigkeit und Freiheit ist in diesem beginnenden Lebensabschnitt von besonderer Bedeutung im Hinblick auf die Manipulierbarkeit z. B. durch Modetrends, die in ihrer oft unverhüllten Sexualisierung gar nicht mehr als Herausforderung, vielmehr als lustvoll akzeptierter Zwang erlebt werden.

Es sei auch auf den Erzählstoff in den Klassen vier und fünf verwiesen (nordische Sagen und Sagen des klassischen Altertums), der u. a. den oft dramatisch-ringenden Umgang mit moralischen Kodices zeigt.

In der *fünften Klasse* eröffnet die Pflanzenkunde ein weites Übfeld für Themen, die das aufmerksame, differenzierte Wahrnehmen eines Pflanzengestus in Beziehung bringt zum Erleben des Seelischen. (Ausführungen dazu siehe „Naturkunde" S. 296 ff. im „Richter-Lehrplan".)

Darüber hinaus können Kinder in diesem Alter zunehmend praktische Verantwortung für die Raumpflege und Gestaltung des Schulzimmers einschließlich des Säuberns, Putzens, Waschens und Reparierens übernehmen. Dadurch lernen sie nicht nur den praktischen Umgang, sondern erfahren auch die Bedeutung der Pflege und Bereitung eines Raumes für den anderen Menschen. Diese Fähigkeit bildet eine Grundlage für die Übertragung dieser Qualität in die Gestaltung zwischenmenschlicher Beziehungen!

Ab der *sechsten Klasse* kann man diesen Bereich durch die Schulung der persönlichen Organisation (z. B. Schlafgewohnheiten, Zeit-Management, Organisation von Schul- bzw. Hausaufgaben, Ernährung, Freizeitgestaltung usw.) ergänzen. So, wie die Kinder in diesem Alter das Bedürfnis haben zu wissen, wie lerne ich und welche Lernschritte sind notwendig, so können sie auch weitgehend lernen, ihr persönliches Zeit-Management zu gestalten.

Im Zeichenunterricht, wo man neben den Schwarz-Weiß-Übungen zur Schattenlehre auch das Hell-Dunkel mit all seinen differenzierten Übergängen zu gestalten lernt, wird auf künstlerischem Gebiet etwas geübt, das auch im Zwischenmenschlichen von großer Bedeutung ist.

In diesem Alter ist es auch wichtig, sich mit der von Lehrern und Eltern oft übersehenen oder nicht verstandenen Subkultur des jugendlichen Sprachgebrauchs auseinanderzusetzen, in dem man über Schimpfwörter und Slang im Zusammenhang mit Vokabeln der Sexualität spricht. Ein Gefühl für menschlich angemessene, bzw. respektvolle Sprache kann sich durchaus entwickeln.

In diesem Zusammenhang sei auch auf ein wesentliches Thema im Unterricht der Muttersprache (Deutsch) hingewiesen, auf den Konjunktiv: Sprachformen für das Wünschen, Hoffen, Begehren zu erleben, zu untersuchen und zu finden bietet Möglichkeiten, diesen Bereich des Seelenlebens artikulieren zu lernen.

Da die meisten Mädchen und auch viele Jungen spätestens in der 6. Klasse in die Pubertät kommen, scheint es sehr sinnvoll, sich in dieser Klasse Zeit für diese Themen zu nehmen. Oft eignen sich zeitweise geschlechts-getrennte Gruppen.

Natürlich können und sollen bei Bedarf Menschen von außerhalb eingeladen werden. Diese sollten dann aber auf dem Hintergrund der der Waldorfpädagogik zu Grunde liegenden Anthropologie über Pubertät, Sexualität, Fortpflanzung etc. sprechen.

In der *siebten Klasse* beginnt man mit der Humanbiologie, in der auch die Geschlechtsorgane und Lebenszyklen sowie die embryonale Entwicklung besprochen werden können. Obwohl die meisten Kinder in diesem Alter längst aufgeklärt zu sein scheinen, wenn vielleicht auch nur über die Schulhofaufklärung, ist es wichtig für den Lehrer festzustellen, auf welchem Wissensstand die Schüler wirklich sind, um dann den Inhalt des Unterrichts danach zu gestalten. Ein wesentliches Ziel dieser Epoche ist es, ein Gefühl des Staunens und der Bewunderung zu erwecken, sowie eine natürliche Achtung vor dem ungeborenen Menschenleben anzuregen. Selbstverständlich werden Fragen wie Verhütung, Abtreibung, Promiskuität, geschlechtliche Orientierung und geschlechtliche Krankheiten bei solchem Unterricht auftreten. Das ist zu begrüßen, auch wenn manche Lehrer ihre Mühe haben werden, mit diesen Fragen umzugehen. Wichtig ist, dass die Schüler wissen, es gibt Gesprächspartner, die mit einem über solche Themen sprechen, auch wenn der Klassenlehrer vielleicht diese Rolle nicht übernehmen kann.

Auch auf dieser Klassenstufe gibt es Gelegenheit, z. B. wenn man andere Kulturen behandelt, über Rituale und Gebräuche, wie z. B. Pubertäts- und Reifezeremonien, zu sprechen. Was in unserer Gesellschaft weitgehend verschwunden bzw. von einer kommerziellen Kultur besetzt ist, entspricht bestimmten Bedürfnissen des heranwachsenden Menschen. Wir können diese Rituale nicht nachmachen, aber wir können ein Bewusstsein für die Schwellen der Entwicklung wecken.

Ab der *achten Klasse* müssen die Schüler und Schülerinnen Gelegenheit haben, eine sachliche Beratung über Fragen der Gesundheit, Suchtprävention, HIV, AIDS, andere sexuell übertragbare Erkrankungen, Verhütungsmethoden, Beziehungen, Konfliktbewältigung und andere persönliche Themen zu erhalten. Sachlich bedeutet hier aber nicht, dass nur die gängigen Informationen weitergegeben werden, sondern dass versucht wird, aus der Menschenkunde Aspekte eines erweiterten Gesundheits- und Krankheitsbegriffs hinzuzunehmen, sowie insbesondere beim Thema Pille einzugehen auf die Auswirkungen einer Langzeit-Manipulation des Hormonhaushaltes. Hier sollten auf jeden Fall Anstrengungen unternommen werden, den Schülern genügend Inhalte und Reflexionsraum zu bieten, so dass sie in die Lage kommen, allmählich ein eigenes Urteil in diesen Fragen zu entwickeln, was natürlich in der Oberstufe fortgesetzt werden muss.[7]

In dieser Klasse wird auch erneut auf die Unterschiede von Mädchen/Frau und Junge/Mann eingegangen, sowohl auf typische seelische Eigenschaften (hier eignet sich gut Rollenspiel) wie auf Unterschiede in Anatomie und Physiologie.

---

[7] B. Maris: Sexualität, Verhütung, Familienplanung, Stuttgart 1999

Die Biologie-Epochen der 9., 10, 11. und 12. Klasse (Sinnesorgane, innere Organe und das Verhältnis Leib und Seele, das Herz, Gehirn, Zellenlehre, Genetik, Embryologie) bieten viele Möglichkeiten, auch über die ethisch-moralische Seite der Fragestellung zu sprechen. Im Mittelpunkt steht die Frage nach dem Wesen des Menschen und nach seiner Stellung in der Natur. Hier wird man über Instinkte und Triebe sowie über die Sozialität und die Individualität sprechen. Diese Themen kommen selbstverständlich auch in vielen anderen Fächern vor, wie z. B. in der Kunstbetrachtung und auch im künstlerischen Unterricht (Zeichnen, Malen, Plastizieren). Überall, wo man sich mit Menschendarstellungen auseinandersetzt, ob im Porträt, im Akt usw., können Fragen nach dem Menschsein, nach der Adäquatheit einer Darstellungsform und nach dem Schicksal auftreten.

Schon in der achten Klasse, aber spätestens in der neunten Klasse soll neben der sachlichen und faktischen Behandlung der verschiedenen Verhütungsmethoden (Pille, Spirale, Sterilisation, Kondom, Diafragma, natürliche Verhütung) auf erweiterte Gesichtspunkte dafür eingegangen werden, was die jeweiligen Methoden auf körperlicher, aber auch auf seelischer und spiritueller Ebene bewirken.

In der Biologie-Epoche der *zehnten Klasse* steht das Seelische in Zusammenhang mit den leiblichen Organen im Mittelpunkt der Betrachtungen. Von daher ergibt sich ein guter Zugang zum Thema Sexualität. Im Zusammenhang mit den Verwandlungen in der Pubertät, mit der psychosomatischen Wechselwirkung von Hormonen und Gefühlen, mit den Geschlechtspolaritäten bieten sich viele Gelegenheiten, über die verschiedensten Aspekte der Sexualität zu sprechen. Ein schönes Thema ist natürlich das Herz und seine Bedeutung in der Kunst und Kultur – und für die Liebe.

Auch in diesem Alter, und eventuell im Zusammenhang mit Fragen, die aus der Literatur entstehen, wird man über Partnerschaft, Liebe, Treue und Untreue, über den Umgang mit den eigenen Trieben und Phantasien, sowie über Homosexualität sprechen. Einerseits wendet man sich dabei an den oft hohen Idealismus der Jugendlichen, anderseits nimmt man Bezug auf die realen Erfahrungen, die die meisten schon längst direkt oder indirekt (durch Freund/Freundin, durch Film und andere Medien) haben.

Bei der Besprechung der Embryologie in der *elften Klasse* werden der Entwicklungsprozess einer Schwangerschaft und natürlich auch die Veränderungen bei der Frau behandelt. Die Geburt sollte zusammen mit einer Hebamme und einer Mutter besprochen werden. Zu diesem Thema gehören auch Fragen der Kleinkindpflege und der

Erziehung (Stillen, Bedeutung des Schlafes, Ernährung, Kleidung). Gerade die Entwicklungs- und Erziehungsfrage ist auch in der Begegnung mit der Parzival-Lektüre von großer Aktualität.

Diesem Alter ist das Biographische im Sinne einer Urteilsbildung in Bezug auf Beziehungen, Verantwortung, Gewissen und Schicksalsfragen ein Anliegen. So müssen auch die ethischen Fragen in Verbindung mit Abtreibung, Fertilitätstherapien und Samenspende, Retortenbefruchtung und dem Klonen besprochen werden.

In der *elften oder zwölften Klasse* kann man eine Art Elternschule anbieten, in der konkrete Erziehungsfragen behandelt werden. Meist haben die Jugendliche in diesem Alter sehr treffende Fragen und viele Anregungen, so dass es sich hier erübrigt, einen Themenkatalog vorzuschlagen.

Zusammenfassend sei nochmals darauf verwiesen, dass die gesamte Darstellung der „Gesichtspunkte und Leitmotive" zum einen einen Überblick über das bietet, was an einigen Waldorfschulen im Zusammenhang mit Sexualkunde schon lange praktiziert wird, zum anderen die Lehrer anregen möchte, die verschiedenen Themenbereiche unter Berücksichtigung der alterspezifischen Entwicklungssituation im Kontext einer Sexualkunde zu befragen.

Auf jeden Fall sollte es Aufgabe des Kollegiums sein zu überprüfen, ob, wie und wann Themen wie Homosexualität, moderne Familienbeziehungen und Konflikte, Partnerschaft, sexueller Missbrauch, Prostitution und Themen wie Schicksal und Freiheit besprochen werden sollen. Auch das Thema der Fortpflanzungsmedizin mit der künstlichen Befruchtung einerseits, der pränatalen Diagnostik und den selektiven Abtreibungen bei Fehlbildungen andererseits muss genügend Raum bekommen.[8]

---

[8] Vgl. B. Maris (Hrsg.): Die Schöpfung verbessern? Stuttgart 1997
S. Riewenherm: Die Wunschgeneration, Berlin 2001

Offene Fragen:

1. Da es wichtig ist, mit Eltern in einen Dialog zu kommen, muss bei jeder Klasse geklärt werden, wer für was zuständig ist: was in die Familie gehört und was in die Schule. Es kann keine allgemein gültigen Regeln geben. Es gilt in jeder Klasse eine Verabredung zu treffen. Dies betrifft Fragen zur sexuellen Aufklärung sowie (zum richtigen Zeitpunkt) zur Aufklärung über sexuellen Missbrauch, oder zum Umgang mit Jungen und Mädchen. Welche Formen von Elternarbeit wären hier nötig?

2. Praxisforschung ist notwendig innerhalb einer Schulgemeinschaft, um festzustellen, welche Probleme es gibt, wie das Thema in verschiedenen Klassen behandelt wird, um Erfahrungen auszuwerten und eventuell neue Programme zu entwickeln.

3. Bei solcher Forschung sollte man unbedingt auch die älteren Schüler mit einbeziehen. Wer übernimmt die Verantwortung für den Prozess und in welcher Form wird die Beratung gestaltet?

4. Jede Schule muss sich überlegen, welche beratenden Tätigkeiten sinnvoller Weise von Lehrern, vom Schularzt oder von sonstigen Personen im Rahmen der Schule ausgeübt werden können und sollen. Jede Schule muss sich auch überlegen, welche Fortbildung für Lehrer auf diesem Gebiet notwendig ist, und diese dann ermöglichen.

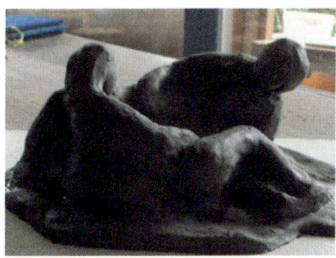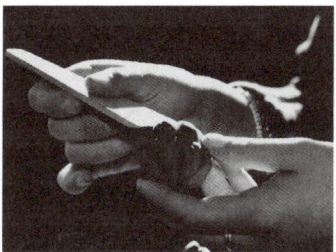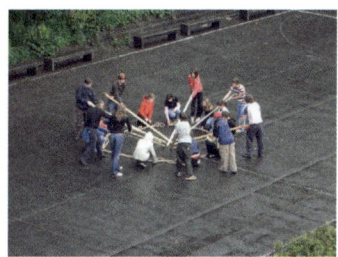

Menschenbild und Lebenskunde
Elemente einer Sexualerziehung im Durchgang der Klassenstufen

Christian Breme

Die Waldorfschulen bzw. Rudolf Steiner Schulen stehen vor einer großen Herausforderung: Welchen Beitrag können sie aus ihrer Erfahrung zur Lösung eines gesellschaftlich hochaktuellen Problems leisten? Welche Antwort können sie aus ihrem menschenkundlichen Hintergrund auf die brennenden Fragen der Sexualerziehung geben?

In den notwendigen Dialog mit anderen Einrichtungen hat die Waldorfschule verschiedene Kompetenzen einzubringen:

1. In der Waldorfschule ist über viele Jahrzehnte eine Sensibilität für die Entwicklungsschritte von Kindern und Jugendlichen und ein Unterscheidungsvermögen in Bezug auf das Zuträgliche und Krankmachende gewachsen. Wir können für das Schulalter von einem *Entwicklungs- und Lehrplanbewusstsein* sprechen.
2. Über eine lange pädagogische Tradition hat die Waldorfschule die Fähigkeit kultiviert, Unterrichtsinhalte zu Instrumenten umzuschmelzen, mit denen Entwicklungsschritte initiiert und begleitet werden können. Das schließt neuere Unterrichtsformen, wie sie in den letzten Jahren entwickelt worden sind (bewegtes Klassenzimmer, Projektarbeit, Schülerschule etc.), mit ein. Wir könnten von einer *erweiterten Methodenkompetenz* sprechen.
3. Die Fähigkeit, in kurzen und mittelfristigen Zeiträumen Metamorphosen der kindlichen Entwicklung zu beobachten und langfristige Verwandlungen mitzudenken, führt in den Waldorfschulen zu einem erweiterten Verantwortungsgefühl. Durch den Blick auf die späteren Lebensabschnitte wird die *Nachhaltigkeit* pädagogischer Bemühungen eines der Hauptziele.

In einer Zeit, wo die Angst vor Übergriffen, Krankheiten und frühen Schwangerschaften das Feld der Sexualpädagogik bestimmt, wo Eltern und politisch Verantwortliche nach kurzfristig wirksamen Aufklärungs- und Verhütungsstrategien rufen, muss die Waldorfschule ihre Fähigkeiten einbringen, damit – bei voller Verantwortung für die Not der Zeit – der Gedanke einer gesunden leiblich-seelischen Entwicklung in die entstehenden Konzepte einbezogen wird. Wird sie diese Aufgabe wahrnehmen? Oder wird sie den Auftrag, über das Geschlechtliche mit den Jugendlichen zu sprechen, anderen Institutionen oder speziell ausgebildeten Sexualpädagogen überlassen, ohne Rücksicht auf die vollkommen anders gelagerten Anschauungen zentralen Lebensfragen gegenüber. Darf die Waldorfschule diesen Bereich, der doch ein Herzstück der Menschenkunde ist, aus der Hand geben? Darf sie die Möglichkeit, durch die Erziehung kulturbildend in ein so umkämpftes Feld hineinzuwirken, ungenutzt vorbeigehen lassen?

Die heutige Situation sollte uns zu einer großen Wachheit aufrufen. Sie bekommt durch den folgenden Gedanken noch eine weitere Perspektive.

Der zentrale Auftrag der Waldorfschule in der Frage der Sexualerziehung liegt nicht in der Methodik der Vermittlung bekannter Inhalte, sondern in der Erarbeitung der Inhalte selbst: in der Eingliederung der Sexualfrage in das dreigliedrige Menschenbild! Es ist bekannt, dass Rudolf Steiner eine sinnvolle Aufklärung erst dann für möglich hielt, wenn Menschen beginnen, die Sexualität aus dem Inkarnationsprozess eines geistig-kosmischen Menschenwesens zu verstehen. Die naturwissenschaftliche Forschung habe hier vorab konkret benannte Fragen zu lösen. Erst dann werde es möglich sein, die Welt der Sexualität gedanklich und erlebnismäßig wieder einzugliedern
– in die kosmisch-elementaren Prozesse (Licht – Luft – Wasser – Erde)
– in das dreigliedrige Menschenbild
– in seinen evolutionären Kontext, d.h. in den Zusammenhang mit den entsprechenden Vorgängen in den anderen Naturreichen.

Wenn dieses Eingebundensein neu gedacht und erlebt werden kann, wird Freiheit und Verantwortung im Umgang mit den Kräften der Sexualität wieder wachsen.

In dem folgenden Beitrag sind Unterrichte der verschiedenen Klassenstufen dokumentiert. Es sind erste Versuche vor dem Hintergrund der Fragen, die hier einleitend genannt wurden. Dabei arbeiteten wir mit künstlerischen Mitteln, und so öffneten sich Erlebnisschichten, die sich bei einer rein sprachlichen Behandlung nicht hätten artikulieren können. Die Unterrichtsweise ging davon aus, dass wir im künstlerischen Tun nicht über eine Realität reflektieren, sondern handelnd und wahrnehmend in derselben stehen.

Das Anliegen dieses Aufsatzes ist es nicht, ein abgeschlossenes Bild einer den Erfordernissen der Zeit genügenden Aufklärung zu geben. Der Verfasser ist sich bewusst, dass im Zusammenhang mit dieser Thematik eine rechtzeitige Information über die Methoden, die heute zur Empfängnisverhütung eingesetzt werden, und über den Schutz vor Ansteckungen notwendig geworden ist. Diese Information hat in den entsprechenden Klassenstufen stattgefunden (vgl. bes. S. 121 ff.; weiter S. 133–223 sowie S. 241 ff.). Auf eine Darstellung wurde an dieser Stelle verzichtet. Die Erfahrung hat gezeigt: Wenn das Wesen der menschlichen Geschlechtlichkeit von einem höheren Gesichtspunkt angeschaut worden ist, so wie es hier in Beispielen versucht wurde, können die Fragen der Empfängnisverhütung und Aidsprävention in selbstverständlicher Ruhe angesprochen werden. Das umgekehrte Vorgehen ist nach aller pädagogischen Erfahrung nicht möglich. Sexualkunde muss immer „von oben" ansetzen.

Eine notwendige Erweiterung des Blickfeldes

Mit dem Begriff der Geschlechtlichkeit des Menschen betreten wir ein weites und kompliziertes Feld. In ihm sind seelische Vorgänge, leibliche Prozesse und geistig-biografische Wirkungen untrennbar verwoben. Als erkennende Menschen dürfen wir für eine Weile diesen Zusammenhang auflösen, um einzelne Schichten und Wirkungen besser wahrnehmen zu können, doch nur, um alsdann die Teile wieder zusammenzufügen und die Erkenntnisse im Blick auf das Ganze zu prüfen. Wo wir eine isolierende Betrachtung zur Grundlage unseres Handelns machen, bewegen wir uns mit verbundenen Augen auf einem sehr empfindlichen Feld und entziehen uns in Bezug auf alles, was wir nicht sehen oder sehen wollen, der Verantwortung. Frei werden können wir nur mit geöffneten Augen.

Fragen der menschlichen Geschlechtlichkeit, der Zeugung neuen Lebens, der Geburt und Erziehung wurden bislang an Waldorf- und Rudolf Steiner Schulen in der Regel erst im Unterricht der Oberstufe thematisiert. Die leibliche Entwicklung zur Erdenreife ist hier abgeschlossen. Das Gespräch trifft auf eine entsprechende seelische Reife und auf ein ausreichendes naturwissenschaftliches Verständnis. Vieles wird aber schon in der Unterstufe angeklungen sein, zuerst in bildhafter Sprache bei Märchen und Mythen, dann als Hinweis im Naturkundeunterricht – „so ist es auch beim Menschen …" oder „bei uns Menschen ist es ja ganz anders ..." – vielleicht in der Mittelstufe bei der Schilderung einer Biografie. Immer sind diese Hinweise eingehüllt und in weitere Zusammenhänge des Unterrichts eingebettet. Sie sprechen ein allgemeines Lebens- und

135

Weltinteresse an und sind noch nicht an das Erleben der eigenen erwachenden Geschlechtlichkeit gebunden.

Wenn während der Pubertätszeit neue Kräfte und Empfindungen von innen aufbrechen – nicht immer werden diese durch fesselnde Unterrichte, eine Klassenfahrt, ein Theaterspiel usw. gehalten –, dann werden solche ausdrücklichen Gespräche notwendig. Manche Situationen im Klassengeschehen geben Anlass, über das Verhältnis der Geschlechter zueinander etwas zu sagen. Oft scheint es ratsam, in einem konzentrierten Block von einigen Unterrichtsstunden die latenten Fragen der Jugendlichen zu beantworten. Versuche, dies in einer künstlerischen Art zu tun, werden im Verlauf dieser Abhandlung geschildert. Doch ist es ratsam, auf die Entwicklung der Klasse einzugehen und nicht im Jahresvorblick einen isoliert dastehenden Lehrplaninhalt vorzusehen.

Anders ist es in der Oberstufe, wo diese Themen erstmals ihren „eigenen" Raum finden. Der Biologieunterricht der 11. Klasse führt innerhalb der Zellenlehre zu einer Besprechung von Samenzellen und Eizellen und der unterschiedlichen männlichen und weiblichen Organisation. Es folgt eine Embryologieepoche. Die Fragen der Empfängnisverhütung und der modernen Reproduktionsmedizin werden besprochen. Wo es gelingt, diese Dinge goetheanistisch zu schildern oder etwa Stadien der Embryonalentwicklung plastisch modellierend nachzuvollziehen, verlieren die Erscheinungen die Kühle der wissenschaftlichen Objektivität und beginnen sich selbst in ihren Zusammenhängen auszusprechen. Manche Schulen leiten das Thema über auf das Gebiet der Geburtshilfe, der Säuglingspflege, der Kindererziehung und damit in den Bereich der sozialen Verantwortung.

Das Besondere der Waldorfpädagogik in der Behandlung dieser Fragen wird sehr deutlich, wenn wir auf das schauen, was in den anderen Fächern im gleichen Zeitabschnitt geschieht, besonders auch auf den Zusammenklang, der dabei entsteht: So liest man im selben Jahr im Deutschunterricht den „Parzival", das Epos der mittelalterlichen Minne, das wie kein anderer Stoff geeignet ist, dem veräußerlichten und in den Medien vollkommen entstellten Liebesverständnis, wie es sich in den letzten Jahrzehnten ausgebreitet hat, ein Gegengewicht zu schaffen. Der Weg des jungen Parzival wird uns geschildert in einer Folge von Frauenbegegnungen. Wir erkennen, wie das Ungestüme des jungen Liebhabers einen Menschen ins Unglück stürzt (er entreißt Jeschute Ring und Brosche), wie das Mitleid mit der trauernden Witwe zur Selbsterkenntnis führt (Sigune offenbart ihm seine Herkunft), wie der Verzicht auf die Liebe zu einer schönen jungen Frau der eigenen Entwicklung zugute kommt (er lässt von Liasse um seines Weges willen), wie durch unbedingte Hilfsbereitschaft und ein tiefes Schicksalsinteresse sich die Liebe erfüllen und nach weiteren Entwicklungsschritten zur Vereinigung zweier Menschen führen kann (Kondwiramur – der Name bedeutet: führe mich zur Liebe – erzählt dem zurückhaltenden Jüngling bei der ersten Begegnung ihre Lebensgeschichte). Es ist die hohe Schule einer Liebe, die das Erkennen, die Frage an den anderen, das gegenseitige biographische Interesse, die Zurückhaltung, das Schicksalselement mit einschließt. An den Bildern dieses Entwicklungsweges können die tiefer wurzelnden Ideale junger Menschen aufwachen (vgl. Zech, bes. S. 22 ff.).

In der 12. Klasse folgt die Behandlung von Goethes „Faust". Da findet man das ganze Tableau der sinnlichen, der seelischen und der geistigen Antriebskräfte des menschlichen Lebens ausgebreitet: Lebenshunger – Sinnesgenuss – Ehrgeiz – Eitelkeit und Streben nach tiefster Erkenntnis und höchsten Stufen der Liebe. Auch im Spiegel dieses Dramas können Jugendliche eigene, tiefer liegende Seelenkräfte wahrnehmen und in den individuellen, erst mit der Ahnung umgriffenen Lebensentwurf einordnen.

Wenn naturwissenschaftlicher und geisteswissenschaftlicher Unterricht in dieser Art zusammenklingen, wenn im Kunstunterricht junge Menschen lernen, ihre Seelenkräfte zu üben, ihren Visionen Ausdruck zu verleihen, wenn sich ihre Ideale in sozialen Projekten bewähren dürfen, dann kann sich ein Menschenverständnis bilden und im Inneren verankern, in dem die oben erwähnten Ebenen nicht getrennt bleiben, sondern sich übereinandergeschichtet haben: die Kenntnis der physisch-leiblichen Vorgänge, das Verständnis der sinnlich-seelischen Kräfte und das anfangs mehr ahnende Erleben der geistig-biographischen Wirkungen. Diese Schichten können sich dann in einer gesunden Entwicklung organisch verbinden, weil sie im Menschen in seiner leiblich-seelisch-geistigen Konstitution durchdrungen sind!

Es gehört zu den grandiosesten Griffen Rudolf Steiners auf dem Gebiet der Menschenkunde und Pädagogik, dass er das sehr differenzierte Ineinanderwirken dieser drei den Menschen konstituierenden Wesensschichten (Leib, Seele und Geist), wie er es im Lehrerkurs gedanklich entwickelt hat, in einer künstlerischen Form bereits an den Anfang der Menschenkunde der 4. Klasse setzt! Dieses Bild, in dem Welten verdichtet sind, darf zum Grundstein der Naturkunde werden. In ihm liegt auch die Kraft, später erhellend und ordnend in die Inhalte der Sexualkunde hineinzuwirken. Das soll in den folgenden Kapiteln gezeigt werden.

Das Rätsel der Sexualität
Zur ersten Menschenkundeepoche in der 4. Klasse

Am Ende der ersten Menschenkundeepoche einer 4. Klasse fasst der Lehrer das in den Tagen zuvor Besprochene, Gezeichnete, Modellierte noch einmal zusammen:

„Nun haben wir vieles angeschaut, was mit den Formen des menschlichen Körpers zusammenhängt. Wir haben das Kugelige des Hauptes, das Schalenartige der Brust und das Strahlige der Gliedmaßen betrachtet. Wir haben gesehen, wie diese Bereiche im Leben zusammenwirken und wozu sie dienen. Uns ist dabei klar geworden, dass wir uns den Menschen eigentlich viel größer vorstellen müssen als das, was wir von ihm sehen. Dass nicht nur die Wärme und der Atem über uns hinausgehen, sondern auch die Empfindungen, die wir im Inneren spüren. Dass wir durch die Füße unseren Lebensweg finden. Und, dass die Hände frei geworden sind, damit wir helfend und gestaltend in die Welt eingreifen können." Und dann fährt er fort: „Darum besteht der Mensch in Wahrheit nicht aus zwei, sondern aus drei Kugeln. Die kleinste haben wir zuerst modelliert, den Kopf. Von der zweiten, schon größeren haben wir nur einen Teil übrig behalten, die Brustschale. Von der dritten, die wir uns wie von einer Sonne in der Mitte durchstrahlt vorstellten, hatten wir nur die Enden dieser Strahlen in der Hand und konnten sie als Glieder in die zweite Kugel einsetzen. Diese dritte Kugel ist so groß wie die ganze Welt. Dies ist ein großes Geheimnis. Wir werden wieder darüber sprechen."

Währenddessen weist er auf eine Tafelzeichnung, die er den Vorträgen Rudolf Steiners zur Methodik und Didaktik (28.8.1919) und der Allgemeinen Menschenkunde (10. Vortrag) entnommen hat.

Was ist das Bedeutsame an der geschilderten Situation? Was macht einen solchen Unterricht in der Zukunft für die Behandlung der Geschlechterfrage unverzichtbar? Zum ersten Mal hat dieser Lehrer den Kindern den physischen Leib des Menschen ganz ins Bewusstsein gerückt, seine Grundformen angeschaut, sie gezeichnet und modelliert. Ihm war bei der Vorbereitung klar geworden, dass er hier das grandiose Menschenbild, das Rudolf Steiner im 10. Vortrag der Allgemeinen Menschenkunde für die Lehrer entwickelt hat, mit den Kindern im Unterricht künstlerisch aufgreifen darf:

„Der Mensch ist **zunächst** *eine riesengroße Kugel, die die ganze Welt umfasst,* **dann** *eine kleinere Kugel* **und dann** *eine kleinste Kugel. Nur die kleinste Kugel wird ganz sichtbar; die etwas größere Kugel wird nur zum Teil sichtbar; die größte Kugel wird nur in ihren Einstrahlungen am Ende hier sichtbar, das übrige bleibt unsichtbar. So ist der Mensch aus der Welt heraus gebildet in seiner Form."*

In diesem Bild werden die Leibesformen als Ergebnis eines Prozesses gezeichnet. Sie haben ihren Ursprung in einem geistig-kosmischen Raum. Sie bekommen durch ein Zusammenziehen, durch ein sich Verdichten und durch Einstrahlen ihre irdische Gestalt. Dieser Prozess begleitet den Inkarnationsweg jeder Seele, wenn sie sich von einem kosmisch ausgebreiteten Dasein vor der Geburt hineinbegibt in diese zum Kopf hin immer abgeschlosseneren Formen: Strahl – Schale – Kugel. *Im Gliedmaßenbereich aber behält sie die Offenheit zum Kosmos ein Leben lang.* Dies ist eine Tatsache, die wir nicht realisieren, weil wir in den Gliedmaßen kein Bewusstsein haben. Dieser kosmische Charakter der Gliedmaßen ist im Zusammenhang mit unserer Thematik von eminenter Bedeutung. Warum?

Auf den ersten Blick scheint dieses Menschenbild die Geschlechterfrage nicht zu berühren. Die weibliche und männliche Inkarnation werden nicht unterschieden. Ein kurzer Hinweis im Methodisch-Didaktischen Kurs deckt aber die verborgene Schicht auf, rät jedoch dringend davon ab, mit den Kindern in diesem Alter darüber zu sprechen.

„Da wird das Kind (4. Schuljahr) manches nicht verstehen können, allein rufen Sie dennoch stark die Vorstellung hervor, dass die Glieder eingesetzt sind in den menschlichen Organismus. Sie dürfen an dieser Stelle nicht weitergehen, denn die Gliedmaßen setzen sich nach innen fort in den morphologischen Anlagen des Menschen und hängen da mit den Verdauungs- und Geschlechtsorganen zusammen, die nur eine Fortsetzung der Gliedmaßen nach innen sind. Aber dass die Gliedmaßen in den Organismus eingesetzt sind, von außen, diese Vorstellung rufen Sie stark in den Kindern hervor.“ (Methodik und Didaktik, 28.8.1919)

Sieben Tage später, im 14. Vortrag der Allgemeinen Menschenkunde, macht Rudolf Steiner das Begreifen dieses Vorganges zur Vorbedingung für eine sinnvolle sexuelle Aufklärung:

„Verdichtete, vergröberte Gliedmaßennatur ist dasjenige, was die Außenwelt gewissermaßen in den Menschen schiebt. Und wenn einmal die Naturwissenschaft dazu kommen wird, das Geheimnis zu ergründen, wie Hände und Füße, Arme und Beine vergröbert und mehr nach innen geschoben sind in den Menschen, als sie nach außen hervortreten, dann wird diese Naturwissenschaft das Rätsel der Sexualität erkundet haben. Und dann wird der Mensch erst den richtigen Ton finden, über so etwas (gemeint ist die sexuelle Aufklärung) zu sprechen.“ (Allgemeine Menschenkunde, 14. Vortrag, 5.9.1919)

Für die Erforschung des Wesens der Sexualität enthalten diese wenigen Zeilen die allerfruchtbarsten Hinweise. Doch warum macht Rudolf Steiner die Schritte zu einer „richtigen“ Sexualaufklärung von der Entwicklung der Naturwissenschaft und nicht von der Erkenntnis des Einzelnen abhängig? Er muss die ungeheure Macht der Kräfte im Auge gehabt haben, die hinter den Ideologien stehen, welche in den heutigen Materialismus geführt haben. Er nennt das Konzil von Konstantinopel 869, die materialistische Entwicklungslehre, die Psychoanalyse. Sie vertreten Dogmen, die den selbständigen Geist des Menschen leugnen und den Blick auf das geistige Feld, die „große Kugel", verdecken wollen. Es sind Dogmen, die das Bewusstsein der Menschen über Jahrhunderte gefesselt haben, und deren Macht erst heute zu brechen beginnt. Wenn innerhalb der Naturwissenschaft das geistige Feld wieder in den Wirkungszusammenhang der Erscheinungen einbezogen wird, dann wird im Bewusstsein aller Menschen der Boden für eine spirituelle Weltanschauung sehr schnell wachsen.

Obwohl gerade die Biologie durch den Siegeszug der Genetik den letzten Beweis für die alles Leben durchdringende Macht der Materie zu erbringen scheint, sind es auf goetheanistischer Seite eben die Biologen, die immer wieder den Blick auf kosmische Umkreisfelder und ihre Wirkungen im Lebendigen öffnen.[1] Deshalb wird man ihre Forschungsergebnisse in den Biologieunterricht der Oberstufe einbeziehen, wo immer es geht.

Wir wollen im Folgenden der Frage nachgehen, wie wir dieses von Rudolf Steiner gezeichnete geistig-seelisch-physische Menschenbild in der ersten Schulzeit veranlagen können. In welchen Unterrichten berühren wir den größeren Raum, aus dem wir stammen, das Geheimnis der In-karnation, die Menschwerdung? Wo den mittleren Raum, dieses feine seelische Gewebe zwischen den Menschen? Nahe liegend wären Hinweise auf den Erzählstoff, auf die Märchen, Legenden, Schöpfungsmythen, die den seelisch-geistigen Raum aufschließen, der hinter den physischen Erscheinungen des Lebens steht.

Ich möchte in dieser Abhandlung einer anderen Spur nachgehen und auf Erlebnisse hinweisen, die unmittelbar an die eigene Leiberfahrung anknüpfen, möchte den Blick auf *Tätigkeiten* lenken, die wir mit den Kindern zusammen vornehmen. Die Spiele des Kindergartens, die Reigen der ersten Schuljahre, die Handarbeiten, die eurythmischen Übungen versenken immer wieder Urbilder menschlichen Daseins in die Sinnes- und Willenssphäre, in der das Kind noch mit einer viel größeren Intensität lebt als wir Erwachsenen. So stehen die folgenden drei Beispiele für eine große Fülle von Erlebnissen, die eine Waldorfschulzeit mit Empfindungen imprägnieren, Empfindungen, die sich nach und nach mit Gedanken und Erkenntnissen zu einem ganzheitlichen Menschenbild verbinden werden.

---

[1] Vgl. Wolfgang Schad: Säugetiere und Mensch, Stuttgart [2]1985; Ernst-Michael Kranich: Pflanze und Kosmos, Stuttgart [3]1997; Frits H. Julius, E.-M. Kranich: Bäume und Planeten, Stuttgart [4]2004; Frits H. Julius: Das Tier zwischen Mensch und Kosmos, Stuttgart [2]1981; Thomas Göbel: Erdengeist und Landschaftsseele, Dornach 1994; Reihe „Goetheanistische Naturwissenschaft", hrsg. von W. Schad; Andreas Suchantke: Metamorphose – Kunstgriff der Evolution, Stuttgart 2002

1. Beispiel: Das „Begreifen" der Kopfkugel und des Inkarnationsgeschehens durch die Knüpfpuppe im Kindergarten

Ein Korb voller unversponnener Wolle. Daneben ein anderer, über dessen Rand ver-
schieden-farbige, frisch gebügelte Seidentücher hängen. Zwei der größeren Kinder ziehen aus der Wolle eine Strähne und „spinnen" sich ein längeres Fädchen. Dann nehmen
sie erneut Wolle aus dem Korb, und nach wenigen Augenblicken hüllen sie ein kleines,
in den Händen gedrehtes und gepresstes Bällchen in eines der Seidentücher. Mit dem
Fädchen binden sie den Kopf ihrer Puppe ab, zwei der herunterhängenden Zipfel werden herauf genommen und durch Knoten zu Händen verwandelt. Am Ende des Vormit-
tags lösen sie selbst die Puppen, mit denen sie intensiv gespielt haben, wieder auf, ver-
sorgen Wolle und Tücher und erwarten selbstverständlich, dass sie am nächsten Morgen die zerknitterten Hüllen geglättet wieder vorfinden, um dann erneut ihr Puppenkind
zu „verkörpern".

Auf diese schöne Art vollziehen unsere Kinder spielend das nach, was sie Tag für
Tag am eigenen Leibe erleben: das Einziehen der Seele in die erfrischten Hüllen am
Morgen und das Lösen der Seele aus dem ermüdeten Leib am Abend. Von der Leibes-
gestalt wird dabei nur der Kopf bewusst ergriffen. Weil das Kind selbst in seiner Brust
und in seinen Gliedern träumt und schläft, vermisst es den fehlenden Leib noch nicht.

2. Beispiel: Das „Begreifen" der Rumpfkugel und des Inkarnationsgeschehens beim Bilden von Tieren in der Handarbeit der 5. Klasse

Von der Zeichnung der Tiergestalt kommen die Schüler zum Schnittmuster. Durch das
Zusammennähen der einzelnen Teile entsteht zuletzt die umgestülpte Tierhaut (die
Nähte befinden sich außen). Diese wird sorgfältig gewendet, und durch die noch offene Naht am Bauch darf die Seele einziehen. Einziehen? Nein! Sie wird gestopft; bis in
jeden Winkel des entstehenden Körpers wird Wolle gepresst und damit die Tiergestalt
ausplastiziert. Die vorangehende Tierkunde (4. Klasse) beschreibt die Säugetiere vornehmlich als Brusttiere, die ihr Zentrum in der mittleren Kugel haben, während Kopf
und Beine dienen.

In der 5. Klasse reift beim Kinde das rhythmische System aus, das Zusammenspiel
von Atem und Herzschlag, dessen Organe ihren Sitz in der Brust haben. Wir sprechen
von Atemreife.

3. Beispiel: Vom Ergreifen des Inkarnationsgeschehens durch die Bothmergymnastik

Da steht für uns ein Haus gebaut,	Zu und auf,
Ist gar wohl bestellt,	Auf und zu,
Kommt, nun wird es angeschaut,	Weiter auf,
Wie es uns gefällt.	Wieder zu –
Säulen so hoch getürmt,	Sieh, ich und du.
Fenster so weit, –	Ich und du,
Kommt herein, Groß und Klein,	Du und ich,
Immer zu zweit.	Suchen sich,
Machen die Fenster auf,	Finden sich,
Weit in die Welt.	Ich und du,
Himmelhoch, Flügelweit –	Du und ich –
Fest hingestellt.	Schau,
Fensterlein zu – Ruh.	Schau!

(aus dem Bothmerreigen für die 3. Klasse)

Nicht grandioser kann man das Wenden des leibbildenden Inkarnationsstroms in den sozial tätigen Wirkensstrom in Rituale gießen, als es Graf Bothmer in seinen Reigen getan hat.[2] In diesem Reigen für die 3. Klasse liegt der Schwerpunkt auf dem Erlebnis des freudigen Einzugs in das Leibeshaus. Es ist kein dunkles Verlies, wie es einem Kind erscheinen mag, dem plötzlich bewusst wird, dass das Paradies der Kindheit untergegangen ist (Rubikon). Es hat himmel-hohe Fenster und erlaubt das Ausbreiten der Flügel. An die Stelle jeglicher Trauer über das Versinken des kindlichen Paradieses setzt dieser Reigen eine uneingeschränkte Leibbejahung. Das ist wichtig für die folgenden Jahre.

Im zweiten Teil wendet sich der Blick: Wir richten die Kräfte in die Zukunft, nach außen, auf das „Du" und unterstützen die Suchgebärde und das Schicksalsvertrauen (suchen sich, finden sich!). Alles ist eingetaucht in eine Atmosphäre „freudiger Lebenserwartung". Der Reigen spricht: Du musst keine Sorge haben. Auch wenn die Familie einmal zurücktreten wird, wirst du immer den Menschen, das „Du", deine Lebens- und Schicksalsgefährten finden. Diesem Blick in die Welt wird in den Jahren der Pubertät die größte Bedeutung zukommen. Wo er nicht stark genug veranlagt worden ist, wer-

---

[2] Fritz Graf von Bothmer: Gymnastische Erziehung, Stuttgart ³1989

den die Jugendlichen sich mehr für sich selbst als für die Welt interessieren und sind dem Machtkitzel und der Erotik in stärkerem Maße ausgesetzt.

Es ist heute aus verschiedenen Gründen notwendig geworden, die Fragen der Sexualität auch im Unterricht zu berühren. Dies sollte nicht erst mit der Pubertät beginnen, sondern früher einsetzen, in einer Zeit also, wo das Erotische noch nicht die Ebene der reinen Erscheinungen trüben kann. Eine wunderbare Möglichkeit liegt in der Anknüpfung dieses Themas an die Pflanzenkunde der 5. Klasse.

Ein erster Blick auf das kosmische Geschehen der Menschwerdung

Ein Pflanzengeheimnis, behandelt am Ende einer 5. Klasse

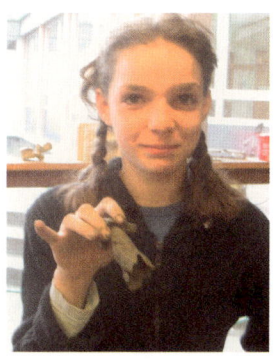

Wir modellieren an drei aufeinander folgenden Tagen verschiedene Pflanzen- und Blütengebärden: den Pilz, das Zinnkraut, Knoblauchsrauke und Salomonssiegel, den Aaronstab mit seinem Zaubermantel und dem bedrohlichen Stab, mit dem er Fliegen lockt, die er dann in seiner Blütenfalle gefangen nimmt. Weiter den Fingerhut, das Löwenmäulchen und zuletzt die Blüte der Heckenrose. Wir lesen die Formensprache, bekommen einen Blick für die seelische Ausstrahlung jeder Gebärde,[3] ja zum Schluss erkennen wir auf Anhieb, ob eine Pflanze giftig ist oder nicht. Wir stellen uns Duft und Farben, die sonnendurchglänzte Luft und den sternenbedeckten Himmel vor. Dann sprechen wir über das Öffnen und Schließen jeder Blüte und über Goethes Blumenuhr, ein Beet mit Blüten, die über ihr unterschiedliches Öffnen die Zeit anzeigten. Ja, die Blüten wissen den Gang der Sterne!

Dann sprechen wir über die Sonne, das lebenzeugende Licht, das im Frühling die Samen zum Keimen, die Triebe zum Sprießen bringt, und modellieren Sonnenstrahlen, so wie der Töpfer seine Tonstränge für die Aufbaukeramik herstellt. Jedes Kind legt seinen Strahl sorgfältig auf die Seite.

Dann bilden wir aus zwei mandarinengroßen Kugeln zwei gleichgroße Halbkugeln, die wir innen liebevoll ausstreichen und glätten, um sie dann sorgfältig zur Hohlkugel zusammenzufügen. Mit der Kugel in der Hand – vorsichtig, ohne zu drücken – sprechen wir darüber, dass jeder Frucht eine Blüte vorausgegangen ist, auf deren Grund sie

---

[3] Ernst-Michael Kranich: Pflanzen als Bilder der Seelenwelt, Stuttgart ²1996

wachsen konnte, und dass ein neugeborenes Kind eine Frucht ist, die auch in einer Blüte wachsen durfte, in einer Blüte im Leibe der Mutter.

„Immer geschlossen, ausgekleidet mit Purpur, im Dunkel des Geheimnisses, kennt diese Blüte den Lauf der Sterne, weiß den Stand des Mondes und ist zu bestimmten Zeiten bereit, die Frucht zu empfangen. Wie jede Blüte in Goethes Blumenbeet ihre eigene Zeit hatte, sich dem Licht zu öffnen, so hat auch jede Frau ihre eigene Zeit. Sie ist unabhängig vom Lauf der Sterne, doch hat sie den Rhythmus des Mondes verinnerlicht: Alle 28 Tage erneuert sie ihre innere Rosenfarbe. So lange dauert es auch von Vollmond zu Vollmond …"

Nun dürfen die Mädchen die geschlossenen Blüten in der Mitte in einen Kreis legen. Die Buben übergeben ihnen sorgfältig ihre Formen. Dann dürfen die Buben mit den Tonsträngen einen Strahlenkranz um den Kreis der geschlossenen Blüten legen.

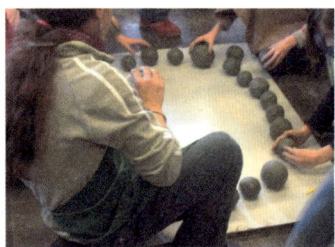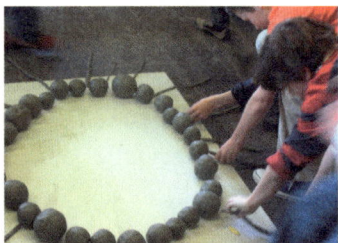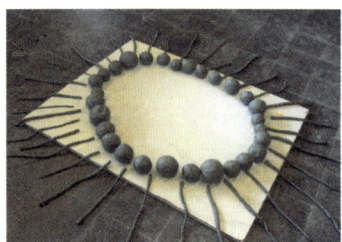

Die hier beschriebene Szene stand am Ende einer dreiwöchigen Pflanzenkundeepoche. In dieser Stunde waren wir nicht allein. Die Klassenlehrerin, eine Schulärztin, drei Mütter und ein Vater waren anwesend. Die große Andacht und Innigkeit, mit der die Kinder lange die geschlossene Blüte in den Händen drehten, um sie dann in den Kreis zu legen, hat die Eltern tief berührt. Obwohl zum Schluss das physische Bild der Befruchtung vor unseren Augen lag, blieb bei den Kindern und bei uns selbst alles im seelischen Bild, in der Empfindung kosmischer Qualitäten, die in den Wochen zuvor im Pflanzenkundeunterricht entstanden waren. Kräfte, die dem Licht der Sonne entsprechen, erwecken in den geschlossenen Blüten, die dem Monde verwandt sind, den Beginn des neuen Erdenlebens. Zum Abschluss sprechen wir gemeinsam das Gedicht, das neben einem Bild an der Wandtafel stand.

Die Geburt des Menschen

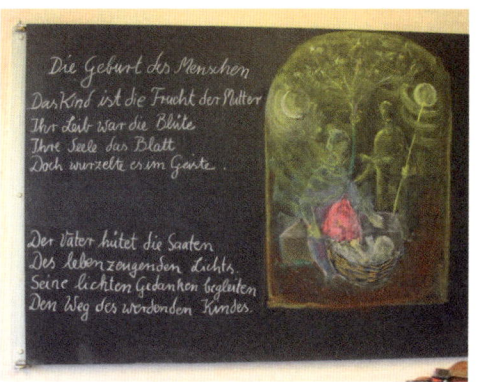

Das Kind ist die Frucht der Mutter
Ihr Leib war die Blüte
Ihre Seele das Blatt
Doch wurzelte es im Geiste.

Der Vater hütet die Saaten
Des lebenzeugenden Lichts.
Seine lichten Gedanken begleiten
Den Weg des werdenden Kindes

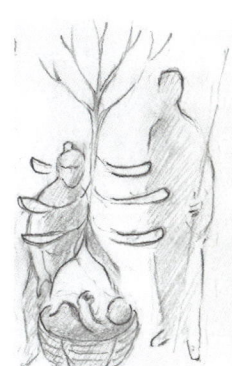

„Es ist unendlich wichtig für den Menschen, dass er die Geheimnisse des Daseins in Gleichnissen empfängt, bevor sie in Form von Naturgesetzen ihm vor die Seele treten." (in: Die Erziehung des Kindes vom Gesichtspunkt der Geisteswissenschaft)

Diesen Gedanken Rudolf Steiners für eine gesunde Entwicklung des Leiblich-Seelischen haben wir versucht zu beherzigen. Die Wahl der Bilder, der Worte, der Versuch, das Erlebte poetisch zu verdichten, haben jegliches Abgleiten in verfestigte, äußere Vorstellungen verhindert.

Die Rosenfarbe der geschlossenen Blüte stand für die Gebärmutterschleimhaut, die monatliche Erneuerung dieser Farbe für die Menstruation. Wohl war deutlich, dass einige der Mädchen wussten, wovon gesprochen wurde. Andere mögen es geahnt haben. Ausführlich wurde den Eltern von diesem kleinen, aber bedeutenden Hinweis berichtet. Vielleicht werden einige von ihnen die Bilder aufgreifen, wenn sie mit ihren Kindern über das Erwachsenwerden sprechen.

Zwei Jahre später, in der 7. Klasse, haben viele Jugendliche die Geschlechtsreife erreicht. Sie denken und empfinden anders und stellen andere Fragen an das Leben. Der Bereich der Geschlechtlichkeit, der in der 5. Klasse eher noch schlummerte, ist erwacht, geheimnisvoll anziehend, manchmal beunruhigend, zuweilen auch belastend. Allgegenwärtig sind die oberflächlichen, verzerrenden und animierenden Darstellungen dieses Lebensbereiches in den Medien, den Jugendzeitschriften, den Videoclips und den Liedtexten.

In einer viertägigen Unterrichtseinheit, die wir „Lebenskunde" nannten, versuchten wir ein Empfinden für die tieferen Schichten des Menschseins zu öffnen. Es wurde dadurch ein Boden geschaffen, auf dem die Jugendlichen ihre Fragen zu dem Bereich der Sexualität formulieren konnten (schriftlich). Die wichtigen Informationen über Verhütung, AIDS, sexuelle Gewalt und Schwangerschaftsabbruch konnten so in einer offenen Atmosphäre gegeben werden.

Von der Ungeduld der Irrlichter und der Ruhe des Fährmanns
Lebenskunde in der 7. Klasse

1. Tag:

Jeder Tag beginnt mit dem Vorlesen des Anfangsabschnittes aus Goethes Märchen von der grünen Schlange. Darauf folgt eine pantomimische Übung im Freien, die den zwölfteiligen Bewegungsablauf eines Fährmanns darstellt, der seinen Nachen mit Hilfe einer Stange durch ein flaches Gewässer führt.

Es ist das Ziel dieser Woche, das Menschenbild, das in der 4. Klasse sorgfältig angelegt worden ist und über die Naturkundeepochen der 4., 5. und 6. Klasse sich mit den anderen Naturreichen verbunden hat, nun in seiner Geschlechtlichkeit „auszusprechen". Dies soll so konkret geschehen, dass die Schülerinnen und Schüler ihre manchmal beunruhigenden Erlebnisse und brennenden Fragen an diese neue Erkenntnisstufe anbinden können. Ein weiteres Ziel besteht darin, die anatomischen und physiologischen Gegebenheiten an die umfassenden ätherischen Prozesse anzuknüpfen, in die alles Lebendige eingebettet ist, zuletzt an die Licht-, Luft- und Wasservorgänge der Atmosphäre.

Ich beginne von der Pflanzenkunde zu erzählen, die kurz zuvor in einer 5. Klasse stattgefunden hat. (Siehe: Ein erster kosmischer Blick auf das Geschehen der Menschwerdung.) Die älteren Siebtklässler dürfen dabei liebevoll schmunzeln über die Bildhaftigkeit, mit welcher der Lehrer versucht hat, den Kleineren das Geschehen der Menstruation näher zu bringen. Sie erinnern dabei ihre eigene, längst überwundene Verträumtheit und helfen bereitwillig, Bild für Bild durch die naturwissenschaftlichen Begriffe zu ersetzen.

Geschlossene Blüte – Gebärmutter;

Erneuern der Rosenfarbe – Menstruation;

Sonnenstrahlen – Sperma etc.

Alle haben während der Erzählung selbst eine solche Hohlkugel modelliert, die sie nun sorgfältig in den Händen halten. Ich kann nun manches eingehender erklären: Die Gebärmutter ist ein birnenförmiger Hohlmuskel, der bei der Schwangerschaft sich bis zum 50-fachen vergrößern kann und der sich bei den Wehen zusammenzieht, um das

Kind zu gebären. Die Gebärmutterschleimhaut ist der erste Nährboden für die befruchtete Eizelle. Hier kann sie Wurzeln schlagen und heranwachsen … Im Folgenden darf, weil das Bild geistig hoch angeknüpft war, manches bis ins Detail ausgesprochen werden, ohne den Takt zu verletzen.

Nun spreche ich von zwei anderen Räumen im menschlichen Leib, die ganz ähnlich gebaut sind und ebenso geheimnisvollen Lebensvorgängen im Inneren dienen: Herz und Mundraum. Wir stellen fest, dass alle drei Räume durchströmt sind – der obere von Luft, der mittlere von Flüssigkeit, der untere von den Kräften, die das Wachstum des sich entwickelnden Kindes ausmachen und ihm Erdengestalt geben. Auf der Suche nach der Lichtstufe des Geschehens stoßen wir auf den obersten Raum im menschlichen Leib, das Gehirn. Er ist von Gedankenlicht durchströmt. Ich notiere später an die Tafel:

Die Strömungsräume des Menschen

Das Gehirn	ist	von Licht durchströmt
Der Mund	ist	von Luft durchströmt
Das Herz	ist	von Flüssigkeit durchströmt
Die Gebärmutter	ist	von Lebenskeimen durchströmt

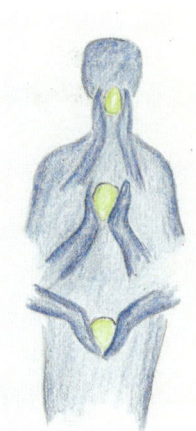

Auf allen Stufen werden die Strömungen von uns modelliert.

Wir modellieren den Lichtstrom.	Gedanken entstehen.
Wir modellieren den Luftstrom.	Worte entstehen.
Wir modellieren den Blutstrom.	Gefühle entstehen.
Wir modellieren den Wachstumsstrom.	Eine menschliche Gestalt entsteht.

Ich spreche nun Zeile für Zeile, während die Schüler und Schülerinnen ihre Hohlkugel in Kopf-, Mund-, Herz- und Leibhöhe halten. Später ersetzen wir das letzte Personalpronomen und sprechen: „Es modelliert …"

Nun dürfen die Kinder oben auf ihre Hohlkugel hörnerartig zwei feine Gänge aufsetzen, die jeweils in kleinen Trichtern enden. Ich berichte von den beiden Forschern Eustachio und Fallopio, die Mitte des 16. Jahrhunderts in Padua die später nach ihnen benannten feinen Gänge oberhalb des Mundraumes (Eustachische Röhren) und des Uterus (tuba fallopio – Eileiter) gefunden haben. Ich zeige, dass auch das Herz solche „Hörner" hat, die Verbindungen zu den Lungenflügeln. Wir sehen, dass alle vier Hohlräume den gleichen Bauplan haben. Sie sind durchströmt und nach oben geöffnet: Zum

Lichtraum (Fontanelle), zum Ohr (Eustachische Röhre), zur Lunge (Lungenarterie) und zu den Eierstöcken (Eileiter).

Nun kommt der Augenblick, die Buben einzubeziehen. Die Hohlform, in Leibeshöhe gehalten, wird nach unten gedreht. Aus den Eileitern werden Samenstränge, aus den Eierstöcken die Hoden, und aus der Gebärmutter die kleinere Samenblase. So haben beide Geschlechter eine Quelle von Lebenskeimen, die sich zu einem neuen Menschenleben verbinden müssen. Doch nur der weibliche Organismus kann diesem beginnenden Leben in sich einen Entwicklungsraum geben, die Gebärmutter. –

Eine kleine, ganz wesentliche Betrachtung eröffnet den Unterricht am nächsten Tag. Wir stellen fest: In den beiden oberen Räumen ist der Wille des Menschen frei, in den unteren an die Weisheit der Natur und an den Trieb gebunden. Die Wachheit nimmt von oben nach unten ab. Gedankenhelle herrscht beim Lösen einer Rechenaufgabe – Tiefschlaf in dem Gebiet, das der Fortpflanzung dient.

2. Tag:

Erstes anatomisches und physiologisches Wissen haben wir uns am ersten Tag plastisch erarbeitet. Nun, am zweiten Tag, soll das seelische Erleben, das mit der Anziehung der Geschlechter zusammenhängt, zum ersten Mal angeschaut werden. Wieder suchen wir einen künstlerischen Weg. Das Formenzeichnen soll helfen.

Wir erinnern die Kinder zuerst an das Schema des menschlichen Leibes, wie es in der Menschenkundeepoche der 4. Klasse gezeichnet worden ist. Es ergibt sich folgendes Gespräch:

„So haben wir es während der ersten Menschenkunde in der 4. Klasse besprochen:
Der Mensch besteht aus drei Kugeln:
Die Kleinste ist uns vertraut, der Kopf.
Von der zweiten ist nur eine Schale sichtbar, die Brust.
Von der dritten nur die Radien.
Dieses Bild erinnert ihr. Es ist immer noch wahr!
Im Kopf sind wir abgeschlossen. Hier liegt unser Ich-Bewusstsein. Hier sind wir in unserem eigenen Haus für uns.
Im Rumpf sind wir nach hinten abgeschlossen und nach vorne eher geöffnet. Ein unsichtbarer Teil dieser Kugel liegt vor uns.
Von der dritten Kugel sehen wir nur einen kleinsten Rest. Sie muss ungeheuer groß sein, vielleicht die ganze Welt umspannen.

148

Haben sich die Kugeln für eure Empfindung in den letzten zwei Jahren verändert? Die erste Kugel ist zwar nicht gewachsen, sie ist aber wacher geworden. Die zweite Kugel ist etwas gewachsen. Auch sie ist wacher geworden. Wir haben es nicht mehr gern, wenn Menschen, die wir nicht mögen, uns zu nahe treten. Wir haben das Gefühl, sie stehen in uns drin. Hingegen haben wir es vielleicht ganz gerne, wenn Menschen, die wir gerne haben, uns so nahe sind, dass sich die unsichtbaren Räume durchdringen. Die dritte Kugel ist deutlich gewachsen, jedenfalls der sichtbare Teil, die Radien. Wir sind viel mehr in der Lage, in dieser dritten Kugel tätig zu werden, etwas zu bewirken, unsere Spuren in der Welt zu hinterlassen.

Es sind manche Veränderungen in unserem Inneren vorgegangen. Wir merken, dass wir eine eigene Person sind, dass wir nicht mit unserer Familie identisch sind, nicht mit ihr verschwimmen wollen. Wir sind froh, dass wir ein eigenes Zimmer haben und dass dieses Zimmer Tür und Schloss und Schlüssel hat. Wir brauchen diesen eigenen Raum, und wer rein will, der soll gefälligst anklopfen. Wir möchten nicht nur über unseren Raum, sondern auch über unsere Zeit bestimmen. Es ist unser Leben! In diesem Raum wollen wir unsere Gedanken haben und unsere Musik hören. Wir wollen unseren Gefühlen nachgehen. Es ist eine ganze Welt von Gefühlen, die in diesen Jahren erwacht sind. Gefühle, die wir vorher nicht kannten. Können wir über diese Gefühle sprechen?

Gehören diese Gefühle mir? Kann ich meine Gefühle machen? Kann ich gute Gefühle herbeirufen und schlechte wegschicken? Haben Gefühle etwas mit der Wirklichkeit zu tun? Es können Gefühle auftauchen, die sich auf einen Menschen richten, den ich sehr, sehr gerne habe. Starke Gefühle. Aber dieser Mensch ist gar nicht in der Nähe. Das Gefühl ist aber so stark, dass wir das Empfinden haben, er sei nahe, oder es ist so, dass wir wünschen, dass er nahe sei. Wir merken, dass die mittlere Kugel größer ist, als wir dachten, so dass wir Menschen hineinnehmen können, die weit weg sind. Merken sie es, dass wir sie in unsere Gefühle einbezogen haben? Manchmal ja, manchmal nein.

Was ist, wenn der eine den anderen einbezieht, diesem ist es aber gar nicht recht? Da kann der andere nicht viel machen. Es ist auch nicht so schlimm, solange der erste in seinem Zimmer bleibt. Wenn er einen aber verfolgt, einem auf die Pelle rückt, dann muss man einmal ein deutliches Wort sprechen und sagen: Bitte sehr, ich wäre ganz gerne allein in meinem Raum! Bleib gefälligst draußen. Oder: Ich haben einen anderen gerne. Tut mir leid. Schau, dass du einen anderen findest.

Es gibt da aber einen merkwürdigen Sonderfall. Der taucht schon in Märchen auf. Eine Prinzessin sitzt in ihrem Schloss, und nun kommen plötzlich von allen Seiten die Freier. Und das gefällt ihr, sie alle so ein bisschen zappeln zu lassen. Solche Prinzessinnen gibt

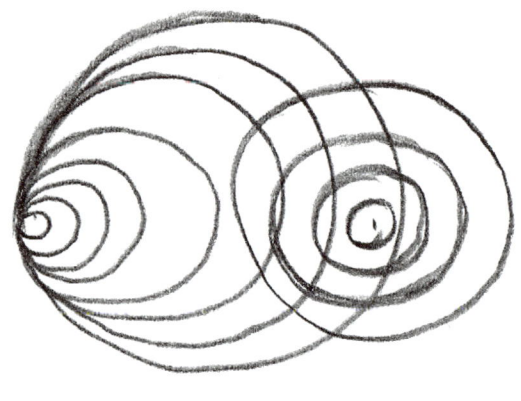

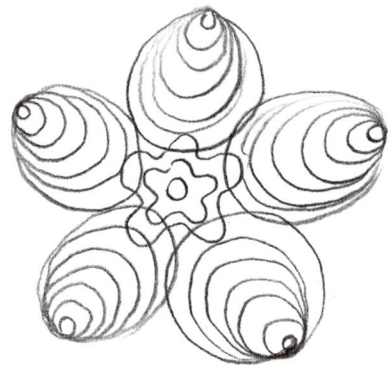

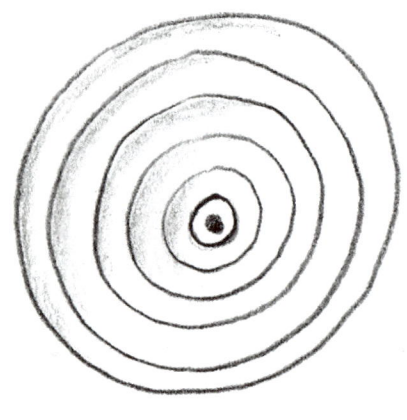

Das Bild des
Interesses
für die Welt

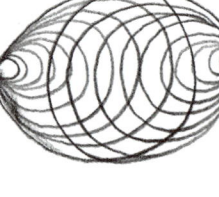

Das Bild einer sich
entwickelnden
Freundschaft
Wann berühren sich
die Kreise, wann
berührt mein Kreis
den Mittelpunkt
des anderen,
wann schließt er den
anderen ein?

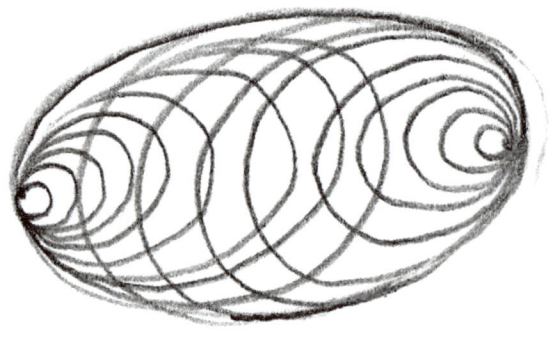

es heute noch. Sie verstehen es, ganz viele Prinzen gleichzeitig verrückt zu machen. Die stehen zwar nicht vor ihrer Türe Schlange – aber sie sitzen zu Hause in ihren Zimmern und haben ein Feuer in der Brust. Eine Art seelischer Brandstiftung! Das sollte man nicht machen! Man darf in solchen Freundschaften nur so viel Hoffnung machen, wie man einlösen kann. Sonst streut man nur Unglück aus.

Wir müssen also mit diesem Freundschaftsraum, dieser zweiten Kugel, sorgfältig und verantwortungsvoll umgehen. Wir müssen den eigenen Schlüssel hüten. Wir dürfen nicht in den Raum eines anderen einbrechen. Wir dürfen aber klopfen."

3. Tag

Heute sprechen wir über die geistige Ebene, über das, was mit der dritten Kugel zusammenhängt.

Ich erzähle von den Ureinwohnern Australiens.

Als die ersten Missionare nach Australien kamen, gewannen sie den Eindruck, dass diese „gänzlich unaufgeklärten" Eingeborenen den Zusammenhang zwischen Zeugung und Geburt nicht kannten. Auf die Frage, wie es zur Geburt von Kindern komme, zeigte man ihnen jeweils Bäche oder Wasserlöcher und erzählte von irgendwelchen Jalalas, die dort zu finden seien. Sie schüttelten innerlich über so viel Naivität den Kopf. Die Aborigines hingegen hatten den Eindruck, dass die Weißen die eigentliche Voraussetzung für eine Empfängnis nicht kannten. Denn ihnen war anscheinend nicht klar, dass erst eine Seele da sein muss, die geboren werden will. Und diese nennen sie seit Urzeiten Jalala. Ein Mann, der Vater werden will, muss sie an einem der heiligen Wasserlöcher finden, bevor er mit seiner Frau zusammen schläft. (Will er zu dieser Zeit nicht Vater werden, so kann er sich dieses Jalala ins Haar flechten und es im Traum seinem Freund schenken.) Oder die Mutter muss zuvor am Bach den Namen des Kindes hören. Nur wenn eines von beidem zutrifft, kann ein Kind empfangen werden.[4]

Lange überlegen wir, wer von den beiden recht hatte. Wir kommen zu dem Schluss: Es braucht die Eizelle der Mutter und eine Samenzelle des Vaters. Das alleine reicht aber nicht. Es braucht auch eine Seele, die zu diesen Eltern kommen möchte. Denn viele Eltern sehnen sich nach einem Kind und müssen lange darauf warten.

Nun zeichnen wir einen Weiher, dessen vollkommen ruhige Wasserfläche durch einen landenden Wasservogel erregt wird. Konzentrische, sich ausweitende Ringe ent-

---

[4] Vgl. Thomas Göbel: Erde, die die Seele trägt, Stuttgart 1976, S. 23 u. 36

stehen, die bis in die feinsten Arme des Sees hineinwachsen. Über den See zeichnen wir bewegte Luft und darüber einen Sternenhimmel. Unter dem See deuten wir durch Schraffur die Erde an. Nun sehen wir vor uns die Stufenleiter, welche die Seele eines Kindes herabsteigen muss. Am Wasser kann sie in Empfang genommen werden, und dann kann ein Leib auf der Erde bereitet werden. Doch: Ist es bei uns auch so? Ich lese einige Träume vor.[5] Es sind Träume, die Frauen vor einer Empfängnis hatten. Da ist einmal von leuchtenden Gewändern die Rede, vom Sternenkleid, ein anderes Mal von gefalteten Fliegern, die durch die Luft schweben. Immer wieder lesen wir vom Wasser, oder vom Stadttor, an dem das Kind erwartet und begrüßt werden soll. Eine Frau träumte von einem See*stern*, der sich an ihrem Bein festsaugen wollte. So scheint es, dass auch bei uns sich Seelen im Traum ankündigen, wenn wir nur offen genug sind.

4. Tag

Wir beginnen wie jeden Tag mit dem Lesen des Anfanges von Goethes Märchen. Dort heißt es: „Der Kahn schwankt, setzt euch ihr Lichter! Und etwas später: Um Himmels Willen ..."

Wir blicken zurück auf den gestrigen Tag. Die Kinder haben einen kleinen Aufsatz geschrieben über die Begegnung mit den Aborigines. In einer großen Unbefangenheit können sie über diese so fern und doch so nahe liegenden, wichtigen Dinge sprechen.

Von der Ungeduld der Irrlichter und der Ruhe des Fährmanns

Heute soll nun das Rätsel des Fährmannes gelüftet werden. Das hatte ich versprochen. Warum dieses Märchen am Anfang und warum das Rudern jeden Morgen? Ich beginne etwa so:

„Vorgestern haben wir von der mittleren Kugel gesprochen. Wir nannten sie die *Freundschaftskugel.* Wir haben gesehen, dass wir mit unserem Verhalten große Wirkungen in der Seele von anderen Menschen entzünden können. Sehr schöne Wirkungen, aber auch schlimme Wirkungen, Trauer, Enttäuschung, Eifersucht, Unordnung. Wir haben eine Verantwortung für das, was wir selbst sind und was wir im anderen anrichten. Gestern haben wir nun über die große Kugel gesprochen. Ich möchte sie die *Kugel der Liebe* nennen. Die Wirkungen, die wir hier erzeugen können, sind viel mäch-

---

[5] Franz Alt: Liebe ist möglich, München 1985

tiger. Sie können Licht und Wärme erzeugen und verschenken und große Glücksgefühle auslösen. Sie können sogar ein neues Menschenleben hereinrufen. Das ist das Wunderbare an dem, was mit unserer Geschlechtlichkeit, mit der Sexualität zusammenhängt. Wir können aber auch große Sorgen auslösen, Enttäuschung, Verzweiflung, Verbitterung und nicht zuletzt das große Unglück, das mit einer Abtreibung auf alle Beteiligten niederfällt.

Was sollen wir tun? Wir sollen uns in dieser großen Kugel, dem Reich der Liebe nicht wie Irrlichter bewegen, die sich eigentlich nur für sich selbst interessieren, die nicht abwarten können und keine Fragen haben und die mit ihrem Übermut den großen Strom in Aufruhr versetzen und den Kahn zum Kentern bringen können. Wir sollen Meister und Diener des Stromes werden, sollen wie der Fährmann mit großer Ruhe und Achtsamkeit unseren Weg gehen und auf das Schicksal vertrauen."

Nun gingen wir auf den Schulhof. Die Mädchen mit einem langen Seil auf der einen, die Buben mit langen Stangen auf der anderen Seite. Schrittweise gingen sie nach kurzen Anweisungen aufeinander zu. In einem Abstand von 5 Metern blieben sie stehen. Nun zogen die Mädchen in einen Kreis und hockten sich zu Boden. Die Buben schlossen einen äußeren Kreis. Nun begann eine große Choreographie: Ausstrahlen und Einstülpen der Stäbe im rhythmischen Wechsel, derweilen die Mädchen die Arme zu den Seiten spreizten und dann zur Mitte jeweils in einer O-Gebärde schlossen. Dann ein Rechts- und Linksneigen der senkrechten Stäbe, das von den erhobenen Armen im inneren Kreis begleitet wurde. Nun durfte mal ein Junge, mal ein Mädchen die Choreographie anführen, in die alle anderen einzuschwingen hatten. Im Hintergrund stand das Bild der sich einsenkenden Seele im Bewusstsein der Aborigines.

Zurück im Klassenzimmer die Frage, ob es einen Moment gegeben habe, wo wir in das Bewusstsein der Naturvölker gekommen seien. Ein Junge sagte, er hätte das Gefühl gehabt, so etwas schon einmal geträumt zu haben. Ein Mädchen sprach von einem Aufwachen im Rücken, ein anderes von der großen, wachsenden Ruhe. Sind dies nicht Qualitäten, die wir im Umgang mit dem Strome brauchen?

Die Menschenkundeepoche der 7. Klasse ist der Ernährungslehre gewidmet. Wo kann man die Illusion von der Selbständigkeit des Menschen besser auflösen als bei der umfassenden Schilderung des Stoffaustausches, der Verbrennung und des Wachstums? Der menschliche Organismus ist hineinverwoben in das Leben der Naturreiche, in die Elemente und in die Wirkungen kosmischer Gesetzmäßigkeiten, die die Schüler schon im Gartenbau kennengelernt hatten. „Ich danke dir, du stummer Stein, und neige mich zu dir hernieder", formuliert Christian Morgenstern in seinem Gedicht, in dem er sich in tiefer Dankbarkeit den Steinen, den Pflanzen und den Tieren zuwendet, denen wir unser Leben schulden.

Wir werden die Gelegenheit nicht verpassen, am Ende der Epoche in einem Vergleich das benachbarte Feld der Fortpflanzung zu berühren. Wir sprechen vom menschlichen Keim, der nur wachsen und sich entwickeln kann, weil er in dieser Stoffwechselumgebung eingebettet liegt und durch die Nabelschnur an den vorher besprochenen Stoffeskreislauf angeschlossen ist.

Schon früher wurde das Bild vom Menschen als einer umgekehrten Pflanze an die Jugendlichen herangetragen. Wir verfolgen jetzt dieses Bild bis in die organischen Prozesse hinein und beschreiben die Stoffwechselvorgänge und die Geschlechtsorganisation als Blüten- und Fruchtregion des Menschen. Damit setzen wir die Fruchtbarkeit des Menschen noch einmal in Beziehung zur kosmischen Natur der Pflanzenwelt. Dann wendet sich der Blick des Jugendlichen ganz den Kräften der Erde zu. Davon soll im Folgenden die Rede sein.

Leiberfahrung und soziale Aufgabe – Anregungen zur Menschenkundeepoche der 8. Klasse

Während die Menschenkundeepoche der 7. Klasse sich mit der Ernährungslehre und der Chemie des Stoffwechsels beschäftigt, richtet sich der Blick in der 8. Klasse auf die Mechanik des Gliedmaßenmenschen: Jedes Gelenk hat einen durch seine Gestalt gegebenen Bewegungsraum (Scharnier-, Kugel-, Gleitgelenk etc.). Es ist gehalten und überspannt von Bändern und erfährt seine Bewegung durch beugende und streckende Muskeln, die immer paarweise auftreten. Die schwereren Knochen des männlichen Skeletts und der größere Bewegungsspielraum der weiblichen Gelenke können betrachtet werden. Die Schüler dieses Alters haben, so sagte Rudolf Steiner häufig, einen natürlichen Hang zum Materialismus. So ist es in der Regel gut, bei dem zu bleiben, was in Erscheinung tritt. Dennoch sollte man einen kurzen Blick auf das „woher" lenken:

Woher kommt der Bewegungsimpuls, was greift in die Gelenke ein? Wir gehen in der Beobachtung von den Knochen über die Sehnen zu den Muskeln. Es scheint mir wichtig, in der Ursachenkette nun nicht von den Muskeln auf die Nerven und von da auf das Gehirn zu schließen, sondern den Weg der Verdichtung zurückzuverfolgen vom Harten zum Weichen: vom harten Knochen zur zähen Sehne, zum weichen Muskel, *zum flüssigen, muskelernährenden* Blut! Das Staunen über den kontinuierlichen Übergang vom Mineralischen zum Wässrigen (man muss durchaus mit Begeisterung darüber sprechen) kann die Frage nach der Luft- und zuletzt nach der Feuerstufe dieser Entwicklungsreihe aufkommen lassen. Sie würde den Blick von der festen Gestalt lösen und ein Ahnen des nicht verkörperten, kosmischen Menschen-Ichs ermöglichen, das von außen in die Bewegungen eingreift. Der Hinweis auf Vogel- oder Fischschwärme, bei denen deutlich die Willensimpulse von außen eingreifen, wird diese Vorstellung erleichtern. Auch die Erfahrungen aus dem anspruchsvollen künstlerischen Üben musizierender Schüler werden diesen Blick auf den Umkreis als Quellregion der Bewegung bestätigen. Doch dieser spirituellen Realität steht gesellschaftlich noch immer die Vorstellung von dem Gehirn als „Schaltzentrale" unserer Muskeltätigkeit entgegen. Umso wichtiger ist es, den hier bezeichneten Blickwinkel für wenige Momente zur Geltung kommen zu lassen.

So könnte diese fünfminütige Betrachtung eingeschoben werden, bevor man auf das „Wozu" des Knochen-Muskel-Systems blickt und die Metamorphosenreihe in die andere Richtung verfolgt: Von den Gelenken ausgehend kann man auf die Welt der Werkzeuge blicken, auf die Baumaschinen mit ihren gewaltigen hydraulisch bewegten Armen, und zuletzt, wie es Rudolf Steiner empfahl, übergehen zur Besprechung der Betriebs- und Verkehrsverhältnisse der Region. Sind diese doch herausgesetzte, im geschichtlichen Verlauf grandios perfektionierte Arm- und Beintätigkeiten des Menschen.

Im Zusammenhang mit den Fragen der Sexualerziehung hat dieses Vorgehen eine außerordentliche Bedeutung. Nicht bei der Leiberfahrung stehenbleiben, sondern das Interesse unmittelbar auf die Welt richten. Denn der Leib ist nicht das Ziel, sondern das Mittel der Inkarnation. Die Jugendlichen sollen immer wieder erleben: Der Sinn des Menschseins muss nicht im Innern, sondern in der Welt gesucht und in der sozialen Aufgabe gefunden werden.

155

Vorbereitung zur Darstellung eines Skeletts im Maßstab 1.1

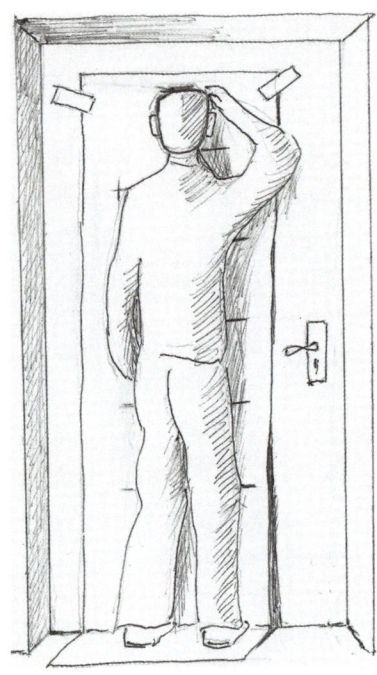

Hefte diesen Papierstreifen (180/50 cm) zu Hause an deine Türe, stelle dich mit der Nase davor und markiere:

1. den Scheitelpunkt
2. die Kinnhöhle
3. Schulterhöhe und -breite
4. Brusthöhe
5. Nabelhöhe
6. Schritt
7. Knie
8. Sohle

Verstärke die seitlichen Kanten mit Klebstreifen. Knicke das Blatt an den bezeichneten Punkten, lege es wie ein Leporello zusammen und bringe es morgen wieder mit in die Schule.

In der letzten halben Stunde jedes Unterrichtes einer Menschenkundeepoche der 8. Klasse wurde an diesen maßstabsgetreuen Zeichnungen gearbeitet. Die geschwungene Linie des oberen Beckenrandes wurde als erste gesetzt. Auf das Becken folgten in den nächsten Tagen die unteren Gliedmaßen, darauf die Brust, dann der Kopf und zuletzt die oberen Gliedmaßen. Es wurde an der Tafel jeder Abschnitt vorgezeichnet. Markante Maße wurden von den Jugendlichen immer am eigenen Leib „abgenommen". So der Abstand von Kinn und Brustbein, von unterer Rippe zum oberen Beckenrand, von der Fingerspitze der hängenden Hand zum Knie. Durch die Leporellofaltung konnte der Schultisch als Zeichenunterlage dienen, wobei immer zwei Abschnitte gleichzeitig aufgedeckt und gestaltet werden konnten.

In der Oberstufe darf mit einer anderen Ruhe und neuen Bewusstheit der Schülerinnen und Schüler gerechnet werden. Wir wollen den Blick auf zwei Situationen lenken: einen künstlerischen Unterricht in der 10. und die Embryologieepoche der 11. Klasse.

Entwürfe einer Lebensgemeinschaft
Erfahrungen aus dem Modellieren der 10. Klassen

In einer 10. Klasse treffen wir auf eine Entwicklungssituation, die als Mitte zwischen der seelischen Vitalität einer 9. Klasse und der seelischen Blütenhaftigkeit der 11. Klasse beschrieben werden kann. Der Innenraum, der zuvor noch von Stürmen bewegt war, beginnt sich zu klären, Idealisches leuchtet herein.

Im Modellieren geht es um den Innenraum, um den seelischen Ausdruck von Formen, um Formgebärden. Das kann sich in reinen, abstrakten Formen aussprechen, kann aber auch an figürlichen Gestalten studiert werden. Die Begegnung von zwei Menschen bietet sich als Thema an. In der letzten Klasse wurden zwei Boxer im Kampf, zwei Musiker im Duett, zwei Wanderer unterwegs, Hirten am Feuer, ein Erzähler mit Kindern im Kreis dargestellt. Daneben entstanden zahlreiche Paare, die stehend oder sitzend aneinandergeschmiegt waren, sich umschlungen hielten oder sich zaghaft berührten. Da konnte man erleben, wie die Jugendlichen ahnend ein Idealbild modellierten, den Entwurf einer Beziehung von zwei Menschen, die in großer Innigkeit und wortloser Vertrautheit verbunden sind. Diese Skulpturen haben nie etwas Erotisches im äußeren Sinne. Geschlechtsmerkmale werden, auch wenn es sich um Akte handelt, zurückgehalten, oder bedeckt. Eine ganz natürliche Scham waltet. Auch wäre die Beherrschung der Anatomie eine Überforderung. Ich spreche von Barlach, dessen weitbekleidete Figuren große Gebärden machen, spreche in Anlehnung an Beuys vom Wärmemenschen, der größer und strömender gedacht werden muss als der physische Leib. Zeige Werke von Michelangelo, bei dessen Figurengruppen durch Arme und Beine großangelegte Strömungen gehen.

Methodisch gehen wir so vor:

Wir beginnen mit einer einheitlichen, chaotisch aus kleinen Tonbatzen zusammengesetzten Wolke, in der die spätere Skulptur mit ihren Figuren schlafend enthalten gedacht wird. Ich erinnere an die große Kugel des dreigliedrigen Menschenbildes, in der wir des Nachts kosmisch ausgeweitet mit anderen Wesen vollkommen verbunden leben. „Hier sind wir eins und wirklich sozial!"

Wir setzen in die obere Zone dieser Wolke zwei Tonbatzen, die wir als Köpfe denken, in die hinein diese ausgebreitete, noch träumende Masse aufwacht. Wir arbeiten immer von der Rückenansicht aus, eine Methode, die statt mit der Vorstellung mit den Kräften der Identifikation rechnet: Wir schlüpfen von hinten in die Gestalten hinein. Von den Köpfen herab wacht nun die Plastik langsam auf, Rückenpartien konfigurieren sich, Armansätze werden sichtbar. Bald kann erlebt werden, wie die beiden Figuren in Beziehung treten. Ein Gespräch der Formen beginnt. Die Köpfe bleiben individualisiert, isoliert nebeneinander stehen, in der Armzone verbinden sich die Figuren oder sie öffnen einen seelischen Raum zwischen sich. In der Beinzone bleiben sie häufig vollkommen verbunden.

Im Korrekturrundgang ergeben sich kostbare kleine Gespräche, die, wo sie die Frage der Geschlechterbeziehung berühren, mit großer Verantwortung geführt werden müssen. Es sind oftmals Sternstunden, weil sie in einem Moment stattfinden, an dem der junge Mensch gerade mit seinem ganzen geistig-seelischen Wesen präsent ist.

Bei der Schlussbetrachtung in der großen Runde kann man gemeinsam versuchen, bei jeder Plastik die mittlere und die große Kugel zu entdecken, und zuletzt über die Bedingungen einer tragfähigen, menschenwürdigen Gemeinschaft sprechen, in der sich zwei Menschen auf geistiger und seelischer Ebene gefunden haben, und ihre leibliche Verbindung von Verantwortung füreinander getragen ist.

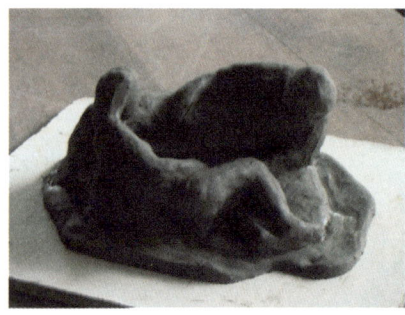
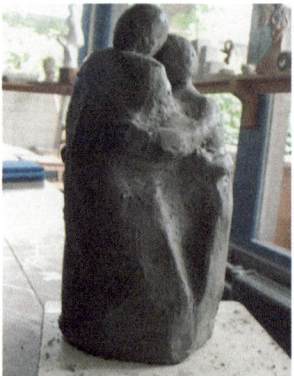
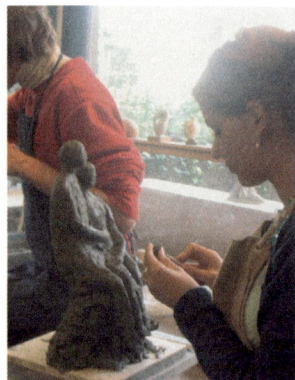

Der 17. Tag
Plastische Embryologie in der 11. Klasse

Aphoristisches

- *Die Unterscheidung von „Befruchtung" und „Empfängnis" legt die Tiefenschichten der Menschwerdung frei und öffnet den Blick für die sich inkarnierende Seele.*
- *Das Wirken aus dem Inneren der Materie (Erbströme im cross over der Gene) und das Wirken aus dem kosmischen Umkreis (Einfluss der sich nähernden Seele) sind zusammenzuschauen. Es sind voneinander nicht zu trennende Begriffe eines plastischen Vorganges, durch den sich der Leib bildet.*
- *Die kosmische Seele arbeitet zuerst von außen am wachsenden Keim. Sie bewirkt Differenzierungen, Ein- und Umstülpungen. Die Ein- und Umstülpungsvorgänge sind zugleich Taten wie Leiden der sich inkarnierenden Seele.*
  Das Ergebnis ist die beseelte menschliche Gestalt.
- *Bloße Anhäufungen embryonaler Zellen in einer Nährflüssigkeit werden wachsen, wuchern, sich aber nicht organisieren, nicht ein- und umstülpen und niemals eine menschliche Gestalt hervorbringen!*
- *Indem wir Embryologie modellieren, bilden wir von innen und außen an den entstehenden Formen. Wenn wir von außen arbeiten, befinden wir uns in der Rolle der vorgeburtlichen Seele. Wir lassen durch unsere Hände gehen, was die Seele am wachsenden Keim tut. Dies nehmen wir tiefer wahr, als wir meinen.*

Die Behandlung der Embryologie im Unterricht ist, wenn sie nicht rein intellektuell betrieben wird, von einem feinen, aber bedeutsamen seelischen Unterstrom begleitet: Wir betreten ein Feld, das heute nackt und entzaubert in der gesellschaftlichen Diskussion steht. Ich denke an die Gen- und Stammzellenforschung, die In-Vitro-Fertilisation, die Frühdiagnostik. Für den empfindsamen jugendlichen Menschen ist dieses Feld nicht nackt, nicht entzaubert, sondern mit vielen gemischten Gefühlen, mit unbewussten Erinnerungen, mit Ängsten, mit Sehnsüchten und träumenden Erwartungen verbunden. Er blickt auf die Umstände seiner eigenen Menschwerdung, lernt den eigenen Leib mit seinen Lebensvorgängen näher kennen, lernt manche Empfindungen, die an den Leib gebunden sind, besser verstehen, schaut vielleicht zum ersten Mal mit Ruhe auf die Andersartigkeit des anderen Geschlechtes und spürt zugleich der eigenen Lebensgestaltung in der Zukunft nach. Es berührt die Gesamtthematik für ihn die viel bewegte Frage der Beziehungen, der Lebenspartnerschaft, der Liebe. Im Gegensatz zu den Darstellungen dieses Komplexes in Medien, Jugendzeitschriften und Raptexten, die unverhohlen zu einem verantwortungsfreien, lustbetonten Umgang mit Sexualität auffordern und dabei das Thema der Schwangerschaft bewusst und radikal ausblenden (oder auf die Seite: „Verhütung von ungewünschten Begleiterscheinungen" verbannen), tritt in diesem Unterricht das werdende Leben in seiner Vollkommenheit und Verletzlichkeit in Erscheinung. Dies ist eine hochsensible Situation, in der sich etwas aus Tiefen der Seele herausarbeiten kann in die Bewusstheit, in die Bildung von moralischen Urteilen, von zukunftswirksamen Idealen. So wird dieser Unterricht die Haltung und Verantwortung der jungen Menschen im Umgang mit den Kräften der Sexualität, eventuell mit der Frage eines konkreten Schwangerschaftsabbruchs, entscheidend mit prägen dürfen. Ich möchte diesen Umstand durch die Schilderung einer Unterrichtssituation deutlich machen.

Seit 12 Jahren beziehen wir an der Basler Rudolf Steiner Schule das Modellieren in den Embryologieunterricht der 11. Klassen ein. Wir versuchen mit den Schülerinnen und Schülern die Entwicklungsvorgänge der ersten drei Wochen modellierend nachvollziehen. (Ein Zyklus von Übungen wurde in der Zeitschrift „Erziehungskunst" Nr. 5, Mai 2005, publiziert; eine ausführlichere Beschreibung ist beim Autor direkt zu beziehen.[6]) Wenn wir an einem Morgen die großen Gestaltverwandlungen der 3. und 4.Woche an einem Stück Ton durchführen und durch viele Schritte von der Keimscheibe bis hin zu dem 23 Tage alten Embryo kommen, der mit dem Gesicht auf dem ausgestülpten Herzen liegt und mit taktierenden Bewegungen seiner Handknospen die Einfaltung des Gehirns begleitet, dann werden Schichten des Erlebens sich öffnen, die wir mit der Besprechung anatomischer Schnittzeichnungen nie erreichen. Jedes Mal haben die Schülerinnen und Schüler es schwer, die Arbeiten wieder zurück in die Tonkiste zu legen. Kann es sein, dass sie in dieser Stunde mit dem Empfinden hineindringen durften in die Region, die Rudolf Steiner mit der dritten, der kosmischen Kugel beschrieben hat? (10. Vortrag „Allgemeine Menschenkunde", und in diesem Beitag „Eine notwendige Erweiterung des Blickfeldes", S. 135 ff.).

Unsere Schülerinnen und Schüler rechnen mit der vorgeburtlichen Existenz des Menschen. So ist, auch wenn wir ganz in der Anschauung der leiblichen Vorgänge bleiben, der Schritt zur Perspektive der Vorgänge aus der Sicht der sich inkarnierenden Seele nicht groß:

---

[6] Christian Breme, Rüttiweg 65, CH-4143 Dornach, Tel. 0041-61-7019426, E-Mail: c.breme@gmx.de

Wo befindet sich diese Seele jetzt? Ist sie noch weit entfernt oder schon nahe daran, im Umkreis des winzigen Gebildes? Diese etwas hypothetisch klingende Frage begleitete uns während des Modellierens mit einer sehr aufgeschlossenen Klasse. „Wann zieht die Seele denn genau ein in den Embryo?" Eine aufgeweckte Schülerin hatte damit eine entscheidende Frage der Ethik auf den Nenner gebracht. „Eine gute Frage", sagte ich. Und dann murmelte ich vor mich hin: „Rudolf Steiner hat da von einem bestimmten Tag der Entwicklung gesprochen." Wie elektrisiert sprang dieses Mädchen auf und rief: „Von welchem Tag? Das würde ja ein Licht werfen auf die Abtreibungsfrage." Ich versprach, diese Zahl am nächsten Tag zu nennen. Obwohl sie sonst den Äußerungen des Schulgründers nicht so große Bedeutung beimessen, konnten sie die Antwort kaum erwarten.

Ich stellte am nächsten Morgen drei große Modelle in die Mitte: links die runde Keimscheibe mit den konkaven Flächen, der Zustand des 14. Tages, rechts das vollplastische Gebilde des 32-tägigen Embryo, dazwischen die Keimscheibe nach den ersten Einstülpungen (der Chorda dorsalis, des Neuralrohres, des Urdarms). „Versuchen wir die Frage aus der Anschauung selbst zu beantworten!", begann ich die Betrachtung. Die Schüler waren sich einig: Die dünne Keimscheibe ist nur eine zweizellschichtdicke Membran. Man sieht, dass die Seele nur anklingen kann. Im vollplastischen Gebilde rechts ist alles ausgestopft. Da ist der Mittelpunkt drinnen. Das ist nicht mehr nur ein Keim. Die Seele ist eingezogen. Und in der mittleren Form? „Die Einstülpungen beginnen sich zu schließen. Da hat die Seele gerade Anker geworfen!" „Ein schönes Bild," sage ich „Dies ist der 17. Tag! Von ihm hat Rudolf Steiner gesprochen!" – Keiner von den jungen Menschen wird dieses kleine Erlebnis vergessen. Ein entscheidendes Erlebnis! Es geht nicht um die Frage, ob es der 16., 17., 18. Tag ist, an dem die Seele eine endgültige Beziehung zum Keim aufnimmt. Wichtig ist die Erfahrung, dass man der Antwort auf eine solche Frage näher kommt, wenn in das Denken kosmische Gesichtspunkte einbezogen werden, d.h., wenn die dritte Kugel des Menschenbildes mitgesehen wird.

In diesem Fall betrachteten wir die Menschwerdung aus der Perspektive der sich inkarnierenden Seele. Den Schülerinnen und Schülern war ganz deutlich: Ob man ein Seelenschiff zurückschickt, bevor es Anker wirft, oder einem Menschen die Behausung nimmt, in der er zu wohnen begonnen hat, dies ist ein gravierender Unterschied. Aus einem ähnlichen Empfinden heraus wurde wenige Tage später die Bezeichnung der Spirale als „Verhütungsmittel" in Frage gestellt. Verhindert sie doch in Wirklichkeit nicht die Befruchtung, sondern die dauerhafte Einnistung eines sich bereits entwickelnden Keimes.

Schon das Denken einer möglichen geistigen Realität kann unser Verantwortungsgefühl in der Beziehung zu einem anderen Menschen steigern. Hier war es die Realität einer vorgeburtlichen Seele, welche die Jugendlichen versuchten in die Betrachtung einzubeziehen. Ebenso könnte man in einem Gespräch über die Realität vorgeburtlicher Entschlüsse einen Moment lang nachsinnen, über die eigenen und die des anderen Menschen, in dessen Lebenskreis wir eintreten. Oder über die Verletzbarkeit einer Seele, die Verwirrung einer Biographie. Immer würden wir auf Kräfte stoßen, die die Zurückhaltung selbstbezogener Motive ermöglichen und unseren Freiheitsraum vergrößern.

Es muss Zeiten gegeben haben, in denen die Menschen hellsichtig waren für die kosmische Seite des Menschseins, für seine Vorgeburtlichkeit und Bestimmung. Diese Wahrnehmungsfähigkeit ist verdämmert. Der Intellekt ist an die Stelle getreten, das Denken innerhalb der Grenzen der physischen Welt. Heute können wir das Kosmische wieder denken lernen! Wird eine Zeit kommen, wo sich dieses Denken erneut in ein vertieftes Wahrnehmen verwandeln wird? Rudolf Steiner sprach von der Aufgabe des Lehrers, dieses Denken, dieses Wahrnehmen in der Waldorfschule vorzubereiten. Für die Entwicklung einer Sexualkunde ist dieses Bemühen unerlässlich.

Ein Schlüssel zum Verständnis …

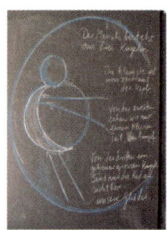 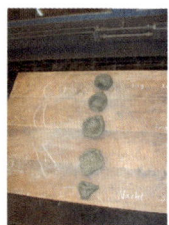 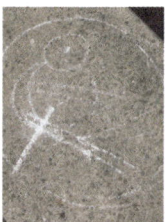 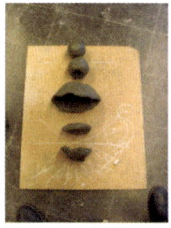 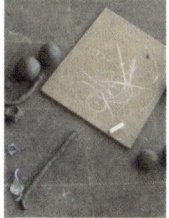 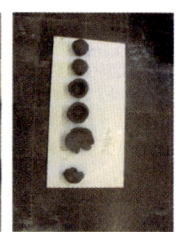

Das Schema der dreigliedrigen Menschengestalt aus dem 10. Vortrag der Allgemeinen Menschenkunde habe ich in den vergangenen Jahren vielfach im Unterricht gezeichnet: auf Wandtafeln, Fußböden, Kartons, Modellierbrettern, in Werk-, Kunst- und Religionsunterrichten und in naturwissenschaftlichen Unterrichten. Es ist das Bild, das in der Menschenkunde der 4. Klasse zum ersten Mal vor den Schülern erscheint. Von den Kindern wird es bald vergessen, und von uns Lehrern wird es oft als ein methodischer Griff der Unterstufe, als eine Vorform naturwissenschaftlicher Erkenntnis beiseite gelegt. Es ist jedoch keine Vorform, sondern eine Überform, ein Urbild.

Ich frage alle Schüler der Oberstufe, die im Unterricht im Laufe des Jahres durch meine Werkstatt ziehen, ob sie dieses Bild erinnern. Bei vielen taucht es aus großer Tiefe wieder auf, wenn ich es zeichne. Das Erstaunliche ist nun, dass dieses Urbild bei den Jugendlichen nach knappen Erläuterungen auf ein tiefes, unmittelbares Verständnis trifft, auf ein Evidenzerlebnis, wie es bei vorangehenden Generationen niemals in diesem Maße aufgetreten ist.

Die Umstülpung des zentrierten Tagmenschen in den sphärischen Nachtmenschen ist diesen Jugendlichen selbstverständlich. Die Anwesenheit des Nachtmenschen, sein Hineinragen in den Gliedmaßenbereich ist ihnen ohne Mühe nachvollziehbar. In den Gesprächen wird dieses Bild schnell zu einem Schlüssel, zu einem tieferen Verständnis mancher Bereiche, über die ohne einen solchen Begriff nicht nachgesonnen werden kann. Schüler mit spiritueller Veranlagung oder philosophischem Interesse steigen sofort in den Gedanken ein. Für Schüler, die die Verbindung zu geometrischen Vorstellungen der projektiven Geometrie ziehen können, bekommt diese Idee eine klare Stütze. Aber auch Schüler, die Weitungserlebnisse hatten, oder solche auf verschiedenen Wegen suchen, ist dieses Bild erhellend.

Im Kunstunterricht liegt der Hinweis auf Giacometti nah. Er ist durch verschiedene biographische Umstände für eine Seite dieses kosmisch ausgeweiteten Gliedmaßenmenschen aufgewacht. Er hat dieses Erlebnis in seinem Spätwerk immer wieder aufgesucht. Seine Gestalten erscheinen deshalb wie hereingestrahlt aus einer kosmischen Sphäre.

Der Blick auf das verbreitete Bedürfnis, mit allen Menschen jederzeit elektronisch vernetzt zu sein, zeigt, dass wir auf technischer Ebene etwas suchen, was wir im Nachtbereich haben, aber immer weniger gefühlsmäßig „erinnern": das ineinander Weben, das sich Durchdringen.

Das Irdisch-Sein mit den lichtvollen Möglichkeiten der Individualität und mit dem Schattenwurf des Egoismus wurzelt im „Kopfwerden" des Menschen, von der mittleren in die kleine Kugel. Das Kosmisch-Sein mit seinen lichtvollen Möglichkeiten, Sozialwesen und Weltenbürger zu sein, und gleichzeitig mit seinem Schattenwurf, dem Einschlafen und dem Dumpfwerden, dieses wurzelt im Gliedmaßenmenschen, in der großen Kugel. Wo diese beiden Pole sich ineinander schieben, im Geschlechtsorganismus, da wird die Lichtseite des Erlebens verlocken, zugleich werden sich die Schattenseiten verstecken und sich maskieren.

Für die Frage der Erkenntnis des Wesens der Sexualität und des Umgangs mit ihren Kräften ist das Bild von der dreigliedrigen Menschengestalt auch für Jugendliche ungeheuer fruchtbar.

Sexuelle Aufklärung im Kindergarten

Elke Leipold

„... Abends, wie Braut und Bräutigam in ihr Schlafkämmerlein geführt wurden, wollte der König wissen, ob sich das Eselein (nämlich der Bräutigam) auch fein artig und manierlich betrüge, und hieß einen Diener sich dort verstecken. Wie sie nun beide drinnen waren, schob der Bräutigam den Riegel vor die Türe, blickte sich um, und wie er glaubte, dass sie ganz allein wären, da warf er auf einmal seine Eselshaut ab und stand da als ein schöner königlicher Jüngling. „Nun siehst du“, sprach er, „wer ich bin, und siehst auch, dass ich deiner nicht unwert war.“ Da ward die Braut ‚froh, küsste ihn und hatte ihn von Herzen lieb.“

Ein schönes Bild vom gegenseitigen Erkennen zweier liebender Menschen im Märchen „Das Eselein“ von den Gebrüdern Grimm. Unzählige solcher Bilder begegnen uns als kleine, sprechende Momente in den deutschen Volksmärchen, zu einem Ganzen gehörend, das nicht nur den Kindern, sondern auch den Erwachsenen tiefe Weisheiten vermittelt. Auf diese einzugehen, sei den Märchenforschern und -deutern überlassen. Kinder haben zumeist keine Fragen an die Märcheninhalte, auch nicht die, wie sich wohl der königliche Jüngling und seine Braut lieb haben. Sie nehmen es als Gesamtbild wahr, finden ihre eigenen Bilder in sich selbst, verknüpfen sie mit eigenem Erleben, und wenn zwei Menschen sich im Märchen lieb haben, ist es so schön wie in Wirklichkeit. Und ob diese Wirklichkeit so schön ist wie das Märchenbild, hängt von erwachsenen Menschen ab, die dem Kind begegnen.

Für Kinder ist Liebe und lieb haben nicht fokussiert auf das körperliche Geschehen. So kann Benjamin heute Emilie mit strahlenden Augen fragen: „Gell, wir verheiraten uns?“ – und am nächsten Tag strahlend Hand in Hand mit Christine über die Wiese wandern und ein anderes Mal ebenso freudig Jonathan zu seinem liebsten Freund erklären und ernsthaft überlegen, ob er ihn nicht auch „heiraten“ könnte. Ein Dialog: „Gell, nur Mädchen und Buben können heiraten.“ „Nein, meine Mama hat gesagt, dass jetzt auch Buben und Buben heiraten können. Gell, des stimmt.“ Bei Rollenspielen im Reigen, etwa beim Krippenspiel zu Weihnachten oder Michaeli-Reigen im Herbst, ist es zumeist kein Problem, ein Mädchen den Joseph, einen Jungen die Maria spielen zu lassen, oder ein Mädchen erlöst als St. Georg die Prinzessin – einen Jungen – aus dem tiefen Turm, in die sie der Drache verbannt hat. Die Einheit und nicht die Trennung der

Geschlechter steht noch im Vordergrund des Fühlens, und gern wird in die jeweils „weibliche" oder „männliche" Rolle geschlüpft.

Liebe ist für das Kind im Kindergartenalter etwas Allumfassendes. Liebe hat zu tun mit seinem Vertrauen in die Welt, mit seinem Glauben an das Schöne, Wahre, Gute. Erwachsene haben es da nicht ganz so leicht. Ihre Bilder sind gefärbt von ihrer Biographie, von Bildern und Berichten über Geschehnisse, die ein Menschenherz nicht immer fassen oder ertragen kann. Erlebnisse und Erfahrungen, Lebenserfahrungen sind es, durch die es erwachsenen Menschen oft schwer fällt, sich in Kinderseelen hineinzufühlen, sich zu erinnern, wie sie selbst einst als Kind gehandelt, gefühlt und gedacht haben. *„Die meisten Menschen legen ihre Kindheit ab, wie einen alten Hut ...",* meint Erich Kästner.

Kinder im Kindergartenalter empfinden sich als eins mit der Welt, als eins mit den Menschen ihrer Umgebung. Erst später differenziert sich diese Empfindung. Die Kinder lösen sich aus der Gesamtheit heraus und empfinden: *„Ich, ich bin ich selber, niemand in der großen Welt ist wie ich. Ich bin anders als Du und jeder andere ..."*[1]

Eines Tages war großer Besuch im Kindergarten aus Taiwan – zu Michaeli. Es gab hierzu seitens der Gäste viele Fragen und vorsichtig viel zu erläutern. Eine Frage war dann auch: „Viele Kinder haben sich umarmt, gelacht und gedrückt und an den Händen gefasst, auch sogar Buben und Mädchen?" Nun, auch wenn diese Menschen aus einem anderen Kultur- und Religionskreis kamen, wurde an dieser Reaktion doch deutlich, wie unbefangen Kinder mit dem „anderen Geschlecht" umgehen. In den fernöstlichen Ländern wäre das so vielleicht nicht denkbar: ein anderes Verständnis, eine andere Religion, eine andere Kultur. Dennoch: Es wird überall die Haltung der Erwachsenen sein, die in diesem Alter Unbefangenheit zur Befangenheit werden lässt.

Kürzet das schöne,
helldunkle Kindersein
nicht durch voreiliges Hineinleuchten ab,
sondern gönnt den Freuden,
deren Erinnerung das Leben
so schön erleuchten,
ein langes Ent- und Bestehen.
Jean Paul

---

[1] Gedicht eines Neunjährigen, in Hans Müller-Wiedemann: Mitte der Kindheit, Stuttgart 1973, Kap. VI: Stufen der Ich-Werdung, S. 196 (mit S. 322)

Das kleine Kind ist zunächst damit beschäftigt, die „Welt" der eigenen Leiblichkeit zu entdecken. Es lernt, mit den Augen zu fixieren, mit den Händchen zu greifen, richtet sich auf und weitet seinen Raum. Bald macht es die ersten Schritte und freut sich über sein Können. Es bedarf der schützenden physischen und emotionalen Hülle des Elternhauses, der kindgemäßen Zärtlichkeit, dem liebevollen Begleiten seiner Schritte in die weite Welt, verbunden mit allen Fragen, die sich aus seinem Erleben, aus seinen Wahrnehmungen ergeben. Diese Wahrnehmungen gestalten sich für jedes Kind individuell, und seinen Vorbildern entspricht sein eigenschöpferisches Nachahmen, durch das es lernt und im wahrsten Sinne des Wortes seine Umgebung begreift.

Das Kind nimmt wahr und begreift mit all seinen Sinnen. All seine Sinnentore sind weit geöffnet und lassen zunächst alles ungefiltert in sein Inneres vordringen. Umso wichtiger ist es, dass darauf geachtet wird, was in der Umgebung des Kindes geschieht. Das gilt für physisches Erleben wie für seelisch-geistiges. In seiner Feinfühligkeit nimmt das Kind Stimmungen ebenso wahr wie das Umfallen des eben erbauten Turmes aus Bauklötzchen. Die Schulung und Pflege der kindlichen Sinne sind insbesondere im Kleinkindalter oberstes Gebot. Es ist wichtig, dem Kind Sinneseindrücke zu vermitteln, die es mit der Welt, mit dem Erdenleben verbinden, Sinneseindrücke von solcher Qualität, dass seine Seele sie verarbeiten und verkraften kann. Sie sind wesentlich für die Umsetzung von Erfahrungen mit der eigenen Leiblichkeit, für die mehr oder weniger bewusste Einordnung von Situationen und Begegnungen und dafür, ob das Kind Zuneigung und Vertrauen zu den Menschen „seiner" Welt gewinnen kann. Eine reiche Sinnestätigkeit erwärmt die Seele des Kindes und gibt ihm Lebensorientierung.

Ein kleiner Exkurs in die Sinneslehre

Alle Sinne sind bereits bei der Geburt eines Kindes angelegt, jedoch reifen sie in unterschiedlichen Lebensaltern. Zunächst sind es die leiborientierten Sinne, mit welchen sich das Kind im ersten Jahrsiebt die Welt zu Eigen macht. Sie stehen in Korrespondenz mit den geistorientierten, oberen Sinnen, für deren Ausbildung sie die Grundlage sind.[2]

> *Die erste menschliche Eigenwahrnehmung*
> *wird durch den Lebenssinn gegeben,*
> *durch den der Mensch als ein Ganzes*
> *sich seiner Körperlichkeit nach bewusst wird.*[3]

---

[2] Vgl. Willi Aeppli: Sinnesorganismus, Sinnesverlust, Sinnespflege. Die Sinneslehre Rudolf Steiners in ihrer Bedeutung für die Erziehung, Stuttgart [5]1996. – Rudolf Steiner: Zur Sinneslehre. Hrsg. von Christoph Lindenberg. Themen aus dem Gesamtwerk 3, Stuttgart [5]2004
[3] Rudolf Steiner, siehe Literaturverzeichnis

Nach der Beschreibung Rudolf Steiners kann davon ausgegangen werden, dass der Lebenssinn anzeigt, ob sich das Kind wohl fühlt oder ob es vielleicht hungrig oder müde ist, ob es Schmerz empfindet oder sich einfach in irgendeiner Form eingeengt fühlt. Bauchschmerzen um den Solarplexus können zum Beispiel auftreten, wenn seine Bezugsperson ihm nicht mit Feingefühl begegnet, es überfordert oder vernachlässigt. Das Organ für den Lebenssinn ist das vegetative Nervensystem. Durch den Lebenssinn findet das Kind eine gewisse Geborgenheit in seinem Erdenleib. Feingefühl, Liebe und Ehrfurcht sollten alle Begegnungen mit dem Kind prägen. Das ist nicht immer ganz einfach, doch das Kind dankt die Bemühungen des Erwachsenen, der Eltern und Erzieher, durch physische und seelische Gesundheit. Der Lebenssinn meldet sich also, wenn das Kind mit etwas konfrontiert wird, dem es im wahrsten Sinne des Wortes noch nicht gewachsen ist. Pflege des Lebenssinnes ist so ein Stück weit auch vorausschauende Moralerziehung.

Beim Tasten lauscht die Seele der Musik,
welche die Außenwelt auf dem Instrument des Leibes spielt.
Grobe Berührungen erzeugen dumpfe Akkorde oder vielleicht,
wenn sie peinigend oder gar schmerzhaft sind, schrille Missklänge,
während behutsame, gefühlvolle Berührungen sich wohltönend nach innen fortsetzen.[4]

Nahezu lyrisch beschreibt der Heilpädagoge Henning Köhler das, was mit dem Tastsinn zu tun hat. Demzufolge hat Tastsinnpflege in erster Linie dafür zu sorgen, dass sich Wohltönendes in die Seele des Kindes schwingt. Es sind Vorgänge, die innerhalb des Menschen geschehen, und die Wahrnehmung des Tastens ist wie die innere Resonanz auf die äußere physische Berührung. Tasten heißt Kennenlernen, seine eigene Grenze ebenso wie die des anderen. Es bedeutet, das eigene Wesen ebenso wie das fremde abtasten und erspüren zu können. Schaut man in diesem Zusammenhang auf alles, was Missbrauch heißt, so kann dieser schon beim womöglich ungeliebten Streicheln oder Wange-Tätscheln beginnen. Jede Erzieherin im Kindergarten tut gut daran, das Kind zunächst in seiner individuellen Wesenheit zumindest zu erahnen, damit sie einschätzen kann, wie sie das Kind zum Beispiel bei der Trennung von der Mutter oder dem Vater wirklich trösten kann. Manchmal ist es auch eine gewisse Distanz, die da gefordert wird.

Tasten heißt kennen lernen und entdecken – auch das andere Geschlecht. Eine Situation beim Toilettengang im Kindergarten: Michael, drei Jahre alt, steht im Vorraum, das Höschen noch nicht wieder hochgezogen. Aus der anderen Toilette kommt die vierjäh-

---

[4] Henning Köhler: Von ängstlichen, traurigen und unruhigen Kindern, Stuttgart ⁵2004

rige Lena, auch noch nicht vollständig angezogen. Beide tasteten sich mit den Augen ab, Michael leicht schmunzelnd, darauf Lena: „Bätsch, mein Papa hat ja auch so was wie du und du brauchst gar nicht so zu gucken." Damit war dieser Erkenntnisvorgang beendet. Auch wenn Kinder an ihren Geschlechtsmerkmalen spielen, wie es beim Einschlafen im Ruheraum immer mal wieder zu bemerken ist, hat das wohl mit dem Erforschen der eigenen Leiblichkeit zu tun. Es muss nicht überbewertet werden, und oft ist zu beobachten, dass dies von alleine wieder aufhört. Je mehr sich Erwachsene deshalb echauffieren, desto verunsicherter reagiert das Kind, ist es sich doch keiner Schuld bewusst. Sich selbst ohne Verlegenheit zum Kind an den Rand des Bettchens zu setzen, die Hand liebevoll auf die Bettdecke zu holen, hilft mehr.

Berührung ist Trennung und Verbindung zugleich, sagt Novalis und definiert damit die eigentliche Aufgabe des Tastsinns, mit dem das Kind die Differenziertheit der Welt erspüren und ihr Ehrfurcht entgegenbringen kann.

Ob wir gehen oder stehen, ob wir springen oder tanzen,
also wodurch wir wahrnehmen, ob und wie wir in Bewegung sind,
das gibt, in die Seele hineingestrahlt, jenes Freiheitsgefühl des Menschen,
das sich ihn als Seele empfinden lässt,
Empfindung des eigenen freien Seelischen.[3]

Für die innere und äußere Beweglichkeit des kleinen Kindes sind Taten, Gesten und Gebärden wichtiger als das gesprochene Wort. Dabei liegt eine besondere Kraft in allem Rhythmischen. Die rhythmische *Bewegung* ist eines der ursprünglichsten Ausdrucksmittel, die das Bedürfnis des Kindes befriedigen können, seinen Phantasieerlebnissen Form zu geben. Wie schön ist dies oft während des Freispiels im Kindergarten zu beobachten, wenn Kinder Zirkuskünstler sind, sich als Passagiergäste im großen Schiff gegen den Wind in die Reling legen oder zur Sommerzeit „Dornröschen" spielen. Auch in diesem Spiel wird übrigens das Dornröschen zart und behutsam erweckt, allerdings in der Regel nicht mit einem Kuss. Obwohl das Märchen den Kindern bekannt ist, folgen sie in dieser Szene nicht exakt nachahmend, so als ob es in erster Linie wichtig wäre, dass der Prinz kommt und zum Tänzchen auffordert. ...

Sinnvolle Bewegungen stärken den Willen und halten nicht nur den physischen Leib in Schwung, sondern auch Seele und Geist, denn je vielfältiger orientierte und geführte Bewegungen sind, desto reicher ist das Seelenerleben, die Wahrnehmungsfähigkeit, desto differenzierter die Wirkung auf die Sprache. Eltern und andere erziehende Menschen lernen schnell, wie stark ihre Bewegungen auf die Seele eines Kindes wirken.

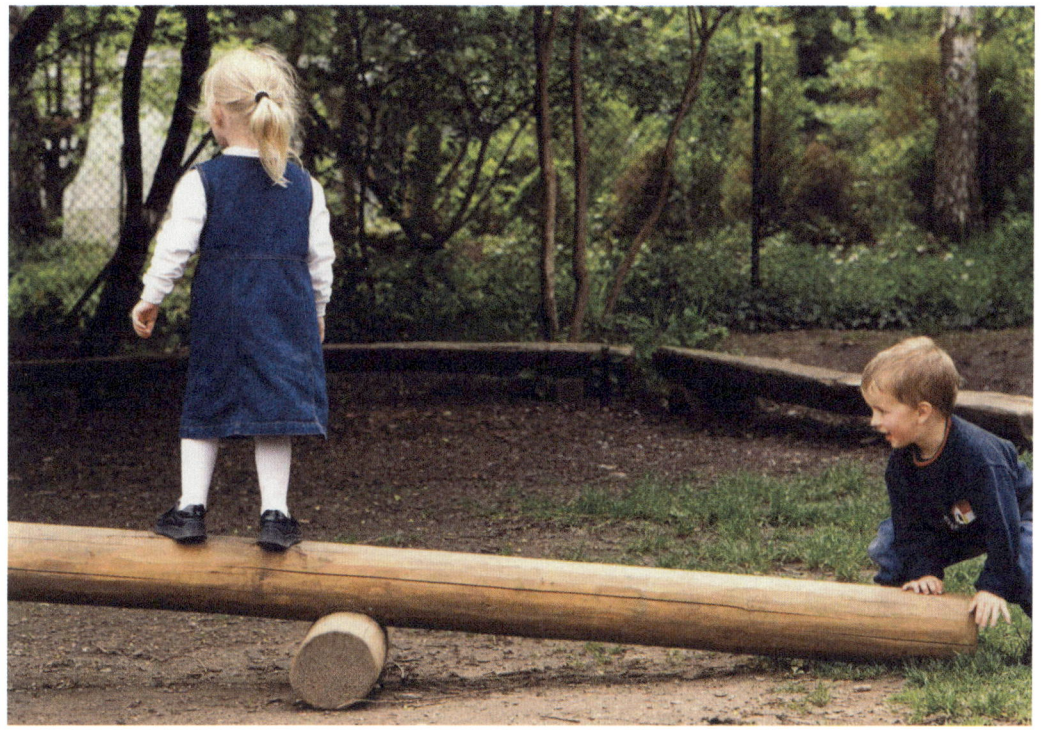

Foto: Charlotte Fischer

Zunächst suchen wir das physische Gleichgewicht im Aufrichten, aber im Freiwerden der Betätigung der Arme und Hände suchen wir das seelische Gleichgewicht.[3]

Eng mit dem *Bewegungssinn* verbunden ist der *Gleichgewichtssinn*, sie durchdringen sich gewissermaßen; schließlich muss sich der Mensch bei allen Bewegungen, insbesondere bei denen in aufrechter Haltung, ständig ausbalancieren. Ist ein Mensch im Gleichgewicht, empfindet er dies als innere Ruhe. Rudolf Steiner sagt sinngemäß,[3] dass durch das Hineinstrahlen des Gleichgewichtssinnes in die Seelenregion das Wesen des Menschen unabhängig werde von seiner Körperlichkeit und von der Zeit. Dieses Erlebnis des Gleichgewichts in sich vermittelt dem Menschen ein Gefühl von innerer Sicherheit.

Balancier-Übungen jeglicher Art wie auf einem Bein hüpfen, Stelzen laufen, auf einem Baumstamm oder gar einem Seil gehen kann die körperliche Funktion dieses Sinnes schulen. Beständigkeit, emotionale Wärme, Lob und Freude an seinem Tun vermitteln dem Kind Vertrauen in die Güte der Welt. Es gilt, das kindliche Wesen, das noch mit dem Himmel verbunden ist, nicht mit Bildern und Taten zu erschrecken, die ihm fremd und vielleicht sogar widerwärtig sind.

Die Pflege und Schulung der Sinne ist sicher auch ein wesentlicher Aspekt, wenn auf alles geschaut wird, was mit Missbrauch oder gar sexuellem Missbrauch zu tun hat (siehe Bartholomeus Maris: „Sexueller Missbrauch", S. 286 ff.). Kinder, die ihre eigene Leiblichkeit kennen gelernt haben, die ihre Grenzen kennen, die Vertrauen zu ihrer Umgebung aufbauen konnten, auch dadurch, dass ihnen zum einen liebevoll konsequent Grenzen gesetzt, zum andern Achtung und Respekt entgegengebracht werden, haben vielleicht schon so viel Selbstvertrauen und Selbstbewusstsein erworben, dass sie zum richtigen Zeitpunkt, in der richtigen Situation „Nein" sagen können. Jedem Kind ist das zu wünschen!

Ein Blick in die Internet-Seiten von „Wildwasser" oder „Kobra", beides Hilfe leistende Institutionen für Missbrauchsopfer, lässt vermuten, dass möglicherweise Kinder in dem Kindergarten, in dem man als Erzieherin tätig ist, betroffen sind. Es kann nun mal der „Saubermann" von nebenan ebenso sein wie der charmante Weitgereiste – und das ist durchaus auch ins Femininum zu setzen. Dennoch: Übertriebenes Misstrauen und ständige Sorge darüber schaden den Kindern eher. Das Vertrauen der Kinder aufzubauen ist wichtiger, ebenso wichtig, wie ihnen mit täglicher liebevoller Aufmerksamkeit zu begegnen. Sollten dann doch einmal gravierende Verhaltensänderungen auftreten, so ist mit allergrößter Vorsicht und Sorgfalt der Grund dafür zu eruieren. Es kann durch falsche Beschuldigungen mehr Porzellan zerschlagen werden, als jedem lieb ist. Vor allem muss das Wohl des Kindes im Vordergrund stehen.

Einen allgemeingültigen Zeitpunkt für Aufklärung gibt es nicht

Der vorangegangene Blick auf die Entwicklung der Sinne soll verdeutlichen, wie wichtig es ist, dem Kind in seinem altersgemäßen Wesen zu begegnen und es zu respektieren – in allen Lebenslagen und -situationen. Im Besonderen gilt dies auch für den richtigen Zeitpunkt der Aufklärung.

In dem Grimmschen Märchen „Rapunzel", heißt es, nachdem der Königssohn durch seinen Sprung aus dem Turm erblindete, umherirrte und über den Verlust seiner liebsten Frau weinte:

„So wanderte er einige Jahre im Elend umher und geriet endlich in die Wüstenei, wo Rapunzel mit den Zwillingen, die sie geboren hatte, einem Knaben und einem Mädchen, kümmerlich lebte. Er vernahm eine Stimme, und sie deuchte ihm so bekannt: da ging er darauf zu, und wie er herankam, erkannte ihn Rapunzel und fiel ihm um den Hals und weinte. Zwei von ihren Tränen aber benetzten seine Augen, da wurden sie wieder klar

und er konnte damit sehen wie sonst. Er führte sie in sein Reich, wo er mit Freuden empfangen ward, und sie lebten noch lang glücklich und vergnügt."

Noch kein Kind hat nach dem Erzählen dieses Märchens, das sich mehr an die älteren Kinder der Gruppe richtet, gefragt, woher denn die Zwillinge gekommen seien. Die, so könnte man interpretieren, sind für die Kinder wohl einfach aus der Liebe geboren, die sich im Text widerspiegelt – und aus dem Himmel gekommen. Es ist davon auszugehen, dass die Frage nach dem leiblichen Wie und Wo des Geschehens noch nicht dran ist und dass Bilder, die die Liebe zwischen zwei Menschen oder die Sehnsucht nach einem Kind bezeichnen, wie sie anfangs in Rapunzel beschrieben wird, der Kinderseele in diesem Alter wirklich noch Genüge tun. In den meisten Grimmschen Märchen wird ein Gesamtbild von der Entwicklung der Menschenseele gezeichnet, von der Bildung von Gemeinschaften und von der Liebe zweier sich begegnenden und erkennenden Menschen, die in der Märchenmythologie vielleicht sogar eins sind. Eine gesunde seelische Nahrung für das heranwachsende Kindergartenkind!

Brauchen wir also Aufklärung in diesem Alter? Generell ist dies wie vieles im Bereich der Erziehung nicht auszuschließen. Es kann da ein „erfahrenes" größeres Nachbarkind sein, das meint, Kleineren Geheimnisvolles erzählen zu können, oder beim größeren Geschwisterkind treten Fragen auf. Es können Eltern sein, die in ihrer eigenen Kindheit schlechte Erfahrungen mit ihrer Unwissenheit gemacht haben, in welcher Form auch immer. Und der schönste Grund könnte sein, dass in der eigenen Familie – und dann oft auch mit einer ganzen Kindergartengruppe – ein Geschwisterchen erwartet wird. Da bleiben Fragen nicht aus, und es ist in jedem Fall gut, wenn sie beantwortet werden, dem Alter des Kindes entsprechend.

Zunächst gibt ja Antwort das, was die Erwachsenen im Umfeld des Kindes vorleben, Antwort durch das, was in ihrer Seele lebt. Das Kind muss selbstverständlich nicht die intimsten Zärtlichkeiten der Eltern mitbekommen. Daran knüpft übrigens die Frage an, ob und wie lange Kinder im Elternschlafzimmer schlafen. Auch das will gut bedacht sein und ist wie vieles nur individuell anzuschauen. Ein Weiteres sind, wie erwähnt, die Bilder der Volksmärchen, die zulassen, dass das Kind seine eigenen Bilder entsprechend seinem eigenen Entwicklungsstand, seinem eigenen Verstehen, daraus schöpft. Wie eine Vorbereitung auf das eigentliche spätere Gespräch über alles, was nicht nur mit Sexualität, sondern auch mit Liebe zu tun hat, können auch Beobachtungen in der Natur sein. Ist es doch für jedes Kind spannend, zuschauen zu können, wie die Vögelchen im Frühjahr ihre Nester bauen. Und mit etwas Glück entdeckt man später die kleinen Schnäbelchen, die da hungrig herauspiepsen und erlebt, wie sie eines Tages in die weite Welt fliegen ... Solche und ähnliche gemeinsame Beobachtungen und Entdeckungen fördern das Vertrauen in den Erwachsenen, was Voraussetzung dafür ist, solche Beobachtungen in die Menschenwelt heraufzuheben.

Aufklärung sollte nicht nur die rein körperliche Vereinigung von Mann und Frau, alles was mit Sexualität zu tun hat, beinhalten. Wesentlich und wichtig ist, dass sie eingekleidet wird in die Liebe und Achtung zwischen Mann und Frau, in das seelisch-geistige Gefüge des Liebhabens, der Liebe zur Welt im Allgemeinen, in die Ehrfurcht vor der Schöpfung. Und wenn ein Geschwisterchen erwartet wird – was für eine freudenreiche Zeit, die immer ein wenig an Advent erinnert – ist das Kindergartenkind vielleicht schon durch das Hören von der *Geburtstagsgeschichte*, die an jedem Geburtstag eines Kindes in der Gruppe erzählt wird, vorbereitet. Jede Erzieherin hat zumeist „ihre" Geschichte gefunden, eine davon soll hier erzählt werden:

Ich erzähle euch von jenem Ort, an dem nicht Schnee noch Regen fällt, nicht Sturm noch Winde wehen und helles Licht nur scheint. Dort steht das „Schloss vom Goldenen Licht", welches so schön ist, dass nur die Sonne es mit ihren Strahlen erbauen konnte. Nun geschah es einmal vor einer Zeit, dass ein Kind dieses Schlosses in den großen Schlossgarten trat. Wie es sich dort so umschaute, entdeckte es in der Mitte des Gartens einen Brunnen. Zu dem ging es hin und fand, dass man herrlich tief hinabschauen konnte. Und es sah etwas ganz Wundersames. Wie es noch nachdachte, was das wohl sein könnte, spürte es über seinen Kopf ein sanftes Streicheln. Es drehte sich um und es sah, ja es sah einen Engel. Dieser lächelte und sang:

> *Ich weiß einen Stern, so wundersam,*
> *auf dem man so vieles machen kann.*
> *Tausend mal tausend lustige Sachen,*
> *wie Singen und Springen und Tanzen und Lachen.*
>
> *Ich weiß eine Welt, gar wunderschön.*
> *Du hast sie im Wasser des Brunnens gesehn.*
> *Dort kannst du wirkliche Freunde gewinnen,*
> *mit ihnen so vieles und neues beginnen ...*

Von da an ging das Kind Tag um Tag in den Garten, schaute in den Brunnen und erinnerte sich an die Worte des Engels. Endlich aber war seine Sehnsucht so groß geworden, dass es beschloss zu Gott Vater zu gehen, um ihn zu fragen, ob es denn nicht auf die Erde dürfte. Gott lächelte und sah seine Engel an, die sich alle freuten und nick-

ten. Da sprach Er: *„Ja, die Erde, die darfst du besuchen, vieles aber wirst du darüber vergessen. Du wirst dich nicht mehr an das ‚Schloss des Goldenen Lichtes‘, an den Garten und den Brunnen erinnern. Dafür aber schenkt jeder Stern dir etwas Licht und Kraft von sich. Das wirst du auf der Erde dann immer mit dir tragen.“*

Da kam der Engel vom Brunnen und nahm das Kind bei der Hand. Es begann eine lange, lange Reise, die führte an all den Sternen vorbei, die dem Kind ihre Gaben schenkten, vorbei auch an Sonne und Mond. Und schließlich kamen sie an ein großes Wasser. Müde geworden, ließ sich das Kind auf einer Seerose nieder und schlief ein. Da hob es der Engel sanft auf und trug es über die Regenbogenbrücke bis hin zur Erde.

In seinem Schlaf vergaß das Kind alles, was es vom „Schloss des Goldenen Lichtes“ gewusst hatte. Auf der Erde aber war es winzig klein und ruhte und wuchs im Leib der Mutter zu einem Menschenkind heran. Und heute vor … Jahren, da kam das Himmelskind in seinem neuen Erdenkleid auf die Welt. Vater und Mutter hielten ihr Kind im Arm. Sie freuten sich und sagten „Peter“, so sollst du von nun an heißen, diesen schönen Namen schenken wir dir.

An dieser Stelle wird gern Individuelles vom Geburtstagskind eingefügt, auch zum Beispiel: „Und da war schon ein Himmelskind vorher zu den Eltern gekommen. Wie hat es sich gefreut, als es sein Näschen über die Wiege schob und da ‚Peter‘ mit ganz kleinem Näschen und winzigen Fingerchen liegen sah“ usw. Oder: „Und es hat gar nicht lange gedauert, da kam noch ein Himmelskind, und das kann schon ganz viel von ‚Peter‘ lernen.“ Oder: „Und wir alle wissen ja von dem Geheimnis, dass sich da noch ein Himmelskind auf den Weg gemacht hat und zu ‚Peter‘ kommen will.“ – Das Strahlen in den Augen des Geburtstagskindes an dieser Stelle ist unbeschreiblich – und ansteckend. Wie viel Wissen liegt oft in diesen strahlenden Augen!

Und die Geburtstagsgeschichte endet: *Manchmal aber, wenn „Peter“ ganz still ist, hört er vielleicht ein leises Singen, das ihm eine Geschichte erzählt, eine Geschichte vom Engel und vom „Schloss des goldenen Lichtes“ …*

Das Erzählen der Geburtstagsgeschichte zum Beispiel an einem Elternabend, der zum Thema „Geburtstagsfest im Kindergarten“ hat, ist eine gute Einleitung, um mit den Eltern ins Gespräch über das Thema Aufklärung zu kommen. Oft kommen Eltern auch von sich aus mit dieser Frage, und es kann gemeinsam das Kind und die jeweilige individuelle Familiensituation angeschaut werden. Wenn den Eltern nicht ohnehin schon bewusst ist, dass das Kindergartenkind mit seiner Seele noch näher am himmlischen Geschehen ist, ist es gut, wenn man ihnen nahe bringen kann, dass Worte wie „Himmel" oder „Paradies" dem Kind ein Gefühl der Geborgenheit vermitteln. Ebenso wenn die Erwachsenen wissen und sich sicher sind, dass Kinder sich als Wesenheiten aus der geistigen Welt auf der Erde inkarnieren. Die meisten Menschen haben keinen Zweifel daran, dass es nach dem Tod in irgendeiner Form weiter geht, warum also sollte es dann nicht auch ein Leben vor der Geburt geben? Auch in dieser Beziehung kann auf Logik gesetzt werden.

Wichtig ist es, dass Kinderfragen ernst genommen werden, dass gut hingehört wird, was sie wirklich wissen wollen; manchmal wird nur ein erstes Hindeuten erwartet, manchmal bleibt der Blick des Kindes fragend, und es kann vorsichtig weiter erklärt, vielleicht besser erzählt werden – vielleicht auch ein Märchen: „... *Da ging er (der Prinz) noch weiter, und alles war so still, dass einer seinen Atem hören konnte, und endlich kam er zu dem Turm und öffnete die Türe zu der kleinen Stube, in welchem Dornröschen schlief. Da lag es und war so schön, dass er die Augen nicht abwenden konnte, und er bückte sich und gab ihm einen Kuss. ... Und da wurde die Hochzeit des Königssohnes mit dem Dornröschen in aller Pracht gefeiert, und sie lebten vergnügt bis an ihr Ende.*"

Empfehlenswerte Literatur:

Michaela Glöckler: Elternfragen heute, Verlag Urachhaus, Stuttgart [2]1995
Albert Soesman: Die zwölf Sinne – Tore der Seele, Verlag Freies Geistesleben, Stuttgart [5]2003
Martin Furian: Das Buch vom Liebhaben (mit Begleitschrift an die Eltern), Quelle & Meyer, Wiebelsheim [11]2004

(Der Autor empfiehlt, das Buch Kindern alleine frühestens ab acht Jahren in die Hand zu geben; Eltern dient es als Hilfestellung.)

Die Steiner-Zitate stammen aus den Vortragsreihen/dem Buchfragment:

Anthroposophie. Ein Fragment aus dem Jahre 1910 (GA 45);
Allgemeine Menschenkunde als Grundlage der Pädagogik (GA 293);
Die geistig-seelischen Grundkräfte der Erziehungskunst (GA 305);
ferner aus der Vortragssammlung:
Rudolf Steiner, Zur Sinneslehre, hrsg. von Christoph Lindenberg,
Themen aus dem Gesamtwerk 3, Stuttgart [5]2004

Wie begleiten wir das erwachende Bewusstsein der Kinder in der Unterstufe?

Sibylle Raupach

Vor dem Hintergrund, dass trotz überall zugänglicher Informationsquellen 80 % der Achtzehnjährigen nicht umfassend aufgeklärt sind und die Zahl der ungewollten Schwangerschaften bei Jugendlichen steigt, stellt sich die Frage: Wie begleiten wir ein Kind durch die Schulzeit, um es auf ein Leben als verantwortungsvoll handelnder Mensch vorzubereiten? Und: Wie können wir versuchen, die Kinder vor einem zu frühen Wachwerden zu schützen?

So soll im Folgenden versucht werden, einige Bereiche des täglichen Schullebens exemplarisch zu betrachten.

Erziehen muss Heilen sein

Es war in alten Zeiten,
Da lebte in der Eingeweihten Seelen
Kraftvoll der Gedanke, dass krank
Von Natur ein jeglicher Mensch sei,
Und Erziehen ward angesehen
Gleich dem Heilprozess,
Der dem Kinde mit dem Reifen
Die Gesundheit zugleich erbrachte
Für des Lebens vollendetes Menschsein.
Rudolf Steiner[1]

In der Waldorfpädagogik ist der Bereich der Sexualaufklärung ein Bereich von vielen, die die Kinder auf das Leben vorbereiten. Der Lehrplan ist bekanntermaßen so aufgebaut, dass er die Entwicklung der Kinder vom eher träumend sich in der Umgebung erlebenden Schulanfänger bis zum verantwortlich handelnden jungen Menschen begleitet. Die jeweiligen Themen sind auf die seelisch-geistigen Entwicklungsphasen der Kinder abgestimmt. Ein „Zu früh" macht die Kinder frühreif, ein „Zu spät" lang-

---

[1] R. Steiner: Meditative Betrachtungen zur Vertiefung der Heilkunst, GA 316, Anhang, Brief vom 11.3.24

weilt nicht nur, sondern verhindert auch, dass die Kinder durch den Lehrplan eine Entwicklungsförderung erfahren.

Auch in einem Waldorflehrplan darf das Thema Aufklärung nicht ausgeklammert werden. Aber gerade da, wo man sich um eine altersgemäße Pädagogik bemüht, sollte dieser Bereich nicht losgelöst von den Entwicklungsgesetzen behandelt werden. Das Kind will die Zusammenhänge der Welt erfahren und kennen lernen, der Unterricht soll nach und nach – aber vor allem am Ende der Mittel- und zu Beginn der Oberstufe – das Weltinteresse wecken. Unsere Aufgabe ist es, die Kinder in der für ihr Alter und für ihren Entwicklungsstand geeigneten Weise mit dem Thema Sexualität bekannt zu machen, auch wenn wir dadurch unter Umständen anachronistisch wirken und methodisch und didaktisch andere Wege einschlagen als die, die in den meisten Medien dargestellt werden.

In der heutigen Zeit rühren viele Störungen im Verlauf der kindlichen Entwicklung daher, dass die physische Entwicklung rasant beschleunigt ist, das Intellektuelle – nicht: Geistige – zu früh geweckt wird und die seelische Entwicklung meist nicht so schnell fortschreitet (vgl. hierzu auch Albrecht Schad, S. 224 ff.). An vielen Kindern ist das Auseinanderklaffen der drei Bereiche deutlich erlebbar. Es stellt den Lehrer vor große Herausforderungen, den verschiedenen Kindern in ihrer jeweiligen Entwicklungsphase innerhalb der Klasse gerecht zu werden. Hier hat die Waldorfpädagogik heute mehr denn je den Auftrag, heilend zu wirken – auch gegen den Strom der Zeit – und gesundende Verhältnisse zu schaffen.

Allzu oft ist man geneigt, den Verfrühungstendenzen zu folgen und Epocheninhalte früher zu behandeln oder z. B. Märchen in der 1. Klasse wegzulassen, weil die Kinder sie schon „kennen".

Aber gerade die intellektuell überwachen, „gelangweilten" Kinder saugen die Märchen auf, wenn es gelingt, diese in geeigneter Weise zu erzählen. So zeigt sich gerade in der heutigen Zeit, dass die Angaben im Waldorflehrplan heilend wirken. Wenn wir uns immer wieder erarbeiten und vor Augen führen, warum die Kinder in einer Altersstufe genau diese Inhalte und Methoden brauchen, so kann es gelingen, das Auseinanderklaffen der Seelenfähigkeiten zu harmonisieren.

Es gibt viele Kinder, die in der ersten Klasse bereits die Buchstaben kennen oder „bis unendlich" zählen können, trotzdem kann man es gerade bei diesen Kindern erleben, wie befriedigt sie sind, wenn sie endlich lernen dürfen, die Buchstaben „richtig" zu schreiben oder einfach nur durch das Erzählen der Buchstabengeschichte seelisches Futter bekommen. Auch beim Thema Sexualität muss deutlich gefragt werden, in welche Altersstufe es in den Lehrplan gehört. Grundsätzlich muss für alle Lernschritte die physische Grundlage erworben worden sein. So arbeiten wir an der Körpergeographie, damit die Kinder sich in ihrem Leib erleben lernen, sich in den Raumesrichtungen zurechtfinden und die Buchstaben erkennen und wiedergeben können oder sich im Zahlenraum orientieren können.

Sexualität ist ein Thema, das in eine spätere Altersstufe gehört. In seiner physischen, seelischen und geistigen Tragweite ist das Thema nur von Erwachsenen erleb- und verstehbar. Ein werdender Erwachsener muss nach und nach, altersentsprechend darauf vorbereitet werden.

Kinder dürfen Kinder sein

In den Medien, egal ob in Zeitschriften oder im Fernsehen, ob für die Allgemeinheit publiziert oder für Pädagogen, wird die Haltung verbreitet, dass Kinder wie kleine Erwachsene sind, also auch mit allen Themen der Erwachsenenwelt konfrontiert werden sollen und müssen. Damit sie diese besser verstehen, präsentiert man ihnen die Inhalte z. B. in kindlicher Comicform. Alle pädagogischen Errungenschaften der letzten Jahrhunderte, dass Kinder ein ihnen angemessenes Umfeld, eine ihnen angemessene Ansprache usw. brauchen, scheinen vergessen zu sein. So wird auch in zahlreichen pädagogischen Schriften und Programmen eine frühe sexuelle Aufklärung vertreten, meist mit dem Argument, dass nur, wenn ein Kind aufgeklärt ist, es auch vor Missbrauch geschützt sei.

Diesem Gedanken muss aber Folgendes entgegengehalten werden: Überall dort, wo ich ein Thema, z. B. Heimatkunde, an ein Kind herantrage, wecke ich größeres Bewusstsein für dieses Fach. Das Kind soll jetzt mit wachen Augen seine Heimatstadt betrachten, Neues entdecken, sich dafür interessieren. Ich gebe mit diesem Unterricht Informationen und Impulse und wecke Interesse. Nun beginnt dies Thema in dem Kind weiter zu arbeiten. Es sieht jetzt Orte oder Zusammenhänge, für die es zuvor noch nicht aufgeweckt war.

Genauso verarbeitet ein Kind den Aufklärungsunterricht: Die Organe und Vorgänge werden benannt. Dadurch sind sie im Bewusstsein der Kinder präsent – das Interesse ist geweckt. Alles, was das Kind von jetzt ab erlebt, wird nun auch mit Sexualität in Verbindung gebracht.

Liegt nicht gerade eine besondere Gefahr darin, dass das Kind eine größere Offenheit zeigt, sich auch auf den Bereich der Sexualität einzulassen? (Das soll auf keinen Fall heißen, dass Missbrauchsopfer etwas provozieren oder selbst an Übergriffen schuld sind!!) Aber es wirft die Frage auf, ob wir nicht den Kindern einen größeren Schutz vor Missbrauchssituationen geben, wenn wir dafür sorgen, dass sie altersgemäß lernen, wo Grenzen sind und wann diese überschritten werden, was gut und was böse ist? Sollte es nicht vielmehr unsere Aufgabe sein, dafür zu sorgen, dass die Kinder in einem seelisch gesundenden Umfeld aufwachsen dürfen? Wenn sie kindgemäß angesprochen werden, können sich Selbstbewusstsein und Selbstwertgefühl entwickeln.

In anderen Fachbüchern hingegen ist zu lesen: „Niemand ist vor Missbrauch geschützt." (z. B. M. Wais: "... der ganz alltägliche Missbrauch"[2]).Elternhaus und Schule müssen verständnisvoll zusammenarbeiten, damit das Kind selbstbewusst werden kann und wo immer es möglich ist, eine Stärkung seines Ich erfährt. Darin liegt eine wichtigere Vorbeugungsmaßnahme als in einer zu frühen Aufklärung.

Hier soll die Rede sein von Kindern bis zur vierten Klasse, die in der Regel nicht älter als elf Jahre sind. Das Erwachsenwerden mit allen Fragen liegt noch vor ihnen. Sollten wir nicht dafür sorgen, dass sie ihre Kindheit als Kinder erleben dürfen?

„Straßenaufklärung" wird es immer geben

In den Schulen lässt sich beobachten, dass einige Kinder immun zu sein scheinen für Andeutungen, Zeichen und verbalprovokative Äußerungen von Mitschülern, während andere begeistert darauf eingehen. Schaut man auf diese beiden Gruppen, so haben die einen oftmals eine Erziehung genossen, die ihren altersgemäßen Bedürfnissen entsprach und darauf achtete, dass Grenzen eingehalten wurden. Die anderen Kinder haben meist größere Freiräume gehabt und wurden über den Kopf angesprochen. Auf ihre Fragen bekamen sie intellektuell erklärende Antworten. Manche Kinder scheinen von einer Bravo-Zeitschrift unbeeindruckt, während die anderen keine Gelegenheit auslassen, noch mehr über das Thema Sex zu erfahren.

Die Zeit und die Welt wird man nicht verändern können, aber wir müssen dafür sorgen, dass unseren Kindern durch unsere Erziehung ein natürlicher Schutzmantel wächst. Dafür, dass auch die Kinder, die schon frühzeitig wach gemacht wurden für dies Thema, viele andere Anregungen bekommen. Man wird beobachten, dass man ihnen dadurch ermöglicht, sich wieder mehr den kindgemäßen Fragen zuzuwenden.

---

[2] M. Wais, I. Gallé: ... der ganz alltägliche Missbrauch, Edition tertium, 1996 (vergriffen)

Kinder fragen, wenn sie reif sind für die Antwort

Einerseits ist zu betrachten, was Lehrer und Erwachsene im Bereich menschenkundlich fundierter Sexualkunde mit Kindern bearbeiten, besprechen (s.u.), andererseits kommen von den Kindern auch Fragen – ausgesprochene oder unausgesprochene. Selbstverständlich sollte jeder, der mit Kindern zu tun hat, jederzeit für ihre Fragen offen sein. Doch sollte man innerlich auf die Art und Weise vorbereitet sein, wie man diesen Fragen in der jeweiligen Altersstufe begegnet. In der Unterstufe besteht die Aufgabe des Lehrers eher darin, die Antworten, die er dem Kind gibt, bildhaft zu formulieren – in ein Bild zu kleiden. Naturwissenschaftlich-klare-nackte Erklärungen, womöglich mit Zeichnungen oder Bildern, verschrecken und verstören in diesem Alter.

Taucht in einer ersten Klasse die Frage auf, wie die Kinder auf die Welt kommen – vielleicht ausgelöst durch die Geburt eines Geschwisterchens –, so kann man noch leicht an die Geschichte anknüpfen, die in vielen Kindergärten am Geburtstag eines jeden Kindes erzählt wird: Von der Himmelswiese, auf der die Kinder warteten, bis Vater und Mutter sich darauf freuten, dass ein Kindlein zu ihnen kommen wollte. Als die Mutter das Bettchen bereitet hatte, durfte das Kindlein in den Bauch der Mutter einziehen, wo es warm und gemütlich war. Als es größer wurde, wollte es hinaus, weil es dort im Bauch viel zu eng wurde. So seid ihr auf die Erde gekommen usw.

Man muss unterscheiden zwischen echten Lebensfragen und eventuell provokativ in die Klasse gerufenen Worten. Beide erwarten eine direkte Reaktion, so wie man auch auf jede andere Frage altersentsprechend und der Situation angemessen antwortet.

In der hier behandelten Altersstufe begegnet es einem häufig, dass Schüler Worte benutzen, deren Bedeutung sie nicht kennen. Von größeren Geschwistern oder Freunden aufgeschnappt, werden diese eingesetzt, um größer, älter zu erscheinen. Vielleicht werden diese Worte auch nur deshalb so oft gesagt, weil sie von den Kindern noch gar nicht verstanden worden sind. So wie sie sich nach einem Kindergeburtstag nach dem zu reichlichen Genuss von Negerküssen übergeben müssen, so wollen auch die „unverdaulichen" Worte immer wieder heraus. Erklärt man ihnen dies Wort altersentsprechend, sind sie in der Regel sehr überrascht, vielleicht sogar betroffen. Meist ist damit das Wort für lange Zeit aus dem allgemeinen Wortschatz verschwunden.

In der 1. und 2. Klasse kann man – wir befinden uns noch deutlich in der Altersstufe, in der die Autorität des Lehrers wirkt – klar sagen, dass es schöne Worte gibt, die jeder gerne hört, und dass es „Krötenworte" gibt, die nicht in den Mund genommen werden.

Die Schüler unserer 3. Klasse zogen eine Zeit lang laut unflätige Worte rufend über den Schulhof und benahmen sich auch großen Schülern gegenüber sehr rüpelhaft. Als ihnen ermöglicht wurde, kleine Häuser und Butzen zu bauen, fielen sie in keiner Weise mehr auf.

In einer vierten Klasse tritt es vielleicht häufiger auf, dass sich die Kinder bei munteren Gesprächen im Handarbeitsunterricht über einen Begriff wie „homosexuell" unterhalten. In dieser Altersstufe wird der Lehrer in vielerlei Hinsicht überprüft, ob das, was er sagt, auch einer Nachfrage standhält. So möchten die Schüler bei solch einer Gelegenheit u.U. nur wissen, ob der Lehrer bereit ist, darüber zu sprechen. Inhaltlich sind sie mit einer recht knappen Beantwortung meist schon zufrieden.

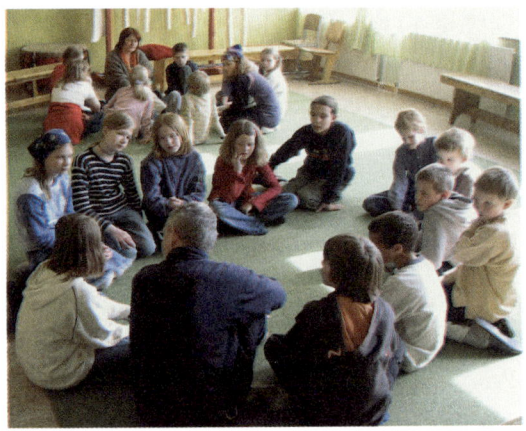

Foto: Thomas Pedroli

Wenn z. B. in einer 4. Klasse das Wort „ficken" immer wieder auftaucht und ein erklärendes Gespräch nötig ist, so kann man eventuell Beispiele aus dem Tierreich anführen: Wie war es, als unser Kälbchen geboren wurde? Habt ihr schon einmal gesehen, wie Kätzchen zur Welt kamen? Meist gibt es dann sehr lebendige Schilderungen der Schüler. Dies ist bei den heutigen Schülern, die mehrheitlich in der Stadt groß geworden sind, nicht mehr selbstverständlich. Vielleicht haben die Schüler auch schon eine spürbare Scheu, darüber zu sprechen. Dann muss der Lehrer die Geburt eines Tierkindes schildern.

Es lässt sich immer wieder erleben, dass die Kinder in dieser Altersstufe es gar nicht schätzen, wenn man hier eine menschliche Geburt schildert. Stellt man dann die Frage, wie die Tierkinder in den Leib der Muttertiere gelangt sind, so scheuen sich die Viertklässler weitere Erklärungen zu geben. Dies muss nun der Lehrer erzählen, sprachlich so, wie er auch in der Tierkunde der 4. Klasse die Tiere schildert, d. h. ohne Zeichnungen oder Schautafeln, die in dieser Altersstufe eher abstoßend wirken. Es sollte zunächst nur das geschildert werden, was äußerlich wahrnehmbar ist. Bei den inneren Vorgängen kann man nach wie vor z. B. von einem „vorbereiteten Bett", in das ein Same gelegt wird, sprechen. Auch ein Erinnern an die Ackerbauepoche der 3. Klasse ist denkbar. Zuletzt muss natürlich noch gesagt werden, dass das Wort „ficken" den Vorgang der Entstehung neuen Lebens benennt, dies aber kein schönes oder geeignetes Wort für ein so großes und besonderes Geschehen ist. Gelingt ein solches Gespräch, so spürt man hinterher eine fast feierliche Stimmung in der Klasse. Das faszinierende Wort ist für lange Zeit nicht mehr zu hören ...

Eine weitere Möglichkeit, wiederkehrenden sexistischen Äußerungen zu begegnen, liegt in dem Erzählen „sinniger Geschichten".

Erweckt ein Schüler dieser Altersstufe durch sein Verhalten und seine Zwischenrufe den Eindruck, dass ihn das Thema „Sex" stark beschäftigt, so ist es sicherlich besser, mit ihm allein zu sprechen, als dies vor der ganzen Klasse zu tun. Es ist auch zu bedenken, ob das auffällige Verhalten vielleicht ein Hilfeschrei sein könnte und eine therapeutische Maßnahme nötig ist, weil es schon zu nicht kindgemäßen Erfahrungen oder Missbrauch kam. Meine Erfahrung zeigt, dass gerade Kinder, die misshandelt und missbraucht wurden, Bilder in den Märchen besonders aufsaugen: Für einen kurzen Moment verschwindet ihr nach außen gerichtetes, provozierendes Verhalten oder ihre große Verschlossenheit und sie tauchen in die Geschichte ein. Selbstverständlich ersetzt dies nicht die eigentliche Therapie!

Zum Lehrplan

Die goldenen Regeln des Lehrplans[3] gelten auch für eine menschenkundlich fundierte Sexualkunde:

„Alles an den Menschen anschließen" ist die wichtige Forderung nach altersgemäßer Ansprache und altersgemäßen Inhalten, d. h., in der Unterstufe keine extra Stunden, kein explizites Ansprechen der Fortpflanzungsvorgänge usw. – auf Fragen aber altersgemäß antworten.

„Erst tun, dann begreifen." Dieser Grundsatz hört sich in Bezug auf sexuelle Aufklärung merkwürdig an. Formuliert man ihn aber etwas anders, so wird es verständlicher: Erst seelisch erfassen, durch bildhaftes Unterrichten in der Unterstufe, dann fällt in der Oberstufe das nüchterne, naturwissenschaftliche Darstellen auf vorbereiteten Boden.

---

[3] Arbeitsmaterial für den Klassenlehrer: Zur Unterrichtsgestaltung. Manuskriptdruck 1994, Päd. Forschungsstelle Stgt.

„Vom Ganzen in die Teile gehen." Erst bekommt das Kind ein Bild von allem, was zum Leben gehört (z. B. seelisch: durch Märchen, praktisch: durch die Ackerbauepoche usw.), bevor es von den eigenen physischen Vorgängen (Menstruation, Zeugung etc.) hört.

„Die Welt ist schön." Wenn Kinder dies in der Unterstufe wirklich erleben können und nicht durch frühzeitige Konfrontation mit Themen, die in das Jugendlichenalter gehören, sich auseinandersetzen müssen, so bildet sich eine Grundlage von Lebenskräften für den weiteren Entwicklungsverlauf.

„Alles ins Bild bringen." Gelingt es, Zeugung und Geburt usw. in der Unterstufe ins Bildhafte zu bringen, so schafft man seelische Lebenssicherheit als Grundlage für das Entdecken der Welt (und des anderen Geschlechtes) in späteren Lebensaltern. Kleine Geschichten über die Wandlung von Ei, Raupe, Puppe und Schmetterling, über ein Samenkorn, das in die Erde gelegt wird und aus dem das neue Leben wächst, kann der Lehrer erzählen.

Klassenstufe eins bis vier

Kinder fragen nicht: *„Wie entsteht ein Kind?"*, sondern: *„Woher komme ich?"*

Ein Lehrer, der eine neue 1. Klasse übernimmt, wird die Aufgabe in dem Bewusstsein beginnen, dass er durch seinen Unterricht in der Unterstufe bei den Kindern Grundlagen schafft für Entwicklungsschritte und Lernprozesse in späteren Stufen. Er wird nicht nur Fertigkeiten (Lesen, Schreiben, Rechnen) erüben und Wissen vermitteln (z. B. Heimatkunde, Tierkunde), sondern auch Fähigkeiten schulen.

So, wie ich in der 1. Klasse das Einmaleins übe, ohne über quadratische Gleichungen oder Integralrechnung zu sprechen, so gibt es auch viele Bereiche, die ich in der Unterstufe anlege, ohne dem Kind gleich zu vermitteln: Das brauchst du für dies und jenes. Die Aufgaben in der Unterstufe liegen also im Wesentlichen darin, wichtige Grundlagen zu schaffen.

Betrachtet man hier nun den Bereich einer später deutlich und klar formulierten sexuellen Aufklärung, so sind in dem bekannten Waldorflehrplan unendlich viele Elemente enthalten, die auch hierfür eine tragfähige Basis schaffen. Explizit angesprochen werden die Vorgänge von Zeugung und Geburt usw. in der Unterstufe aus menschenkundlicher Sicht nicht. Implizit, latent, durchziehen sie aber viele Themenbereiche der Klassen eins bis vier. Wenn ich mir als Lehrer diese Punkte bewusst vor Augen führe – und nicht etwas ausspare, weglasse –, so kann ich die Gewissheit haben, auch auf sozialer und seelischer Ebene Grundlagen für weitere Entwicklungsschritte geschaffen zu haben.

Die Vorbereitung für den Sexualkundeunterricht, aber auch die Vorbereitung für ein gesundes partnerschaftliches Miteinander in einer Beziehung in späteren Jahren beginnt gleich in den ersten Schulwochen:

Die Pflege der *Beziehungsfähigkeit* wird durch gegenseitiges Wahrnehmen (Lernen der Namen, neben wem sitze ich? Wie geht es meinem Nachbarn? Ich spiele gerne mit diesem Kind.) geübt.

Konfliktfähigkeit wird nicht nur beim Spiel auf dem Schulhof benötigt, sondern auch innerhalb der Klasse, wenn die Kinder lernen müssen, zu ihrem Fehlverhalten zu stehen, sich zu entschuldigen oder auch, wenn sie ihre Tat verteidigen.

Täglich wird an der Entwicklung einer *Gesprächskultur* gearbeitet: Einer spricht, die anderen üben das Zuhören. Schweigsame Kinder werden durch Fragen in das Gespräch einbezogen. Oft können gerade Erstklässler noch das, was gar nicht gesagt wurde, sondern als Emotion dahinter steht, heraushören.

Zuverlässigkeit und *Verantwortung* werden geübt, wenn Ämter verteilt und selbstverständlich regelmäßig ausgeführt werden.

Durch alle rhythmischen Wiederholungen und zahlreiche andere Übungen stärke ich bei den Kindern den *Willen*, auch den Willen, einen Weg im sozialen Miteinander zu Ende zu gehen und nicht bei den kleinsten Schwierigkeiten Konflikten auszuweichen und aufzugeben. Der Pflege des Willens kommt in dieser Altersstufe noch eine wichtige Bedeutung zu: So, wie er in der Schule geübt wird, liegt natürlich eine besondere Betonung auf der Schulung des „Willens zur Tat", der für ein Ergreifen der Lebensaufgaben notwendig ist. Doch gleichzeitig wird das Selbstverständnis und Selbstbewusstsein der Kinder gestärkt, so dass sie die Fähigkeit entwickeln können, sich in bedrängenden Situationen zur Wehr zu setzen, „nein" zu sagen.

Dies alles fördert die Sozialkompetenz der Kinder vom ersten Schultag an. Hier wird auf seelischer Ebene eine Grundlage geschaffen, um später mit den Schülern über Sexualität in einem umfassenderen Sinne sprechen zu können.

Ein anderer Gesichtspunkt, der verdeutlicht, dass in Bezug auf Sexualkunde in der Unterstufe ein impliziter Lehrplan verfolgt wird, zeigt sich im Bereich der *Sinnesschulung*, die in gewisser Hinsicht auf ein späteres Zusammenleben mit dem Partner vorbereitet.

Vor allem drei der vier unteren Sinne, die im ersten Jahrsiebt und in der Unterstufe besonders gepflegt werden (siehe auch Leipold, Seite 166 ff.), bilden eine Grundlage für eine später sich entwickelnde Sexualität:

Tastsinn:	Bin ich draufgängerisch grob oder spüre ich, was ich berühre? Wie nahe kann ich meinen Mitmenschen kommen?
Lebenssinn:	Fühle ich mich wohl in meinem Leib?
Eigenbewegungssinn:	Erfahren der eigenen Leiblichkeit durch Bewegung schafft Lebenssicherheit und dadurch auch Selbstsicherheit.

Wenn am Anfang der *ersten Klasse* die Schüler sich zu einer Gemeinschaft zusammenfinden, so merkt der Lehrer sehr bald, dass die Kinder nicht nur in Bezug auf die Kenntnis der Zahlen und Buchstaben sehr unterschiedliche Voraussetzungen mitbringen, sondern auch einen weit auseinander klaffenden Wissensstand in Bezug auf die Entstehung menschlichen Lebens haben. Für viele Kinder wird dieses Thema noch keine große Rolle spielen. Aber gerade die Kinder, die bereits von den Eltern aufgeklärt wurden, werden sich mit ihrem „Wissen" in den Vordergrund stellen. Es kann hier die Frage gestellt werden, ob das Kind das Gespräch überhaupt verstanden hat, ob es abgeschreckt war durch die Bilder, die ihm erklärend gezeigt wurden, oder ob es gespürt hat, dass es durch den Gebrauch ihm vielleicht noch unverstandener Worte eine bestimmte Reaktion in seinem Umfeld auslöst. In jedem Fall kann man versuchen, mit dem Kind ins Gespräch zu kommen, um nach und nach seine Aufmerksamkeit wieder mehr auf altersgemäße Themen zu lenken, vielleicht mit Hilfe einer „sinnigen Geschichte". Denn es sollte in keinem Fall, weder bei dem Kind, noch bei den Eltern, der Eindruck entstehen, dass dies ein „unanständiges" Thema sei, sondern dass man zu gegebener Zeit gewiss noch viel mehr darüber erfahren werde. Gerade diese Kinder, bei denen der „Schleier" schon zu früh geöffnet wurde, gehen oft mit großer Freude auf praktische, handfeste und konkrete Arbeiten mit den Händen ein. Deshalb kann man mit ihnen zusammen z. B. ein Beet anlegen und es pflegen o.ä.

Als Lehrer, der eine 1. Klasse übernimmt, kann ich mir für verschiedene Bereiche des Lehrplans die Frage stellen, wie ich mit dem gerade zu behandelnden Stoff das Kind in der Unterstufe auf das Thema der sexuellen Aufklärung in der Mittel- bzw. Oberstufe vorbereite. Wie schaffe ich es, die Schüler in altersentsprechender Weise seelisch zu stärken? Welche Epochen oder Geschichten helfen in besonderem Maße eine emotionale Grundlage zu schaffen, auf welche die später erfolgenden naturwissenschaftlichen Begriffe und Inhalte wie auf einen vorbereiteten Boden fallen? Einige Aspekte des Lehrplans bieten die Möglichkeit, die Kinder mit einer seelischen Schutzhülle zu umgeben. Einige wenige seien hier exemplarisch genannt. Indem ich mir diese Fragen bewusst erarbeite, kann ich eine Haltung zum Thema Sexualkunde in der Unterstufe erwerben, die nicht nur die Kinder spüren werden, sondern mit der ich mich auch Gesprächen mit den Eltern stellen kann.

Für die hier behandelte Altersstufe kann als Grundhaltung gelten, dass man jederzeit bereit sein sollte, auf aufkommende Fragen altersgemäß zu antworten. Eine vom Lehrer ausgehende Besprechung z. B. des Zeugungsvorganges gehört gewiss nicht in dieses Alter.

Das Unterstufenkind erarbeitet sich seine Umgebung sehr stark aus der Motorik heraus. So wie im ersten Jahrsiebt die motorische Entwicklung bestimmend für die Ausbildung von Gehen, Sprechen und Denken war, so richtet sich die Bewegungsentfaltung nun mehr und mehr auf das Erobern der etwas weiteren Umgebung. Wenn es genügend Anregung zur Bewegung, zum kindlichen Spiel gibt (Betätigung der unteren Sinne), wenn sich das Kind aktiv schaffend betätigen kann, wird seine Aufmerksamkeit eher auf die Umgebung ausgerichtet sein. Es konzentriert sich nicht auf sich selbst und das Erleben der eigenen Befindlichkeit, sondern kann vielfältige Sinneserfahrungen machen.

Viele Lehrer unternehmen in der 1./2. Klasse regelmäßig kleine Spaziergänge – nicht um spektakuläre Abenteuer zu erleben, sondern einfach nur, um die Natur wahrzunehmen, Käfer und Blumen zu entdecken, oder auch um eine einzelne Pflanze in ihrer jahreszeitlichen Veränderung anzuschauen. Rein über das empfindende Erleben erfahren die Kinder etwas über das Werden und Vergehen des Lebens. Erklärt werden muss hier noch nichts.

Dort, wo es möglich ist, bietet die Tierhaltung Anlass für Gespräche über Geburt, Versorgung der Jungen usw. Verknüpft mit der notwendigen praktischen Tätigkeit im Stall, erfahren die Kinder auch etwas von der Notwendigkeit der Fürsorge, der Verantwortung für ein mir anvertrautes Wesen.

Seelische, aber auch moralische Hilfe zur Entwicklung erfährt ein Kind durch die Geschichten des Erzählteils, aber auch durch alle Formen der bildhaften Ansprache. Wenn Kinder mit Hänsel und Gretel mitbangen können, Mitleid empfinden lernen mit dem Bettler, der von St. Martin den Mantel bekommt, vom Vertrauen hören, das Moses auf seinem langen Weg mit dem Volk Israel aus der ägyptischen Gefangenschaft geleitet hat oder Siegfrieds Mut miterleben, schwingen die Seelen der Kinder mit und bekommen Nahrung.

In der 1. Klasse kann man z. B. während des Plastizierens das Buch „Die kleine Biene Sonnenstrahl" (Jakob Streit[4]) erzählen. Auch wenn viele Erwachsene in unserer heutigen Zeit denken mögen, dass die „Bienchen" als Bild überholt sind, so tauchen die Kinder, während sie das Bienenknetwachs in den Händen erwärmen, gerne in die Geschichte ein. Das hier geschilderte Leben der Bienen zeigt alle Bereiche – von dem Geborenwerden über das Pflegen der Brut bis zur Bestäubung der Pflanzen – die ein Erstklässler erfassen kann, in kindgemäßer Sprache und Bildhaftigkeit. Das Bienenbuch von Jakob Streit[5] spricht die Vorgänge der Befruchtung noch deutlicher an. Für die Kinder ist Natur und Bild noch eine Einheit.

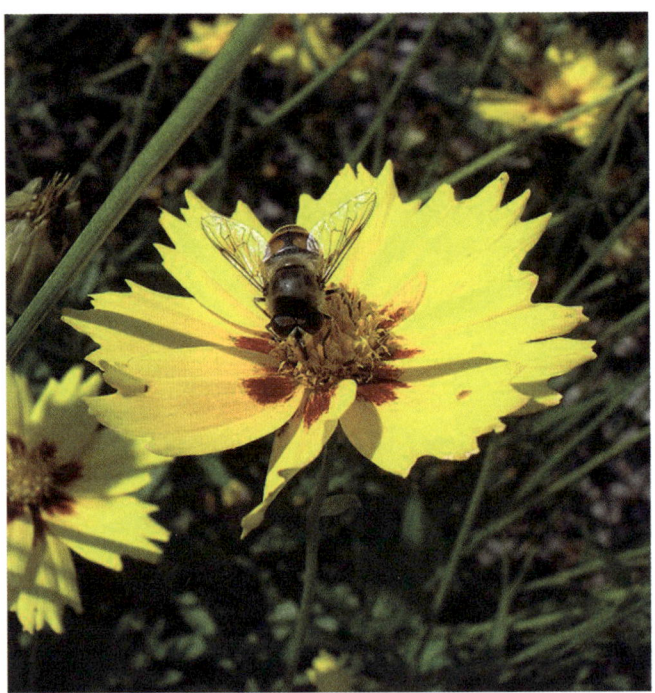

Das oben erwähnte Auseinanderklaffen des Physischen, des Seelischen und des Geistigen erfordert in besonderem Maße eine bewusste Pflege des mittleren, seelischen Bereiches, was durch solch stimmige Bilder geschehen kann.

Von großer Bedeutung für die seelische Entwicklung der Erstklässler sind die Grimmschen Märchen. Hier können sie nicht nur erleben, dass das Böse besiegt wird und die schöne Prinzessin immer auf Rettung hoffen darf, sondern dürfen auch große

---

[4] Jakob Streit: Die kleine Biene Sonnenstrahl, Verlag Freies Geistesleben, Stuttgart [8]2005
[5] Jakob Streit: Das Bienenbuch, Verlag Freies Geistesleben, Stuttgart [10]2003

geistige und seelische Wahrbilder aufnehmen, die sie ein Leben lang begleiten können: Mitleid, Liebe, Opfer, Trauer, Mut, Angst, Freude, Verwandlung und Gerechtigkeit. Die Pflege dieser Seeleneigenschaften sind in einem späteren Lebensabschnitt für die Entstehung menschlicher Beziehungsfähigkeit entscheidend. Auch ein Urbild der Familie wird den Kindern aufgezeigt, was für viele heute nicht mehr selbstverständlich erlebbar ist. In der Form der Märchen können auch die, die in einer Teilfamilie leben, dieses Bild aufnehmen, ohne dass darüber weiter gesprochen werden muss.

Im Erzählstoff aller Klassen finden die Kinder immer wieder das Motiv: Dem Menschen fällt die Lösung einer Aufgabe nicht einfach zu. Ein jeder muss einen nächsten (Entwicklungs-) Schritt erringen, sich entscheiden, für seine Überzeugung mutig eintreten. Hier werden viele Urbilder für zwischenmenschliches Handeln gegeben.

In dieser Altersstufe wollen die Kinder in der Regel noch gar nicht erfahren, wie sie gezeugt wurden, sondern wo ihre geistigen Ursprünge sind. Es begleitet sie die Frage: Woher komme ich als Individualität? nicht: Wie bin ich gezeugt worden? Gibt man ihnen hier die altersentsprechende bildhafte Antwort, so tragen sie eine Ahnung davon in sich, dass es noch viel Größeres gibt als das, was sie unmittelbar in ihrer Umgebung vor Augen haben. Dadurch wird Raum gegeben dafür, dass das Kind erleben kann, dass es eingebunden ist in einen umfassenderen Zusammenhang. Daraus kann Vertrauen in die Welt geschöpft werden. Auch führen diese Gedanken das Kind ein Stück weit weg von der ausschließlichen Beschäftigung mit dem eigenen Leib, was auch für spätere Altersstufen hilfreich sein kann.

Die beiden ersten Schuljahre bilden im Lehrplan eine Einheit: Im Wesentlichen wird das, was im ersten Jahr angelegt wurde, weitergeführt, geübt, so dass die zuvor genannten Aspekte noch Gültigkeit haben: Es sollte versucht werden, das Kindliche zu pflegen. Die *Zweitklässler* sind aber im Vergleich zum vergangenen Schuljahr nicht nur größer geworden, sondern stellen sich auch kräftiger, tatkräftiger in die Schulgemeinschaft hinein. Es ist jetzt sicherlich schon oft nötig, Anregungen für Schulhofbeschäftigungen zu geben. Seilspringen und Laufspiele verhindern nicht nur Rangeleien, sondern fördern in heute wichtigem Maße die motorische Entwicklung und lenken davon ab, „Mädchenpest" zu spielen. Dieser, zunächst als Wortspiel von älteren Geschwistern aufgeschnappte Ausdruck, beschäftigte eine Unterstufenklasse in jeder Pause: Man wollte nicht neben Mädchen stehen und schon gar nicht mit ihnen spielen. Bei gemeinsamen, von Lehrern angeregten Spielen verschwand dieses Verhalten schnell.

Im Erzählstoff der zweiten Klasse wird die Auseinandersetzung mit den Unarten der menschlichen Natur im Bild der Fabel dargestellt. Auch hier bekommt die kindliche Seele die altersgemäße Nahrung. In den Legenden kann der Schüler ein Bild für das menschliche Streben nach Gutem und Wahren und die Liebe zu allen Wesen bekommen. Dies kann wiederum als Keim dazu beitragen, in späterem Lebensalter Liebefähigkeit zu entwickeln.

Mit dem *neunten Lebensjahr*, durch das Ich-Erleben, wandelt sich das Verhältnis der Kinder zu ihrer Umwelt. Fühlten sie sich bisher noch stark mit ihr verbunden, so erleben sie sich jetzt abgesondert von der Welt. In dieser Distanz zu allem Bisherigen entstehen wieder andere Fragen: Woher komme ich? Wer sind meine Eltern? Doch dies ist immer noch oder gerade in diesem Alter die Frage nach der geistig-seelischen Herkunft. Das Kind nimmt nun bewusster den Unterschied zwischen Mädchen und Jungen wahr und distanziert sich in seinem Spielverhalten deutlich vom anderen Geschlecht, um sich selbst in dem „neuen Gewand" erst einmal zurecht zu finden. Die hier aufkommende Frage nach der Herkunft erhält in der Schöpfungsgeschichte eine altersgemäße Antwort. In der göttlichen, allumfassenden Liebe können sich die Kinder geborgen fühlen.

Verbunden mit dem Neun-Jahres-Schritt ist ein stärker erwachendes Schamgefühl. Um dies als natürlichen Prozess verstehen zu lassen, ohne intellektuelle Erklärungen zu geben, wird die Geschichte vom Sündenfall erzählt.

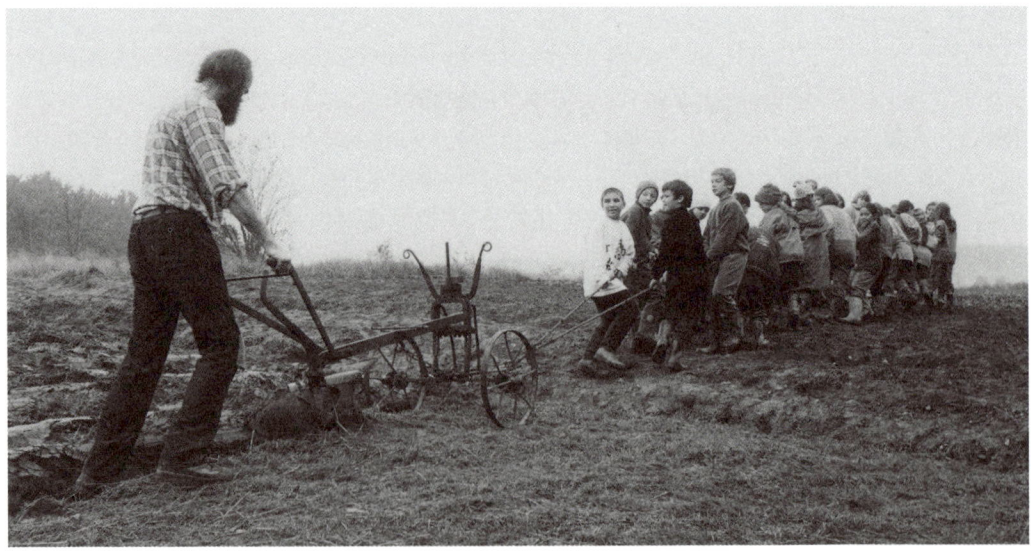

Foto: Charlotte Fischer

In der *dritten Klasse* gibt die Ackerbauepoche die Möglichkeit, die Entstehung pflanzlichen Wachstums zu erleben. Aus einem winzigen Samenkorn wächst ein langer Halm mit vielen Körnern. Von der Bestäubung durch den Wind wird erzählt; wenn man Glück hat, kann man es mit den Kindern auch beobachten.

Die zahlreichen praktischen Erfahrungen der Hausbau- und der Ackerbauepoche bieten die Möglichkeit, dem Schaffensdrang der Neunjährigen ein Betätigungsfeld zu geben.

Erfahrungsgemäß treten in dieser Altersstufe kaum weitere Fragen nach der Herkunft des Menschen auf.

Durch die Zeiterscheinungen der Mode und Musik, die stark sexuell betont sind, wird ein *Viertklässler*, allein schon dadurch, dass er jetzt mit wacheren Augen durch die Welt geht, beeinflusst. Mädchen möchten kurze Röcke und Nagellack tragen, Jungen stylen ihre Haare und ahmen den Hüftschwung der Popstars nach. Doch auch in dieser Klassenstufe zeigt sich wieder das Heilsame des Lehrplans: Das Thema, das sich im Erzählteil durch das ganze Schuljahr zieht, sind die germanischen Heldendichtungen. Man kann über die ritterlichen Tugenden sprechen, durch die sich natürlich die Jungen besonders angesprochen fühlen. Die Teilung der Geschlechter, die in der dritten Klasse den Schülern bewusst wurde, wird hier aufgegriffen und erlebbar. Manchmal muss man die kleinen Ritter schon an ihre „Pflichten" erinnern, worauf sie aber in der Regel gern eingehen: Wahrheitsliebe, Treue, das rechte Maß zu halten, Demut und Vergebung können innerhalb einer Geschichte angesprochen werden und führen vielleicht zu weiteren Gesprächen.

Deutlich andere Aufgaben haben die Frauen in der Ritterzeit. Mit Zurückhaltung und Geduld dienen sie ihrem Herrn. Die „reine" Liebe wird in den Minneliedern besungen, weil es dort gerade nicht darum ging, durch die Werbung, durch das Lied, eine Frau zu gewinnen. Der ritterliche Minnesänger sang auch für eine verheiratete Frau.

Gerade diese Zuneigung aus der Ferne ist vergleichbar dem unausgesprochenen Wunsch von Viertklässlern, bitte nicht über das Fortpflanzungsgeschehen beim Menschen zu sprechen, sondern es an der Tierwelt zu schildern (s.o.).

In allen Altersstufen (auch in späteren Klassen) bietet es sich dem Lehrer an, Fragen und Stimmungen, die latent in der Klasse leben oder auch mehr oder weniger deutlich ausgesprochen werden, im Erzählteil zu beantworten. Ob dies durch den bekannten Erzählstoff möglich ist, ob selbst erdachte Geschichten oder ein Jugendbuch den geeigneten Ansatz bieten, hängt von der individuellen Situation ab.

Die durch den Neun-Jahres-Schritt erreichte Trennung im Erleben von Ich und Welt ermöglicht es überhaupt erst, in der Menschen- und Tierkunde der *4. Klasse* Mensch und Tier so von außen in ihrer Gliederung zu erfassen, wie es im Lehrplan vorgesehen ist. In der Schilderung der Tiere schlüpft man nicht mehr in das Wesen hinein, lässt die Tiere nicht mehr sprechen, wie es in den Fabeln der zweiten Klasse der Fall war. Jetzt ist eine sachlich-distanzierte, aber doch lebendige Darstellung der Lebensräume und -weisen gefordert. Den Menschen eingekoppelt in die Naturreiche verstehen zu lernen, ist die Aufgabe dieser ersten Menschen- und Tierkundeepoche. Der Mensch ist in seinen Handlungen frei. Das Tier ist in der Regel mit seinem Fortpflanzungsrhythmus an die Jahreszeiten gekoppelt. Ohne an dieser Stelle auf Sexualität einzugehen, wird der Gedanke vermittelt, dass der Mensch als einziges Wesen, durch sein bewusstes, willentliches Handeln andere, verantwortungsvolle Aufgaben in Bezug auf die Fortpflanzung hat als das Tier.

Aus dem bisher Gesagten ergibt sich von selbst, dass zu keiner Zeit der Unterstufe Anlass besteht, durch Bilder oder Filme den Kindern Geschlechtsorgane, den Zeugungsvorgang oder die Embryonalentwicklung vor Augen zu führen. Diese äußere Form der Darstellung berührt die Kinder nicht innerlich, nicht geistig-moralisch und bietet somit auch keine Grundlage dafür, dass sich bei den Schülern eine ethische Haltung entwickeln kann.

An den hier angeführten Beispielen wurde versucht zu zeigen, dass es sehr wohl Themen in den ersten vier Klassen der Waldorfschule gibt, die die Kinder auf das Erwachen der Sexualität vorbereiten, dass aber diese Vorbereitung in einer ganz anderen Art und Weise geschieht, als es in den letzten Jahrzehnten allgemein propagiert wurde, nämlich auf der Basis der Menschenkunde. Eine sachlich-naturwissenschaftliche Darstellung der Zeugung usw. kann erst von den Kindern verstanden werden, wenn der Astralleib (das Seelische) beginnt frei zu werden. So kann es in der Unterstufe nur darum gehen, bei den Kindern die seelischen Grundlagen zu entwickeln.

Wenn man lehrplangerecht arbeiten will, ist es nicht angebracht, in der Unterstufe das Thema Sexualität explizit zum Unterrichtsinhalt zu machen. Implizit ist es in weit umfassenderer Weise in allen Unterrichtsinhalten vorhanden.

Elternarbeit

Bei Gesprächen auf Elternabenden zeigt sich bei manchen Eltern eine Unsicherheit in Bezug auf alle Fragen der Aufklärung. Wann und wie sollen sie mit den Kindern sprechen? Sind Bücher oder Filme angebracht?

Um im oben geschilderten Sinne mit den Kindern arbeiten zu können, ist die Zusammenarbeit mit den Eltern wichtig. Sie müssen einbezogen werden in diese Gedanken und bereit sein, diese zu verstehen und gegen den Strom der Zeit zu schwimmen. Es muss deutlich werden, dass das Thema Sexualkunde an der Waldorfschule nicht totgeschwiegen wird, sondern im Sinne einer gesunden seelisch-geistigen Entwicklung der Kinder behandelt wird.

Im Idealfall sucht der Lehrer bereits im Laufe der ersten Klasse das Gespräch mit den Eltern. Zum einen, um sie zu beruhigen, dass das Thema Sexualkunde durchaus an der Waldorfschule bearbeitet wird, zum anderen um sie – wie beim Einführen der Buchstaben oder vor der ersten Menschen- und Tierkundeepoche – mit der menschenkundlichen Haltung vertraut zu machen, die die Entwicklungsphasen der Kinder in den Vordergrund stellt.

Wenn man zu diesem Zeitpunkt, also am Anfang der Schulzeit, über einen Sexualkundelehrplan mit den Eltern spricht und diese sich auch über den Kenntnisstand ihrer Kinder austauschen, muss man sich darüber im Klaren sein, dass es sicherlich in jeder Klasse Menschen gibt, die innerlich erschrecken: „Alle Kinder scheinen schon alles zu wissen, jetzt soll das schon ein Thema für mein Kind sein?" – und daraufhin sich genötigt fühlen, sofort mit ihrem Kind zu sprechen. Dann hat man natürlich das Gegenteil von dem erreicht, was eigentlich gewollt war. Auch diese Situation muss bedacht und offen angesprochen werden.

Die Erfahrung zeigt, dass viele Eltern am Morgen nach einem Elternabend gleich alle Themen detailreich ihren Kindern mitteilen und der Lehrer große Mühe hat, schnell gebildete Vorstellungen z. B. von Klassenfahrten oder vom Einführen des Füllers wieder zu korrigieren. Gerade am Anfang der Schulzeit und im Zusammenhang mit einem Thema, das in den Familien sehr unterschiedlich behandelt wird, sollte man sich vielleicht verabreden, dass der Lehrer generell am Morgen nach einem Elternabend in geeigneter Weise und alle seine Schüler im Blick habend von dem Abend berichtet.

Ein zu besprechender Punkt ist die Tatsache, dass Jugendliche mehrheitlich wünschen, von den Eltern aufgeklärt zu werden. Hier scheinen noch natürliche Empfindungen vorhanden zu sein. Doch werden viele Eltern auch froh darüber sein, wenn man im Rahmen eines Elternabends ihnen hilfreiche Gedanken darstellt. Als Empfehlung kann man den Eltern das Heft von Mathias Wais nennen: „Entwicklung zur Sexualität".[6]

Darüber hinaus ist zu erarbeiten, wie die unteren Sinne oder die Sozialkompetenz auch im häuslichen Umfeld in bewusster Weise gepflegt werden können und in welchem Zusammenhang diese Bereiche mit der Sexualität stehen.

Vielleicht hilft es den Eltern auch, wenn man mit ihnen darüber spricht, dass sich ein Kind nur dann mit Fragen an den Erwachsenen wendet, wenn es sich wahrgenommen fühlt, es erlebt, dass man Interesse an seinem ganzen Wesen hat. Die Pflege des regelmäßigen Gespräches, in Kontakt zu bleiben, ist eine grundsätzliche Voraussetzung dafür, dass intime Fragen gestellt werden.

Es wird sich nicht vermeiden lassen, dass Kinder, die bereits – auf vielleicht nicht so glückliche Weise – aufgeklärt wurden, in die erste Klasse kommen. Lässt es sich aber mit den Eltern besprechen, dass dies Thema kein besonderer Schwerpunkt sein sollte, so werden die Könige, Zwerge und Feen auch weiterhin als Bild wirken können. Noch leben die Kinder in der Nachahmung und nehmen alles aus ihrer Umgebung in ihr Spiel mit auf.

Wichtig scheint es, in diesem Zusammenhang auch (wieder einmal) darüber zu sprechen, dass es in dieser Altersstufe ja gerade nicht darum geht, Sachverhalte über den Kopf zu erklären, sondern mit den Kindern über das zu sprechen, was sie anfassen und sehen können. Für das Verstehen der verborgenen Dinge bleibt den Kindern noch viel Zeit in späteren Altersstufen. Zeigt man den Kindern Zeichnungen, Bilder, so erreicht man sie nur in einer äußeren Schicht. Alle seelischen und ethischen Fragen werden dadurch zurückgedrängt. An dieser Stelle ist vielleicht ein Gespräch darüber angebracht, dass die Kinder heute ohnehin in allen Bereichen des Lebens viel zu früh und meist nur über den Kopf mit Dingen konfrontiert werden, für die sie noch ein ganzes Leben Zeit haben. Es muss noch Geheimnisse geben, die es zu entdecken lohnt.

Es sollte mit den Eltern besprochen werden (möglichst schon im Kindergarten), dass ein natürliches, unverkrampftes Benennen der sichtbaren Geschlechtsmerkmale selbstverständlich sein sollte. Dieser Teil der Körpergeographie kann in der Schule nicht behandelt werden, ohne die Kinder in ihrem Schamgefühl, das mit der Schulreife ein erstes Erwachen erlebt, zu verletzen. Hiermit soll aber nicht ein vielleicht heikles Thema in einen anderen Bereich, nämlich ins Elternhaus, geschoben werden, sondern

---

[6] Mathias Wais: Entwicklung zur Sexualität, Gesundheitspflege initiativ, Esslingen 1997

dies sollte so selbstverständlich sein wie das Erlernen von Körperhygiene oder das Essen mit Messer und Gabel im häuslichen Bereich.

So wie Eltern, die noch nicht viel von der Waldorfpädagogik erfahren haben, sich darüber wundern, wie spät ihr Kind zum Lesen angeleitet wird, so wird man ihnen auch menschenkundlich begründen müssen, warum, wann und wie die Aufklärung in der Schule erfolgt.

Zusammenfassung

Für den Bereich der Unterstufe kann ein konkreter Lehrplan zum Thema Sexualpädagogik nicht anders umschrieben werden, als er schon in bekannter Weise vorhanden ist. Implizit sind alle wichtigen Aspekte vorhanden, die bei den Kindern auf altersgemäße Weise die Welt erfahrbar und verständlich machen, damit das Astralische nicht zu früh in die Leiblichkeit hineingepresst wird.

In der Unterstufe geht es nicht um die Vermittlung biologischer Fakten, sondern um das Ergreifen der Leiblichkeit durch die Schulung der unteren Sinne, um das Erarbeiten seelischer und moralischer Grundhaltungen und das Erahnen der geistigen Ursprünge des Menschen.

Das Auseinanderklaffen der Bereiche von Physischem, Seelischem und Geistigem wird uns immer mehr zwingen, uns mit dem Heilenden im Lehrplan zu beschäftigen, den Schülern seelisch-geistige Nahrung zu geben, damit sie entstehende Löcher, Sehnsüchte nicht anderweitig füllen.

Sexualerziehung in der Klassenlehrerzeit
Ein Erfahrungsbericht

Ulrich Seifert

Wann sollen Kinder aufgeklärt werden? Diese Frage ist spannend und wird immer wieder kontrovers diskutiert: Wird sie im Elternabend gestellt, so kommt es in den seltensten Fällen zu einer einheitlichen Meinung. Bereits in der zweiten Klasse berichten Eltern, dass ihre Töchter und Söhne von ihnen umfassend aufgeklärt wurden. Andere machten zwei Jahre später die Erfahrung, dass ihre Viertklässler bereits „bestens Bescheid" wussten, als sie darauf angesprochen wurden. Und nicht selten wehren sich Eltern in der Unterstufe vehement gegen eine zu frühe Aufklärung, weil sie der Meinung sind, dass ihre Kinder diesbezüglich noch gar keine Fragen hätten. Dem Klassenlehrer wird schnell einsichtig, dass es im Bereich der Sexualerziehung kein ideales Rezept zu geben scheint, das allen Bedürfnissen und Notwendigkeiten gerecht werden kann. Dies gilt auch für die im staatlichen Schulsystem weitgehend verbreitete Praxis, das Thema in der Sachkunde unter zu Hilfenahme von mehr oder weniger gelungenen Büchern zu besprechen.

Der Notwendigkeit, sachlich zu informieren und präventiv zu wirken, steht in der Tat das Bedürfnis, individuell und dem augenblicklichen Entwicklungsstand des Kindes entsprechend vorgehen zu können, entgegen. Auch der Umstand, dass jede(r) Lehrer(in), unabhängig davon, ob er/sie sich mit diesem sensiblen Thema verbinden kann, den Stoff vermitteln muss, lässt Fragen offen. Letzteres gilt natürlich auch für die Waldorfkollegen und -kolleginnen. Schnell wird deutlich, dass es keine Dogmen geben sollte, die einem entweder die ultimative Aufklärung vorschreiben oder diese verbieten.

Was macht es uns so schwer, mit diesem Themenkomplex umzugehen? Für nahezu alle Lebensbereiche und Fachgebiete reicht uns der Waldorflehrplan Antworten und menschenkundliche Begründungen. Er gibt uns Anregungen und Hilfen, wie wir mit den Seeleneigenschaften Denken, Fühlen und Wollen umgehen und wann wir welches Fachgebiet unter welchem Duktus unterrichten können. Nur im Bereich der Sexualerziehung scheint dies nicht zu funktionieren.

Rudolf Steiner rät in seinem Vortrag *Erziehungsfragen im Reifealter* (GA 302a), die in diesem Alter erblühende Urteilsfähigkeit auf alle Gebiete der Weltzusammenhänge zu lenken und den Schülern die Welt so interessant zu machen, dass die jungen Menschen gar nicht darauf kommen, sich mit sich selbst zu beschäftigen. Dies ist eine große, herausfordernde Aufgabe für den Lehrer, die er gar nicht ernst genug nehmen kann. Beherzigen wir dies, dann helfen wir den Heranwachsenden, soziale Fähigkeiten zu entwickeln und Weltzusammenhänge zu erkennen, ohne in Einseitigkeiten zu verfallen.

Wie verhält es sich aber, wenn die Lehrerschaft schon in den untersten Klassen mit sexualitätsrelevanten Vorgängen konfrontiert wird? Darf es einfach ignoriert werden, wenn Kinder der Sexualität begegnen und sich damit auseinandersetzen müssen, oder sind wir nicht geradezu aufgefordert, den im Grunde schutzlosen Schülern Hilfestellungen zu geben? Der pädagogische Auftrag verpflichtet Eltern und Lehrer auch hier verantwortungsbewusst und angemessen zu reagieren. Dies kann wiederum nicht heißen, dass nun grenzenlos offensiv im Sinne einer umfassenden Aufklärung von Beginn der Schulzeit an vorgegangen werden muss. Wir sind an der Waldorfschule dazu angehalten, uns mit einer der Menschenkunde entsprechenden Art und Weise an den Bereich der Sexualerziehung heranzutasten.

Dieser Ansatz steht den Ausführungen Steiners nicht entgegen. Er gibt an, welche Unterrichtsgestaltung in gesunder Weise zur Menschenbildung beiträgt und was sie im Hinblick auf die Sexualität bewirken soll. Gegen einen Sexualkundeunterricht spricht er sich in diesem Zusammenhang dezidiert nicht aus.

Noch ein anderer Umstand weist uns auf Handlungsbedarf hin: Obwohl das Thema Geschlechtlichkeit in meiner Klasse von Beginn an regelmäßig und bewusst, aber auch ohne übertriebene Hektik und Aktionismus in Elternabenden angesprochen wurde, kam es bei einer internen Umfrage in der 7. Klasse zu folgenden Ergebnissen: Auf die Frage, in welchem Alter wurdest du aufgeklärt, ergab sich bei den Antworten eine Spanne vom 6. – 11. Lebensjahr. Von 40 Schüler/innen gaben 19 an, von den Eltern aufgeklärt worden zu sein, und elf von Freunden. Der Rest machte keine klaren Angaben. Immerhin gaben 34 an, diesbezüglich einen Erwachsenen als Gesprächspartner zu haben. 28 von diesen Erwachsenen waren die eigenen Eltern. Andere Umfragen haben gewiss, entgegen dieser, mehr empirischen Charakter. Sie werden aber mit Sicherheit noch bedenklicher im Ergebnis sein.

Die geschilderten Sachverhalte verlangen ein sachgemäßes, der Waldorfpädagogik entsprechendes Handeln. Die Auseinandersetzung mit der Sexualität beginnt für viele unserer Kinder bereits im Kindergarten, spätestens aber in der Unterstufe und dann in der Regel im Klassenzusammenhang. Dem kann nicht tatenlos oder nur verwundert oder gar entrüstet begegnet werden.

Nicht ohne eine gewisse Verlegenheit schildere ich den Versuch einer Klassengemeinschaft (in diesem Zusammenhang sind Eltern und der Klassenlehrer gemeint), angemessen mit der Problematik umzugehen. Es bedurfte nämlich zweier Durchgänge von Klasse 1– 8, in denen die Sexualerziehung, sowohl von Elternseite, als auch von mir in der Regel nur gestreift wurde. Eine bewusste Auseinandersetzung, sei es im Elternabend oder in der Klasse selbst, fand, wenn überhaupt, nur sporadisch statt. Aus dieser unbefriedigenden Erfahrung heraus entstand der Impuls, mit dem dritten Durchgang bewusster und gegebenenfalls systematischer an die Thematik heranzutreten. Im Folgenden sollen nun diese Erfahrungen in den sieben zurückliegenden Schuljahren geschildert werden.

Die Unterstufe

Nach den aufregenden und schönen Erlebnissen, die ein Schulbeginn für Kinder und auch deren Eltern beschert, besitzt das Thema Sexualerziehung nicht die Bedeutung, die ein unabdingbares Besprechen in den ersten Elternabenden verlangen würde. Das bedeutet jedoch nicht, dass sie im Klassenzusammenhang tabu wäre. Derbe Ausdrücke, deren Bedeutung zumeist überhaupt nicht bewusst ist, werden mitunter genussvoll in die Klasse hineingerufen. Man darf sich der Aufmerksamkeit der Mitschüler gewiss sein, denn hier wurde unter Umständen etwas weitergegeben, was von Größeren gehört wurde. Fehl am Platze wäre hier nun die Überreaktion der Lehrkraft, sei es in Form von scharfen Zurechtweisungen oder ausschweifenden Erklärungen. In der Regel verspricht ein zuwendungsvolles Gespräch mit den Verbalakteuren mehr Erfolg.

Zu Beginn eines zweiten Schuljahres fragte ein Mädchen ihren Englischlehrer, ob die neue Hospitantin denn seine Freundin sei? Auf Ablenkungsmanöver des Kollegen ließ sich die Schülerin nicht ein, und auch ein klares „Nein" und der Einwand des überraschten und etwas hilflosen Lehrers, dass die Schülerin doch seine Frau und seine Kinder kenne, entlockte ihr lediglich die Bemerkung, dass er ja auch „fremd gehen" könne. Dieses Mädchen war in seiner Entwicklung fortgeschritten und hatte auch im familiären Umkreis Entsprechendes erfahren.

Im später erfolgten Gespräch zeigte sie sich schon alleine deshalb als recht zufrieden, weil ihr verständnisvoll zugehört wurde. Daraus resultierte auch ihre Einsicht, dass es sich in diesen Bereichen um sehr persönliche Dinge handle, die nicht unbedingt coram publico angesprochen werden müssen. Wichtig für sie war, dass sie sich ernst genommen fühlte! Ähnliche Vorfälle mit ihr gab es nicht mehr. Sie können aber Anlass geben, um auf einem Elternabend – natürlich mit der gebotenen Diskretion – aktiv zu werden. So wurde dort beim gegenseitigen Austausch vereinbart, zu Beginn der zweiten Klasse über die Sexualerziehung zu sprechen.

Am Elternabend wurde rasch deutlich, dass Erziehungsstile, die individuellen Entwicklungsstände der Zweitklässler und das damit in Verbindung stehende Wissen recht unterschiedlich waren. Der Erfahrungsaustausch führte jedoch zu einer Sensibilisierung aller Beteiligten und auch zur Erkenntnis, dass die Kinder sehr wohl mit Belangen der Geschlechtlichkeit konfrontiert sind. Bei aller Unterschiedlichkeit bestand aber Konsens darüber, dass es noch längerer Zeit bedürfe, bis ein Sexualkundeunterricht im Klassenverband angebracht wäre.

Es gilt aber präsent zu sein, wenn Kinder mit einschlägigen Fragen an den Erzieher herantreten, um diese dem Bewusstsein des Kindes entsprechend zu beantworten. Fragt ein neunjähriger Junge, was ein Kondom ist, so muss auf diese Frage eingegangen werden. Man darf dabei auch ein wenig auf die Kinder selbst vertrauen. Ihre Fragen weisen uns Erziehern oft den Weg, und die Gespräche verlaufen häufig unkomplizierter, als es so manches Elternteil für möglich hält. Diese Fragen bedeuten jedoch in keiner Weise zwingend, dass sie vor einer ganzen 3. Klasse besprochen werden müssen.

Natürlich ergeben sich auch in den Epochen der Unterstufe zahlreiche Möglichkeiten, altersentsprechend und bildhaft auf die Geschlechtlichkeit hinzuweisen (siehe auch S. 175 ff. Raupach). Die explizite Aufklärung sollte aber nach Möglichkeit im Elternhaus stattfinden. Hier bestehen der geschützte Rahmen und die dazu notwendige Vertraulichkeit, dass Intimes besprochen werden kann. Die Gespräche im Elternabend können dabei Hilfe und Ermutigung sein.

Unschwer wird deutlich, dass es sich bei der Sexualerziehung um einen dialogischen Prozess zwischen Elternhaus und Klassenlehrer handeln muss. Aus dem gegenseitigen Wahrnehmen kann ein Bild entstehen, das zum richtigen Handeln führt.

Die geschilderte Vorgehensweise ließ sich bis zur fünften Klasse aufrechterhalten. Allerdings bestanden die bereits erwähnten unterschiedlichen Vorstellungen der Eltern über den richtigen Zeitpunkt für das Einsetzen eines Unterrichts in der ganzen Klasse.

Die Mittelstufe

In der *fünften Klasse* war mit Sicherheit davon auszugehen, dass alle Schüler/innen im Wesentlichen schon aufgeklärt worden waren. Diese Tatsache war am Elternabend rasch abgeklärt.

Es schien nun allen Beteiligten, dass der Zeitpunkt für ein Gespräch in der ganzen Klasse nahte. Folgendes sprach dafür: Menschenkundlich gesehen sind die ungefähr elf Jahre alten Kinder ausgesprochen harmonisch zu erleben. Wohl kaum wird man in den späteren Schuljahren ein solches Gleichmaß an Harmonie und Stimmigkeit von physischer und seelischer Entwicklung erleben wie in diesem Entwicklungsstadium – auch wenn manches Mädchen körperlich schon sichtbar pubertäre Entwicklungen zeigt. Im Grunde hat man noch Kinder vor sich, die unbeschwert und lebensbejahend sind. Dies sind gute Voraussetzungen, um an so intime, die eigene Leiblichkeit betreffenden Fragen heranzutreten. Es erscheint noch einfacher und erfolgversprechender, einem Fünftklässler den Geschlechtsakt so zu vermitteln, dass es sich nicht nur um einen physischen Vorgang handelt, sondern um einen physisch-seelischen, der gleichzeitig auch Liebesakt sein kann. Später verfallen die Pubertierenden in zunehmende Einseitigkeiten, weil sie stärker in ihre Leiblichkeit hineinsinken. Vor allem in der Gruppe wird ein solches Gespräch, wie man es mit etwas Fortune in der fünften Klasse erleben kann, nur noch schwer möglich sein.

In meiner Klasse war der Zeitpunkt für den ersten Sexualkundeunterricht gegen Ende des Schuljahres gekommen. Methodisch wurde folgendermaßen vorgegangen:
– Der Klasse wurde angekündigt, dass in zwei Wochen das Thema Sexualkunde behandelt werden sollte. Inhaltlich kann man darauf hinweisen, dass es sich u. a. um den Unterschied der männlichen und weiblichen Leiblichkeit handelt und eben alles, was damit zu tun hat.
– Zu diesem Zwecke stand dann ein Zettelkasten bereit, in den man schriftlich formulierte Fragen einwerfen durfte. Anonymität wurde garantiert.
– Der Zeitpunkt war so gewählt, dass zuvor an einem Elternabend die geplante Vorgehensweise dargestellt werden konnte.
– An diesem Abend wurde auch die mir bekannte Kinder- und Jugendärztin der Elternschaft vorgestellt. Sie war dafür vorgesehen, mit den Mädchen in vertraulicher Runde deren Anliegen zu besprechen.
– Am vorbestimmten Tag wurde mit der ganzen Klasse (Jungen und Mädchen) begonnen. Rollenspiele halfen, besser in ein gemeinsames Gespräch zu kommen, dessen Ziel es war, auf gewisse Veränderungen aufmerksam zu machen. Zum Beispiel lässt sich darstellen, wie sich das Verhältnis zu den Eltern verändert hat. Denkbar sind aber auch Inhalte über das Verhalten älterer Geschwister usw. So kann in der ganzen Klassengemeinschaft das Bewusstsein erzeugt werden, dass *alle* diese Veränderungen

durchmachen werden. Jungen und Mädchen werden nicht von Beginn an auseinanderdividiert.

– Nach einer guten Stunde war das gemeinsame und mitunter auch heitere Gespräch beendet.

– Im Hauptteil besprachen sich Mädchen und Jungen in getrennten Räumen.

– Am Ende wurde die Klasse wieder zusammengeführt, und man teilte sich gegenseitig mit, welche Themen besprochen wurden. Sehr Intimes wurde nach Absprache in der Gruppe weggelassen.

Was wurde besprochen? Während von den Jungen keine einzige Frage schriftlich formuliert wurde, lagen diese von den Mädchen in großer Zahl vor. So war es bei den Jungs notwendig, zunächst das Heft selbst in die Hand zu nehmen. In Vorbesprechungen bestand Einigkeit darüber, dass die Menstruation der Frau auch ein Thema für die Buben sein musste. Für Fünftklässler bedarf es dabei noch keiner detaillierten biologischen Erklärungen. Das Wissen um die nun einsetzende Fruchtbarkeit des weiblichen Organismus befriedigt die Schüler weitgehend. Staunen kann auch hervorrufen, dass der weibliche Zyklus mit dem des Mondes zusammenhängt. Weiter ist wichtig, zu vermitteln, dass das Wissen und der Umgang mit diesem natürlichen Vorgang Takt und Verständnis fordert. Über diesen Einstieg wurden die Buben neugieriger und begannen allmählich Fragen zu stellen. Dass einige dabei das Kichern nicht unterdrücken können, übergeht man nachsichtig. Eine Empörung darüber wäre verhängnisvoll. Es gibt in jeder Klasse genügend Kinder, die durch ihr Interesse mithelfen, dennoch zu einer angemessenen Atmosphäre zu gelangen. So konnten Fragen zur Erektion und Ejakulation besprochen werden, und ganz schüchtern erkundigte man sich auch nach Onanie. Dabei schien es wohltuend zu wirken, wenn vom Lehrer immer wieder die entsprechende sachliche Terminologie eingebracht wurde.

Eine ruhige und möglichst souveräne Umgangsweise mit dem gesamten Fragenkomplex kann in solchen Stunden Vertrauen schaffen und die an und für sich zurückhaltenden Buben zu einer offenen Mitarbeit ermuntern. Man war sich im rückblickenden Gespräch einig, zu einem späteren Zeitpunkt weiterzumachen.

Wenig überraschend wird sein, dass die Mädchen mit ihrer Gesprächspartnerin wesentlich offener umgingen und die Fragen einen deutlich zielgerichteteren Charakter hatten. So wurde natürlich der Fragenkomplex des weiblichen Zyklus bis hin zur Hygiene besprochen. Ausgeschlossen kann nicht werden, dass bereits Fragen zu Verhütung und Abtreibung gestellt werden. Nach Abschluss unseres Tagesprojektes wirkte die Klasse ausgeglichen, zufrieden und in positivem Sinne ein Stück reifer. In den folgenden Wochen wurde das Thema nicht mehr angesprochen. Es entstand in keiner Weise der Eindruck, dass durch unseren Unterricht etwas in ungesunder Weise an die Kinder herangetragen wurde. Vielmehr wurde aus den Elternhäusern berichtet, dass sich Kinder befreiter mit Fragen an Mutter oder Vater wandten und manch Besprochenes aufgegriffen und vertieft werden konnte.

Grundsätzlich sei noch festgestellt, dass aus dieser einmaligen Erfahrung nicht abgeleitet werden kann, dass Sexualkunde – in welcher Form auch immer – im fünften Schuljahr stattzufinden habe. Hier müssen viele Imponderabilien miteinbezogen werden. Die Individualgestalt einer Klasse gilt es genauso zu berücksichtigen wie z. B. die Lage der Schule. Womöglich rät eine ländliche Umgebung noch mehr zum Abwarten bis in die 6. Klasse hinein und ein mehr urbanes Umfeld zu einem früheren Beginn. Die Lebenszusammenhänge müssen individuell erfasst werden. Dazu gehören auch Elternhäuser und natürlich die Persönlichkeiten, die vor die Schüler/innen treten.

Ohne große Hektik, aber mit der klaren Absprache, im sechsten Schuljahr wieder zusammenkommen zu wollen, vergingen einige Monate, in denen Sexualerziehung nicht explizit auf der Tagesordnung stand. Im Schulalltag bleibt es jedoch nicht aus, dass thematische Berührungen stattfinden. Wann immer das geschah, als Klassenlehrer hatte ich das Gefühl, dass es keine mysteriösen Geheimnisse gab, die größere Peinlichkeit hervorriefen, wenn entsprechende Themen auftauchten. Ein natürlicherer Umgang mit der Geschlechtlichkeit war zu bemerken. Es war nicht ausgesprochen, aber spürbar, dass man schon in sehr vertrauter und dennoch respektvoller Art und Weise Intimes besprochen hatte.

Zur Schuljahreshälfte der *sechsten Klasse* schien der Zeitpunkt zum nächsten Projekttag herangereift zu sein. Die Ansprechpartnerin für die Mädchen musste ersetzt werden, was mit einer Mutter aus der Klasse, die gleichzeitig evangelische Religionslehrerin war, hervorragend gelang.

Der Zettelkasten war trotz meiner Appelle an die Buben wieder nur von den Mädchen gefüllt worden. Entgegen der Erfahrung aus der fünften Klasse waren die Jungen diesmal aber überraschend engagiert, gesprächig und hatten zahlreiche Fragen, die im Folgenden aufgelistet sind:
– Hat man nach einer Hodenentfernung einen Stimmbruch?
– Ist der Mann triebhafter als die Frau?
– Warum müssen sich Jungs immer wieder Luft verschaffen? (Triebhaftigkeit)

– Wann ist man unfruchtbar?

– Was ist eine Phimose?

– Fragen zum Stimmbruch

– Klonen

– Was sind die erogenen Zonen der Frau?

– Enthemmen Drogen die Frauen beim Sex?

– Wie ist das, wenn ein alter Mann mit einer jungen Frau zusammen ist?

– Was sind Stimulanzien? Was ist Viagra?

– Aids

Mit einer kleinen Pause war ein zweieinhalbstündiges Gespräch bei hoher Aufmerksamkeit und wenig Gekicher möglich. Als Lehrer hatte ich das Gefühl, vom Treffen in der fünften Klasse zu profitieren. Die Atmosphäre war vertrauensvoll und offen. Tendenziell war beim Fragenkomplex der Sechstklässler zu bemerken, dass sich die Themen allmählich mehr mit dem eigenen Geschlecht beschäftigen. Täuschend wäre der Eindruck, dass ausschließlich diese Themen behandelt wurden. Viele Fragen boten die Möglichkeit, auch auf andere Belange, die man für erklärenswert hält, einzugehen, so zum Beispiel auf kulturelle Unterschiede. Darüber hinaus blieben noch Fragen offen, für die ich mich als nicht kompetent erklärte (so etwas muss möglich sein und schadet der Autorität nicht). Deshalb waren Nachforschungen nötig. Die Klärung erfolgte in einer späteren Stunde.

Von den 19 Mädchen hatten zur Mitte der 6. Klasse vier bereits ihre Periode. Mit dieser Erscheinung beschäftigte man sich intensiv. Hier die Fragen der Mädchengruppe in der Übersicht:

– Alles zum Thema Menstruation. Was passiert da? Hygiene, Beschwerden, Stimmungen. Wann ist es normal, sie zu bekommen?

– Ab wann kann man schwanger werden?

– Verhütungsmittel (welche gibt es, wie werden sie angewendet und wo kann man sie kaufen)?

– Beschneidung bei beiden Geschlechtern

– Sexualorgane

– Fehlgeburt, Totgeburt, Eileiterschwangerschaft, Kaiserschnitt

– Abtreibung

– Kann man während der Schwangerschaft nochmals schwanger werden?

– Verkehr haben, Petting

Die Mädchengruppe brauchte wesentlich mehr Zeit für ihre Gespräche, und den Berichten der Kollegin zufolge waren sie sehr intensiv und nach meiner Wahrnehmung tiefgehender als bei den männlichen Klassenkameraden.

Man mag in Frage stellen, ob alle Themen schon im Alter von 11–12 Jahren angesprochen werden müssen. Die Realität lehrt jedoch, dass die Schüler/innen offensichtlich damit beschäftigt sind. Es würde den pädagogischen Grundsätzen widersprechen, wenn man sie damit alleine ließe.

Ein pädagogisches Gesetz und seine Bedeutung für sexuelle Fragen

Rudolf Steiner hat in seinem *Heilpädagogischen Kurs* (GA 317, 26.6.1924) auf ein pädagogisches Gesetz hingewiesen. Es beinhaltet die Wirkung der Wesensglieder des Erziehers auf jene der heranwachsenden Kinder. Dabei fällt dem Erzieher immer die Aufgabe zu, mit seinem nächsthöheren Wesensglied auf ein entsprechendes des Kindes einzuwirken. Das heißt, dass der Erwachsene mit seinem Äther- oder Lebensleib auf den physischen Leib des Kindes wirken kann. Soll eine heilende Wirkung auf den Lebensleib des Kindes ausgehen, so muss dies durch den Astralleib des Erziehers, sein Seelenleben geschehen. Demzufolge übt wiederum das Ich des Pädagogen Einfluss auf den astralischen Leib des heranwachsenden Menschen.

Sicherlich gilt dieses Gesetz nicht nur für heilpädagogische Maßnahmen, zumal es dem heutigen Pädagogen viel mehr als früher obliegt, mit gesund machenden und Gesundheit erhaltenden Kräften zu arbeiten.

Im Bereich der Geschlechtserziehung haben wir es vornehmlich mit dem allmählich frei werdenden Astralleib zu tun. Demzufolge muss der Erwachsene mit den Kräften des Ich in angemessener Weise auf das Seelenleben des Pubertierenden wirken.

Es ist leicht nachvollziehbar, dass bei entsprechender Übung von der Beachtung dieses Gesetzes eine wohltuende, gesunde Wirkung auf Jungen und Mädchen ausgehen kann. Man denke nur an die zuweilen auftretende Empörung der Erziehenden, wenn Schüler/innen im Bereich der Sexualität derb, stillos und zuweilen vulgär auftreten. In welchem Kollegium wurden aus solchen Gründen nicht schon verständnislos und empört die Köpfe geschüttelt. Zu leicht lassen wir uns dann aus dieser Empörung heraus zu Maßnahmen verleiten, die nicht vom Ich aus gelenkt sind.

Während einer Klassenfahrt wollte im Jungenzelt wieder einmal keine Ruhe einkehren. Es war schon spät abends, und dennoch erfüllte sich besagtes Zelt immer wieder mit lautem Gelächter. Die Vierzehnjährigen waren so mit sich beschäftigt, dass sie das leise Eintreten ihres Klassenlehrers nur allmählich bemerkten. Nachdem es im Zelt immer ruhiger wurde und nur noch ein Junge laut aus der Aufklärungsseite der „Bravo" delikate Themen vorlas, nahm ich dessen Heft zu mir. Er schien zu Tode zu erschrecken, als ich die Seite mit einer nackten Frau in der Hand hielt, und es entstand eine knisternde, spannende Situation zwischen zehn pubertierenden Jungen und ihrem Klassenlehrer.

Es mag nun dem geneigten Leser überlassen bleiben, seine Reaktion zu erwägen. Sicher ist, dass nach dem Pädagogischen Gesetz keine wütenden, entrüsteten und emotional geprägten Äußerungen angemessen wären. Sie stammen nicht aus dem Ich des Erziehers, sondern sind astralischen Ursprungs und geeignet, der Zeltgemeinschaft Gefühle der Schuld und des Unverstandenseins beizufügen. Gerade in diesem Lebensalter, das stark von Sympathie und Antipathie geprägt ist, werden tiefe Vertrauensverluste erzeugt, wenn es dem Lehrer nicht gelingt, bewusst, innerlich ruhig und der Sache angemessen zu reagieren.

Auch im Bereich der Sexualerziehung kann der Umgang mit dem Pädagogischen Gesetz zu einer Versachlichung beitragen, die die Heranwachsenden unterstützt und sie erleben lässt, dass Eltern und Lehrer Ansprechpartner sein können. Ohne Detailfragen auszuklammern, kann es vor diesem Hintergrund gelingen, unseren Pubertierenden auch eine geistige Beziehung zur Sexualität zu ermöglichen. Aus dieser Einsicht entsteht geradezu eine pädagogische Verpflichtung, Sexualkunde zu unterrichten.

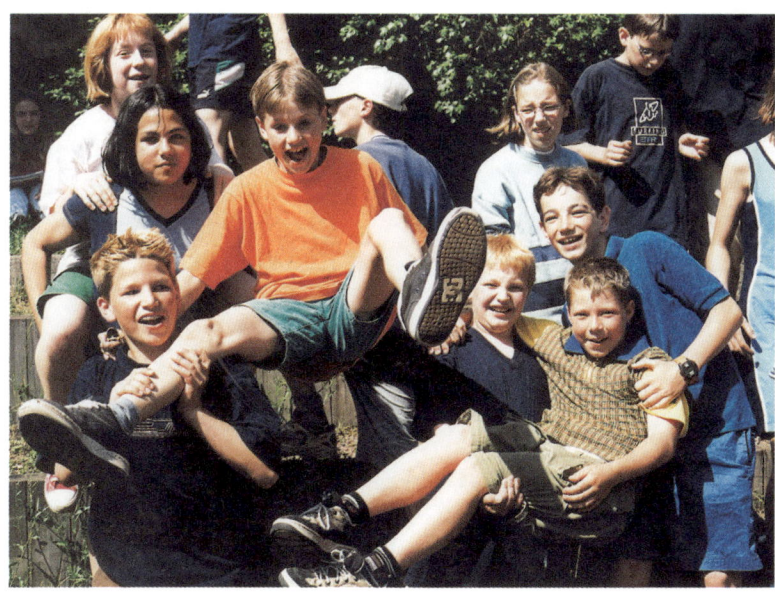

Foto: Charlotte Fischer

Im *siebten Schuljahr* einigte man sich mit den Schüler/innen für die Fortsetzung der Gespräche auf einen Zeitpunkt um die Jahreshälfte. Als Klassenlehrer trat bei mir erstmals die Frage auf, ob man jetzt noch die richtige Persönlichkeit für dieses Anliegen ist. Bei den Kindern (sind es noch welche?) waren die Spuren einer fortgeschrittenen Pubertät mehr als deutlich wahrnehmbar, und die vormals natürliche Autorität des Klassenlehrers wurde entwicklungsgemäß häufiger in Frage gestellt. Die Diskrepanz zwischen einer immer noch sehr vertrauten und innigen Verbindung zum Lehrer auf der einen Seite und dem sich Loslösen und in die Anonymität flüchten wollenden jungen Menschen andererseits trat auf. Würden sich diese Jungen mir gegenüber noch öffnen und mit intimsten Fragen aufwarten? Ich stellte diese Frage direkt an die Buben. Sie wurde von diesen diskutiert, und man entschied sich noch einmal für den „alten" Klassenlehrer. Dieser Umstand weist darauf hin, dass gründlich geprüft werden muss, wann eine neue Sachlichkeit Einkehr finden sollte und unter Umständen damit auch eine weniger vertraute, aber in ihrer Sachkompetenz akzeptierte Persönlichkeit entsprechende Aufgaben wahrnehmen muss.

Bei den Mädchen bestand diese Problematik nicht. Die Kollegin berichtete ganz im Gegenteil von einer zunehmenden Vertraulichkeit im Gespräch. Die Siebtklässlerinnen stellten schon im Vorfeld die Stühle in ganz engem Kreise auf und sorgten für eine angenehme Atmosphäre. Weder der Lehrerin gegenüber, noch untereinander zeigten sie Scheu, intimste Fragen zu stellen. Die anberaumten drei Fachstunden reichten nicht aus, und die Gesprächsrunde wurde um einen zusätzlichen Vormittag ausgedehnt.

In der Mädchenrunde wurden folgende Themen angesprochen:
– Unfruchtbarkeit, woran merkt man das?
– Entwicklungsunterschiede (mittlerweile hatten nur noch fünf keine Menstruation)
– Wiederum alles rund um die Periode
– Will jede Frau ein Kind?
– Wie ist es, ein Kind zu bekommen?
  (Es waren Ängste vor einer Geburt vorhanden)
– Ist Krebs vererblich?
– Strahlenschäden
– Wollen Männer immer nur das „eine"?
– Wiederum die Verhütung und Abtreibung
– Das Verhältnis zu den Jungen

Die Themen bei den Jungen:
– Besteht das Bedürfnis nach Sexualität auch noch im hohen Alter?
– Onanieren
– Befriedigen sich die Mädchen auch?
– Prostitution
– Verhütungsmethoden
– Sterilisation, was ist das?
– Was sind Geschlechtskrankheiten?
– Homosexualität
– Und ebenso das homoerotische Verhältnis zwischen Mädchen

Die Buben zeigten sich etwas zurückhaltender und waren weniger geneigt, auf die Fragen der Kameraden einzugehen. Im Anschluss entstand der Eindruck, dass in Zukunft die Thematik und Moderation mehr vom Lehrer geführt werden müsste.

Interessant war die Tatsache, dass nun in der siebten Klasse sowohl Mädchen als auch Jungen begannen, das andere Geschlecht als störend zu empfinden. Die Jungs beklagten, dass sie die Verhaltensweisen der Mädchen nicht mehr nachvollziehen könnten. Sie würden sich „wie die Bosse" aufführen, seien andererseits extrem empfindlich und würden sich bei den Lehrern „einschleimen". Sie würden bevorzugt und erhielten ggf. mildere Bestrafungen. Auf der Mädchenseite zeigte man sich über die rustikale Ausdrucksweise der Klassenkameraden schockiert. Außerdem seien sie kindisch und mitunter sehr grob.

Das entstandene Unbehagen dem anderen Geschlecht gegenüber bot wiederum eine gute Gelegenheit, als Klassenganzes ins Gespräch einzusteigen und die gegenseitige Wahrnehmungsfähigkeit zu sensibilisieren.

Abschließend ist zur siebten Klassenstufe festzustellen: Für die Mädchen, die sich jetzt stark im pubertären Umbruch befinden, genügt ein Besprechungstermin im Jahr nicht mehr. Ihre Lebensorientierung ist stark nach außen gerichtet, und dennoch besteht die Sehnsucht, auf seelisch-emotionaler Ebene verstehen zu können, was in ihrem Innersten vorgeht. Sie dürfen vor allem mit ihren seelischen Nöten nicht alleine gelassen werden und dürsten nach vertrauten Ansprechpartnerinnen. Hier kann die Vertrauensperson sowohl eine mehr außen stehende Persönlichkeit als auch die eigene Klassenlehrerin sein.

Von außen betrachtet fordern die Jungen diese Gespräche weniger dringlich ein. Sie sind naturgemäß introvertierter und bedürfen einer konkreteren Führung im Gespräch. Dennoch profitieren sie von neutralen und sachlichen Ausführungen über Bereiche, die sie in der Regel nur oberflächlich und mitunter recht derb unter sich besprechen. Schon alleine das Bekanntmachen mit entsprechenden Begriffen kann ihnen ein anderes Verhältnis zu Sachverhalten ermöglichen, die zuvor unter ihnen in nur recht rüder Terminologie besprochen wurden.

Es ist nicht einfach, von solchen Gesprächen mit Pubertierenden die emotionale Gemengelage treffend zu charakterisieren und zu vermitteln, was sich in einer solchen Runde bewegen lässt. Wissenschaftlichen Anforderungen kann ein solcher Bericht ohnehin nicht gerecht werden. Wer sich jedoch im pädagogischen Alltag mit Heranwachsenden regelmäßig und praktisch auseinandersetzt, wird leicht erkennen, dass es einer unentschuldbaren Unterlassung gleich käme, wenn sich der verantwortliche Erwachsene nicht um eine notwendige Kompetenz für die Belange der Sexualerziehung bemüht. Mit diesem Rüstzeug muss um die angemessene Form gerungen werden, in der Kinder und Jugendliche begleitet werden, um sich als Erwachsene ein gesundes, natürliches und angemessenes Verhältnis zur Geschlechtlichkeit erwerben zu können. Medien aller Art sind dafür in der Regel eher hinderlich als förderlich. Eine erwachsene Bezugsperson mit ihren individuellen Lebenserfahrungen kann hier im Sinne des angesprochenen Pädagogischen Gesetzes Wesentliches bewegen und mancher vermeidbaren Irrung entgegenwirken.

Wer sollte Sexualkundeunterricht geben?

Es erscheint als nicht zwingend, dass es sich bei den unterrichtenden Persönlichkeiten um den/die Klassenlehrer/in handeln muss. Natürlich mag diese Variante aus leicht einsehbaren Gründen ihren Reiz haben. Es sind ihr aber schon Grenzen gesetzt, wenn man es mit der Geschlechtertrennung ernst meint. Erfahrungen lassen es als ratsam erscheinen, dass den Mädchen eine weibliche Gesprächspartnerin zugeteilt wird und dementsprechend den Jungen ein Mann. Es sollte eine Persönlichkeit sein, die den Sexualkundeunterricht als notwendigen Teil einer umfassenden und gesundheitserhaltenden Pädagogik betrachtet, ohne dabei in einen hektischen Aufklärungsaktionismus zu verfallen. Gründliche Kenntnisse der anthroposophischen Menschenkunde sind hilfreich, jedoch nicht unabdingbare Voraussetzung, wenn sich die entsprechende Person dafür interessiert.

Viel schädlicher wäre es, Pädagogen, die sich dieser Aufgabe nicht gewachsen fühlen oder schlichtweg Hemmungen haben, zum Sexualkundeunterricht zu zwingen. Dies wäre kontraproduktiv und ist m.E. zu vermeiden. Kollegen, denen aus welchen Gründen auch immer ein solcher Unterricht schwer fällt, sollte man ohne Vorwürfe davon befreien. Sie können dennoch hervorragende Pädagogen sein und viel zur zukünftigen

Lebenstüchtigkeit der Kinder beitragen. Es darf aber dadurch nicht eintreten, dass Sexualkunde überhaupt nicht unterrichtet wird. Der Kompromiss kann darin gefunden werden, dass andere Menschen mit entsprechendem pädagogischen Geschick und Einfühlungsvermögen diese Aufgabe übernehmen.

Ein Lehrplan für Sexualkunde in der Klassenlehrerzeit?

Lehrpläne sind immer hilfreich und geben, so sie denn am Kinde orientiert sind, unentbehrliche Hilfen und Orientierung für eine menschengemäße Erziehung. Darüber hinaus verschaffen sie auch in gewissem Maße Übersicht und Verlässlichkeit im pädagogischen Wirken. Auch im Bereich der Geschlechtlichkeit ist ein solcher Lehrplan in erster Linie für die Oberstufe zu begrüßen, damit Schüler/innen umfassend in diesem nicht zu unterschätzenden Lebensfeld informiert werden.

Zweifelsohne sind auch Orientierungshilfen für Unter- und Mittelstufe notwendig (viele Anregungen sind in diesem Buch zu finden). Sie dürfen aber keinen bindenden Charakter in der Weise haben, dass die notwendigen pädagogischen Schritte nicht mehr am jeweils gegenwärtigen seelischen Befinden einer Klassengemeinschaft abgelesen werden können. Im erwähnten dialogischen Prozess müssen Zeitpunkt und Form eines Aufklärungsunterrichtes zwischen Eltern und Klassenlehrer/in abgeklärt werden. Der in diesem Erfahrungsbericht geschilderte Weg kann nur als Anregung verstanden werden, auf keinen Fall aber als zwingend vorgegeben. Andere Ansätze sind in mannigfaltiger Weise denkbar. So wurde zum Beispiel nicht auf die Möglichkeit hingewiesen, in bestimmten Epochen, wie der Gesundheitslehre oder Menschenkunde, auf den Bereich einzugehen. Auch die Tier- und Pflanzenkunde bietet Möglichkeiten, den Schüler/innen entwicklungsgemäß Inhalte zu vermitteln.

Um die Klassenlehrerzeit abzuschließen, wäre jetzt der Bericht aus der achten Klasse fällig. Dieser kann jedoch noch nicht gegeben werden. Angemessen scheint in dieser Klassenstufe eine weitere Versachlichung des Themenkomplexes. Die Gefühlsnuancen treten nun zurück, und der zunehmend faktisch-wissenschaftliche Charakter muss allmählich den Raum ergreifen. Ein Miteinbeziehen der Oberstufenkollegen oder eines Schularztes wäre denkbar.

Auch wenn diese letzte Erfahrung noch fehlt, erlebten alle Beteiligten – und damit sind Eltern, Lehrer und die betroffenen Schüler gemeint –, dass ein fruchtbarer Prozess stattgefunden hat. Ein wenig bedauerlich, dass zwei Durchgänge diese Unterstützung missen mussten.

Leben und Liebe
Ein Unterrichtsmodell für die 6. Klasse

Sven Saar

In der ersten Waldorfschule in Stuttgart stand Sexualunterricht noch nicht auf dem Lehrplan. Das hing zweifellos mit dem allgemeinen Sittenempfinden der damaligen Zeit zusammen, möglicherweise aber auch mit der (angeblichen) Aussage Rudolf Steiners, dass dieses Thema am besten den Eltern überlassen werden sollte.

Im Nachhinein ist es schwierig festzustellen, wann genau der Aspekt der menschlichen Sexualität in der „Ernährungsepoche" der siebten Klasse Einzug hielt. Aber dort hat sie in vielen britischen Waldorfschulen seit nunmehr einigen Jahrzehnten ihren festen Platz. Zwei Überlegungen haben mich dazu veranlasst, diesen Zeitpunkt in Frage zu stellen:

1. Will man das Thema gleichzeitig mit Blutkreislauf, Atmung, Ernährung, Sinnespflege, Jugendhygiene und Drogenmissbrauch durchnehmen, dann muss notwendigerweise etwas zu kurz kommen, sonst würde die Unterrichtsepoche mindestens sechs Wochen dauern.

2. Während mir dieser Zeitpunkt am Anfang der siebten Klasse bei meinem ersten Klassenlehrerdurchlauf vor neun Jahren noch angemessen erschien, hatte ich bereits gegen Ende des vierten Schuljahres meiner jetzigen Klasse das Gefühl, dass für diese Schülergruppe das Thema Sexualität etwas früher kommen müsste. Sie waren zwar nicht unbedingt körperlich weiter entwickelt, aber die meisten von ihnen waren bereits seit mehreren Jahren durch die Musik- und Filmindustrie mit einer derart starken Überflutung an sexuellen Eindrücken und Themen konfrontiert worden, dass eine ausgleichende Einflussnahme angeraten schien.

Während ich den Stoff für das fünfte Schuljahr vorbereitete, kam mir wiederholt der oft ironisch gebrauchte Vergleich mit den „Bienen und Schmetterlingen" in den Sinn. Könnte sich hinter diesem altmodischen Bild vielleicht mehr verbergen als der verschämte Versuch, ein peinliches Thema zu vermeiden?

Unterrichtsplanung

Ich fasste den Entschluss, mich nicht übereilt auf neues und unerprobtes Terrain zu begeben, sondern stattdessen zunächst die rechten Voraussetzungen zu schaffen. Als erstes schilderte ich mein Vorhaben in groben Zügen auf einem Elternabend im Laufe des fünften Schuljahres und schlug vor, den Sexualkundeunterricht in die zweite Hälfte des sechsten Schuljahres zu legen. Die Eltern reagierten positiv und ich bat sie daraufhin, darüber nachzudenken, wie sie das Thema zu Hause mit ihren Kindern ansprechen wollten. Bei dem darauf folgenden Elternabend legte ich den Eltern nahe, die „Aufklärung" in den nächsten acht oder neun Monaten zu Hause in einer ihnen angemessenen Weise vorzubereiten. Es war mir wichtig, dass das Thema zunächst weniger abstrakt und in einer vertrauten Umgebung von einer vertrauten Person an das Kind herangebracht werden sollte.

Während der Pflanzenkunde-Epoche im Sommer sprach ich absichtlich nicht über Befruchtung, denn zu diesem Zeitpunkt hatte die neue Epoche einen festen Platz in meiner Planung eingenommen. Bei den Vorbereitungen für die sechste Klasse ließ ich drei Wochen im Sommertrimester offen. Damit war die Möglichkeit gegeben, die Entwicklung der Kinder genau zu beobachten und kurzfristig zu entscheiden, ob der rechte Zeitpunkt gekommen sei.

Zu Beginn des sechsten Schuljahres beschrieb ich den Eltern genauer, was ich für die Unterrichtsepoche geplant hatte. Es war wichtig, zu diesem Zeitpunkt sicherzustellen, dass die Eltern meinem Unterrichtsplan zustimmten, denn bei einem derart heiklen Thema könnte es sonst leicht zu unvorhergesehenen und unangenehmen Meinungsverschiedenheiten kommen.

Zielsetzung

Die Epoche hat das Ziel, das männliche und weibliche Element in den Naturreichen anzuschauen und Übereinstimmungen sowie Unterschiede beim Menschen herauszufinden. Daraufhin kann die Beschreibung der Geschlechtsorgane und ihrer Funktion folgen, und zum Schluss soll auch angesprochen werden, was vor dem Zustandekommen einer Schwangerschaft geschieht. Das heißt, die Frage der körperlichen und seelischen Hygiene beim Jugendlichen ist nicht Ausgangspunkt, sondern Ziel unserer Betrachtungen.

Methode

Erste Woche: Pflanzen und Tiere

Zunächst wiederholten wir die Pflanzenblüte, wobei wir näher auf die Funktion der einzelnen Teile eingingen. Die Kinder hörten, was bei der Befruchtung vor sich geht und dass wir im (männlichen) Staubbeutel eine gebende Geste erkennen können, während das (weibliche) Fruchtblatt empfängt und verwandelt. Ich wies zu diesem Zeitpunkt darauf hin, dass wir diese grundlegenden Gesten auch in den anderen Naturreichen wiederfinden würden.

Der nächste Schritt brachte uns zu den Insekten, insbesondere zu den Schmetterlingen, die eine so wichtige Rolle bei der Pflanzenbefruchtung spielen. Rudolf Steiner hat auf die nahe Verwandtschaft zwischen beiden aufmerksam gemacht. Ein speziell für den Unterricht geschriebener Spruch wurde gelernt:

From different worlds, they resemble each other:
Nature has fashioned mysteriously
The flower to be
Like a butterfly caught,
And the butterfly shaped
Like a flower set free.

Verschiedenen Reichen angehörend, ähneln sie einander:
Die Natur hat auf geheimnisvolle Weise
Die Blüte geschaffen,
Dem gefangenen Schmetterling gleichend,
Den Schmetterling dagegen
Der freigesetzten Blüte ähnlich.

Als wir die tief beeindruckende Verwandlung im Innern der Schmetterlingspuppe behandelten, fand sich auch bei der Wiederholung am nächsten Tag die Gelegenheit, auf die Ähnlichkeit mit der unsterblichen Seele hinzudeuten – ein Bild, das sich wie kein anderes für dieses Wunder der Natur eignet.

Daraufhin folgte eine kurze Betrachtung der Eintagsfliege. Sie lebt bis zu zwei Jahre als Larve im Wasser, um dann ohne Mund oder Verdauungstrakt zu schlüpfen: ihr Leben ist so kurz, dass sie keine Nahrung braucht.

Wir verweilten im gleichen Lebensraum bei einem Fisch, dem Lachs, der sich unter anderem von diesen kurzlebigen Insekten ernährt. Die erstaunliche Leistung dieses Tieres, das nach einer Wanderung von tausenden von Kilometern zu seinem Laichplatz zurückfindet, machte einen tiefen Eindruck auf die Kinder. Ebenso die Rolle, die er in der natürlichen Nahrungskette zwischen Insekten und Bären spielt: die Vorstellung, dass ein Lachs diese schier unendliche Reise unternimmt und dann zwei Kilometer vor seinem Ziel von einem hungrigen Bären aus dem Fluss geangelt wird, rief in der Klasse laute Bekundungen starken Mitgefühls hervor!

Mein Hauptziel war jedoch hier die Fortpflanzung bei den Fischen. Die Befruchtung findet außerhalb des Körpers statt (hier wird der Begriff „Sperma" eingeführt), und die Eltern haben keine Verbindung zu ihren Jungen. Viele Lachse sind in der Tat von der langen und anstrengenden Wanderung flussaufwärts und von dem Mangel an Nahrung so erschöpft, dass sie kurz nach der Paarung sterben.

Anhand von Reptilien, Vögeln und Säugetieren schauten wir uns hauptsächlich die Beziehung zwischen Eltern und ihren Jungen an und stellten fest, dass diese Beziehung umso enger und anhaltender ist, je höher wir in den komplexer werdenden Naturreichen hinaufsteigen (natürlich gibt es hier Ausnahmen). Im Allgemeinen lassen sich folgende Fortschritte feststellen:

• Bei den Pflanzen erfolgt die Fortpflanzung asexuell oder über Bestäubung. Pflanzen haben – von der räumlichen Nähe abgesehen – keine Beziehung zu der nächsten Generation.

• Bei den niederen Tieren findet die Befruchtung oft außerhalb des Körpers statt (in der Pflanzenwelt sozusagen), und die Jungen sind von den Eltern unabhängig.

• Reptilien und Vögel paaren sich durch Vereinigung ihrer Sexualorgane, und sie brüten ihre Eier aus. Sie verlassen ihre Jungen spätestens, wenn diese sich selbst ernähren können.

• Säugetiere paaren sich ähnlich, aber sie füttern ihre Jungen und gehen erst getrennte Wege, wenn die Jungen sexuell reif geworden sind.

• Beim Menschen vollzieht sich die Paarung, Ernährung und Pflege der Jungen zwar wie bei den Säugetieren, aber es besteht eine lebenslange Beziehung innerhalb der Familie. Selbst wenn Eltern und Kinder voneinander unabhängig und räumlich getrennt sind, ist ein ständiges Bewusstsein voneinander vorhanden.

Zweite Woche: der Mensch

Am ersten Tag bat ich die Kinder, sich zurückzuerinnern und zunächst auf einem Blatt Papier (später in ihren Heften) ein wichtiges Ereignis für jedes Jahr ihres Lebens festzuhalten. Dann sollten sie über den ersten Geburtstag zurückgehen bis zum Alter von neun, sechs und drei Monaten und dann zu ihrer Geburt. Hier ein typisches Beispiel:

12: Ich habe mir auf dem Schulhof das Bein gebrochen.

11: Wir hatten olympische Spiele in der Schule.

10: Mein bester Freund ist weggezogen.

9: Wir sind in den Ferien nach Amerika geflogen.

8: Wir haben einen neuen Klassenlehrer bekommen.

7: Wir sind von East Grinstead nach Forest Row umgezogen.

6: Ich bin in die Schule gekommen.

5: Ich habe meinen Bruder mit einer Heugabel gehauen und er musste ins Krankenhaus.

4: Ich habe gelernt, ohne Stützräder auf meinem Fahrrad zu fahren.

3: Ich bin in den Kindergarten gekommen und habe zum ersten Mal meine beste Freundin getroffen.

2: Ich habe keine Windeln mehr gebraucht.

1: Ich habe angefangen zu laufen und zu sprechen. Mein erstes Wort war „titita" (für „Vogel")

9 Monate: Ich konnte mich an Stühlen hochziehen und aufstehen.

6 Monate: Ich habe angefangen zu krabbeln.

3 Monate: Meine Schwester hat mich fallen gelassen und ich bin auf den Kopf gefallen.

Geburt: Ich wurde am 22. Februar um 2.22 Uhr geboren. Es war eine ruhige Geburt und die 2 ist meine Glückszahl.

Die Suche nach Ereignissen in den ersten Lebensmonaten und -jahren führte zu interessanten Gesprächen zu Hause am Abendbrottisch. Dies war eine bewusst gestellte Hausaufgabe, denn auf diese Weise sollte ein Interesse an der Frage „Woher komme ich eigentlich?" geweckt werden, und die Eltern konnten auf kreative und für sie zufrieden stellende Weise daran beteiligt werden.

Als Nächstes beschäftigten wir uns mit den Ereignissen vor der Geburt und mit der Entwicklung des ungeborenen Kindes. Es ist wichtig, hierbei ein Gefühl von Ehrfurcht und Respekt zu wecken, so dass die Kinder ein echtes Erstaunen dafür entwickeln können, dass der sieben Wochen alte Embryo bei einer Größe von nur zwei Zentimetern bereits Augen, Ohren, Darm, Nieren, Leber, Lungen, Mund und Nasenlöcher entwickelt hat. Diese Entwicklung kann auch rückwärts angesehen werden, wenn man mit dem voll entwickelten Fötus von 40 Wochen beginnt.

Nun war der Zeitpunkt gekommen, vor dem ich mich etwas gefürchtet hatte. Waren die Schüler auf Grund der Behandlung der Naturreiche genügend darauf vorbereitet, Zeichnungen der Geschlechtsorgane an der Tafel vorzufinden? Aber meine Sorgen

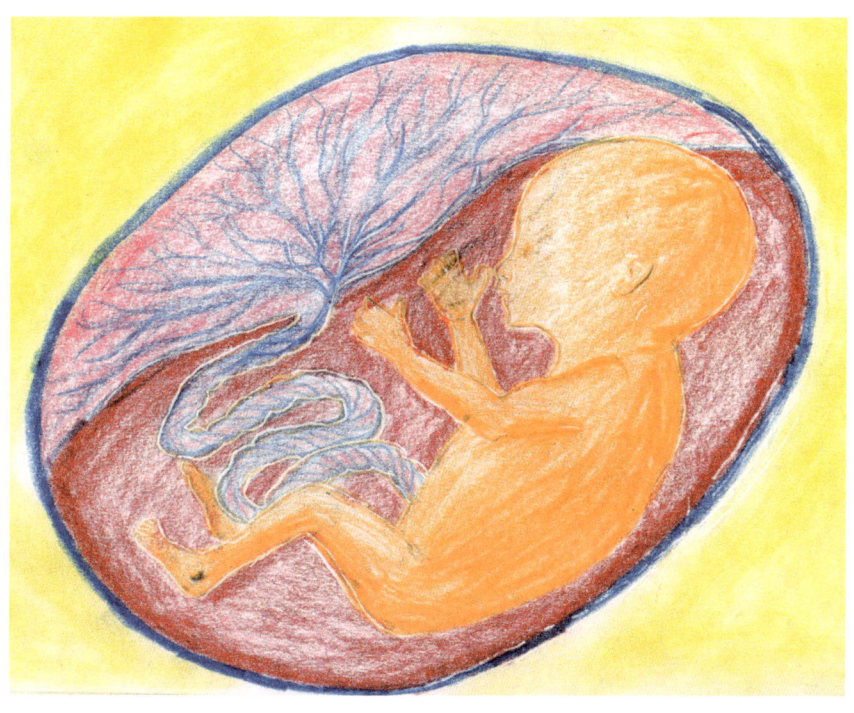

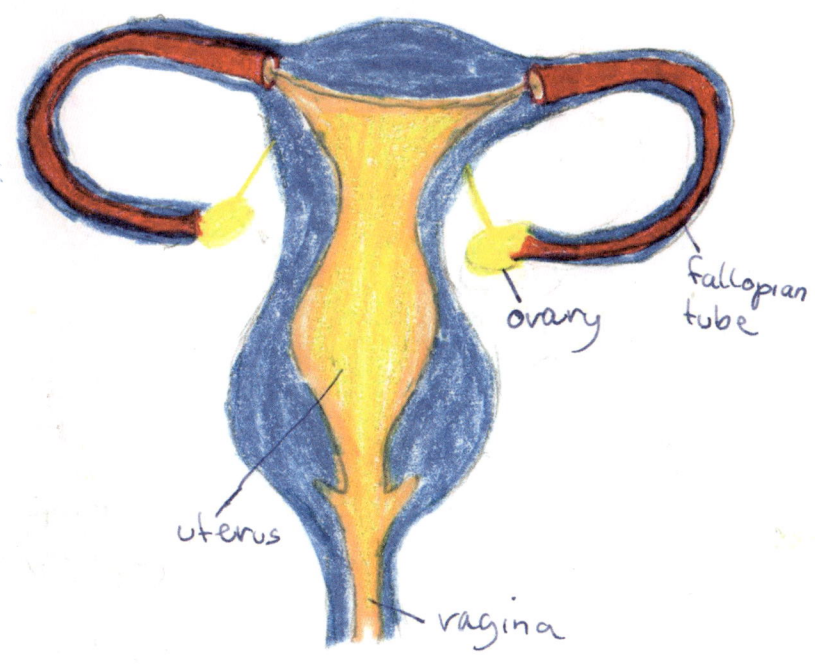

waren unnötig gewesen: Die Schüler und Schülerinnen zeigten viel lebhaftes Interesse und wenig Verlegenheit. Die Betrachtung der Funktion von Eierstock, Eileiter und Gebärmutter führte uns zum Thema Menstruation. Ich entschied mich, die Aufgabe der Hormone auszulassen und stattdessen ein Bild für die Reise des befruchteten oder unbefruchteten Eies zu bringen:

> In einem großen Palast ist ein Raum, durch den die Königin einmal im Monat hindurchgeht. Gewöhnlich kommt sie alleine durch eine Tür auf einer Seite und verlässt den Raum durch eine Tür auf der anderen Seite. Gelegentlich kommt sie aber zusammen mit dem König und dann bleiben beide für längere Zeit in dem Raum. Die Diener des Palastes wissen nie im Voraus, ob der König auch kommen wird oder nicht, deshalb bereiten sie den Raum auf jeden Fall für einen längeren Aufenthalt vor: Sie machen alles so bequem und angenehm wie möglich, indem sie die Wände rundherum mit weichen Kissen und Sofas ausstatten. Durchquert die Königin – wie gewöhnlich – den Raum alleine, so wird er sofort leer geräumt und gereinigt, und so bleibt er, bis die Zeit für den nächsten Besuch herankommt.

Wenn man Zwölfjährigen ein solches Bild präsentiert, ist es natürlich wichtig, dass man dies mit einem Augenzwinkern tut und es nicht umgeht, die Tatsachen auch beim richtigen Namen zu nennen, sonst haben die Kinder das Gefühl, nicht ernst genommen zu werden. Es ist wichtig, dass sich ein Gefühl der Ehrfurcht für den Menstruationsvorgang entwickeln kann, besonders auch bei den Jungen, von denen man erwartet, dass sie – jetzt und auch später – Mitgefühl und Respekt Frauen gegenüber empfinden.

Wenn man die männlichen Geschlechtsorgane behandelt, sollte man darauf hinweisen, dass sie zwar viel einfacher gestaltet sind (ein besonders aufmerksames Mädchen nannte sie „Mehrzweckorgane") und sich außerhalb des Körpers befinden, dass sie jedoch die gleiche Bewegungsgeste aufweisen. Man kann der Klasse viel Verlegenheit ersparen, wenn man die Tafelzeichnungen mehrfarbig und streng schematisch anfertigt und nicht dreidimensional und fleischfarben.

Nun können sexuelle Vereinigung, Befruchtung und Zellteilung recht faktisch durchgenommen werden, wobei ein wenig Humor immer hilft und sich auch durchaus anbietet, wenn man das Wettrennen der Samen zum Ei hin beschreibt. An dieser Stelle führte ich eines der wichtigsten Lehrmittel für diese Epoche ein.

Der Briefkasten

Wenn der Hauptunterricht bis hierhin fortgeschritten ist, wird es in den Köpfen der Kinder, ob sie schon in der Pubertät sind oder noch auf dem Weg dahin, von Fragen geradezu wimmeln, und sie werden es eventuell unmöglich finden, ihren Eltern oder auch Freunden diese Fragen direkt zu stellen. Es gehört auch sehr viel Mut dazu, sich zu melden und vor der ganzen Klasse eine Frage über Sex zu stellen.

Auf dem Lehrerpult erschien eine große, attraktive Schachtel, in die oben eine Öffnung geschnitten war. Die Schüler und Schülerinnen wurden ermutigt, ihre Fragen (anonym) auf ein Blatt Papier zu schreiben und in den „Briefkasten" zu werfen. Am Ende jedes Schultages leerte ich den Briefkasten und schrieb die Fragen in mein Vorbereitungsbuch, um dann im Laufe der nächsten Tage an geeigneter Stelle darauf einzugehen, ohne auch nur im Geringsten auf die Identität des Autors bzw. der Autorin hinzuweisen. Auf diese Weise konnte ich den Unterricht an die Bedürfnisse der Kinder anpassen und ihnen versichern, dass sie mir ihre Fragen anvertrauen konnten.

Hier einige Fragen, die ich gleich am ersten Tag im *Briefkasten* fand:

Ist Ficken das Gleiche wie Sex?
Könnte ein Mensch mit einem Säugetier Sex haben?
Stirbt das Baby, wenn man während der Schwangerschaft Sex hat?
Warum macht Sex Spaß?
Was passiert, wenn das Glied zu groß für die Scheide ist?
Wie viele Babys kann man auf einmal haben?
Wie küsst man sich, wenn man Sex hat?
Kann es vorkommen, dass der Penis stecken bleibt?
Wird das Glied nur steif, wenn Samen produziert werden?
Was passiert, wenn jemand Samen isst?
Warum bedecken wir unsere Geschlechtsorgane?
Ist dieser Hauptunterricht für Sie [den Lehrer] peinlich?

Über das Physische hinaus

Nun ist es wichtig, dass man – ohne die Fragen der Schüler zu den körperlichen Vorgängen zu vernachlässigen – den oben schon erwähnten Lebensrückblick fortsetzt. Was geschah vor der Empfängnis? Muss sich der Lehrer an die wissenschaftlich vorherrschende, materialistisch geprägte Theorie halten, dass der Mensch bei der Befruchtung oder, schlimmer noch, in der zwölften Schwangerschaftswoche sein Dasein beginnt?

Eine kurze Diskussion im Klassenzimmer machte den Kindern deutlich, dass jedes von ihnen etwas Einzigartiges besitzt. Wäre jedes Kind lediglich das Produkt der Vereinigung seiner Eltern, müsste es dann nicht mit seinen Geschwistern identisch sein? Die meisten Kinder haben im Alter von zwölf Jahren noch ein stark ausgeprägtes, natürliches Bewusstsein von ihrer Seele und ihrer Individualität. Ich entschied mich an dieser Stelle für *eine Geschichte*. Ich wies die Klasse darauf hin, dass es sich dabei lediglich um eine Geschichte, um nicht mehr und nicht weniger als eine Geschichte handele, die ich ihnen aber dennoch gerne erzählen wollte.

In der Sphäre, in der sich die Seelen der Menschen nach dem irdischen Tod aufhalten, war eine Seele, die spürte, dass die Zeit für ihre Rückkehr zur Erde gekommen war. Sie wusste, welche Bedingungen das neue Erdenleben ihr bieten sollte, und machte sich auf die Suche nach einem geeigneten Elternpaar. Sie fand auch einen passenden Vater in Amerika und eine geeignete Mutter – in Italien. Die Seele verfolgte das Leben dieser beiden Menschen mit Interesse, und nach einigen Jahren kam es, dass beide gleichzeitig in Deutschland lebten, er als Journalist in Berlin und sie als Austauschstudentin in Kiel.

Kurz nach Weihnachten musste er beruflich nach Hamburg, und als er am Bahnhof auf seinen Zug rannte, stieß er mit der italienischen Studentin zusammen, die auch auf ihren Zug wartete. Sie fiel hin, aber der Journalist bemerkte sie zunächst in seiner Eile kaum und entschuldigte sich nur für den Vorfall. Als aber eine Lautsprecherstimme die Reisenden informierte, dass die nächsten Züge Richtung Hamburg wegen technischer Probleme nicht fahren könnten, arrangierte er über seinen Arbeitgeber einen Firmenwagen und bot der verwirrten und besorgten Studentin eine Mitfahrgelegenheit nach Kiel an.

Im Wagen kamen sie ins Gespräch und fanden heraus, dass sein Urgroßvater aus der gleichen Stadt in Sizilien kam, in der sie gerade mit ihrer Familie die Weihnachtsferien verbracht hatte. Er schrieb ihre Telefonnummer auf, und als er sie an der Uni in Kiel abgesetzt hatte, fuhr er weiter Richtung Hamburg. Während seiner Arbeit in Hamburg fielen ihm zwei Dinge auf: erstens, dass er immer wieder an die italienische Studentin dachte, und zweitens, dass er ihre Telefonnummer verloren hatte.

Er beschloss nach Kiel zurückzufahren und sie zu suchen. Da die Ferien noch nicht zu Ende waren und er nicht wusste, wie sie mit Nachnamen hieß, fiel ihm nichts Bes-

seres ein, als sich in ein Café in der Innenstadt zu setzen und zu hoffen, dass sie irgend-wann dort vorbei kommen würde. (Es hatte ihn offensichtlich ganz schön erwischt.) Er fand ein Café, suchte sich einen Fensterplatz und rief die Kellnerin. Die Kellnerin war ... die italienische Studentin, die einen Ferienjob in diesem Café hatte.

Der Rest der Geschichte ist klar: Die beiden verliebten sich ineinander, die Studen-tin wechselte zur Uni in Berlin, und sie zogen zusammen in eine Wohnung. Als sie nach vielen Monaten noch immer sehr verliebt ineinander waren und beide wussten, dass sie den Partner fürs Leben gefunden hatten, wurde die Seele endlich für ihre Geduld belohnt. Als die beiden sich kurz nach ihrem Eisprung liebten, fand die Seele einen Weg auf die Erde zurück und wurde neun Monate später als das Kind dieses Paares geboren. Allerdings hatte sie das Bewusstsein für ihre vorgeburtliche Planung zunächst verloren.

Die Wiederholung am nächsten Tag gibt dem Lehrer die Gelegenheit, vorsichtig und einfühlsam auf Fragen nach dem Karma einzugehen. Nicht jedes Kind beginnt seine Erdenreise unter so perfekten Umständen. Wie kann jemand ein Leben voller Leiden und Traurigkeit wählen? Man kommt hier zu schwierigen Fragen. Es ist mit Sicherheit nicht Aufgabe des Lehrers, die Kinder mit Reinkarnationsideen zu indoktrinieren, und wenn man dieses Thema nicht vorsichtig behandelt, kann es leicht so ausgelegt werden. Meiner Ansicht nach ist es dennoch angebracht, dies als Geschichte anzubieten, denn auf diese Weise ist den Kindern die Freiheit einer individuellen Aufnahme der Idee überlassen. Ausschlaggebend ist hier, dass der Lehrer die geistige Freiheit der Kinder vollkommen respektiert. Wenn das der Fall ist, kann wenig schief gehen.

Dritte Woche – Fragen über Sex und Erwachsenwerden

Die letzte Woche dieser Epoche ist am schwierigsten vorzubereiten, und es ist ebenso schwierig, den Inhalt verallgemeinernd darzustellen. Als Lehrer weiß man, was darin enthalten sein muss, aber wie man dabei am besten vorgeht, lässt sich nur aus der Reak-tion der Kinder auf die zweite Unterrichtswoche heraus entwickeln. Die Fragen im Briefkasten werden immer abenteuerlicher, müssen aber dennoch mit Respekt behan-delt werden.

Als Grundregel sollte die Lehrperson beim Sexualkundeunterricht stets Folgendes beachten:

• kein Kind sollte das Gefühl haben, dass es individuell angesprochen oder bloßgestellt wird, und

• auf keinen Fall sollten Dinge angesprochen werden, die die Stellung der Lehrperson in den Augen der Kinder gefährden könnten, zum Beispiel sollte sie nie über eigene Erfahrungen oder Gefühle sprechen.

Nach der Wiederholung des Empfängnisvorganges wird mindestens die Hälfte der Kinder das (unausgesprochene) Gefühl haben, dass etwas ungesagt geblieben ist: Erwachsene haben doch mit Sicherheit nicht nur Sex, wenn sie sich ein Kind wünschen?

Um eine Diskussion über Sex als intimen Austausch von Zärtlichkeiten vorzubereiten, schauten wir uns die Liebe in ihren unterschiedlichen Erscheinungsformen an. Dafür führte ich William Blakes Gedicht „*The Clod and the Pebble*" (Der Klumpen und der Kiesel) ein.

> „*Love seeketh not itself to please,*
> *Nor for itself hath any care,*
> *But for another gives its ease,*
> *And builds a Heaven in Hell's despair!*"
>
> *So sang a little clod of clay,*
> *Trodden by the cattle's feet,*
> *But a pebble of the brook*
> *Warbled out these metres meet:*
>
> „*Love seeketh only self to please,*
> *To bind another to its delight,*
> *Joys in another's loss of ease*
> *And builds a Hell in Heaven's despite!*"
>
> „Der Liebe Sinn steht nicht nach Selbstgenuss,
> Noch sorgt sie sich ums eigne Sein,
> Für den Andren leidet sie Verdruss,
> Erschafft den Himmel aus Höllenpein."
>
> So sprach ein kleiner Klumpen Ton,
> Zertreten von den Rinderhufen.
> Doch ein Kiesel, voller Hohn,
> Fing im Bach gleich an zu rufen:
>
> „Der Liebe Sinn steht nur nach Selbstgenuss,
> Den Anderen zu binden für alle Zeit,

Frohlockt sie ob des Anderen Verdruss,
Erschafft im Himmel ein Höllenleid."
(*Übersetzung: Sven Saar*)

Ohne allzu viel zu analysieren, kann bei den Kindern ein Verständnis dafür geweckt werden, dass Liebe dann eine positive Kraft ist, wenn der andere Mensch dabei die Hauptperson ist, dass sie jedoch ins Negative gekehrt wird und zerstörend wirken kann, wenn die eigenen Interessen dabei im Vordergrund stehen. Während der folgenden Tage konnten wir von Ton- oder Kieselliebe sprechen, um deutlich zu machen, welche Art von Liebe gemeint war.

Wir hörten die Sage *von Tristan und Isolde*, die sich aufgrund eines unabänderlichen Zaubers ineinander verlieben. Am Anfang verdrängen sie ihren Wunsch nach Zusammensein aus ihrem Pflicht- und Ehrgefühl heraus, aber dann nimmt die Kraft der Kieselliebe überhand. König Markus, Isoldes Gemahl, entdeckt ihren Verrat und will die Liebenden hinrichten lassen – Eifersucht ist eine der stärksten Kräfte bei der Kieselliebe. Tristan wird des Landes verwiesen und heiratet eine andere Frau. Nach vielen Jahren liegt er im Sterben: Er hat eine tödliche Wunde, die nur Isolde heilen kann. Er schickt einen Boten zu ihr, den er beauftragt, bei seiner Rückkehr schwarze Segel zu setzen, falls Isolde seine Bitte abgelehnt haben sollte.

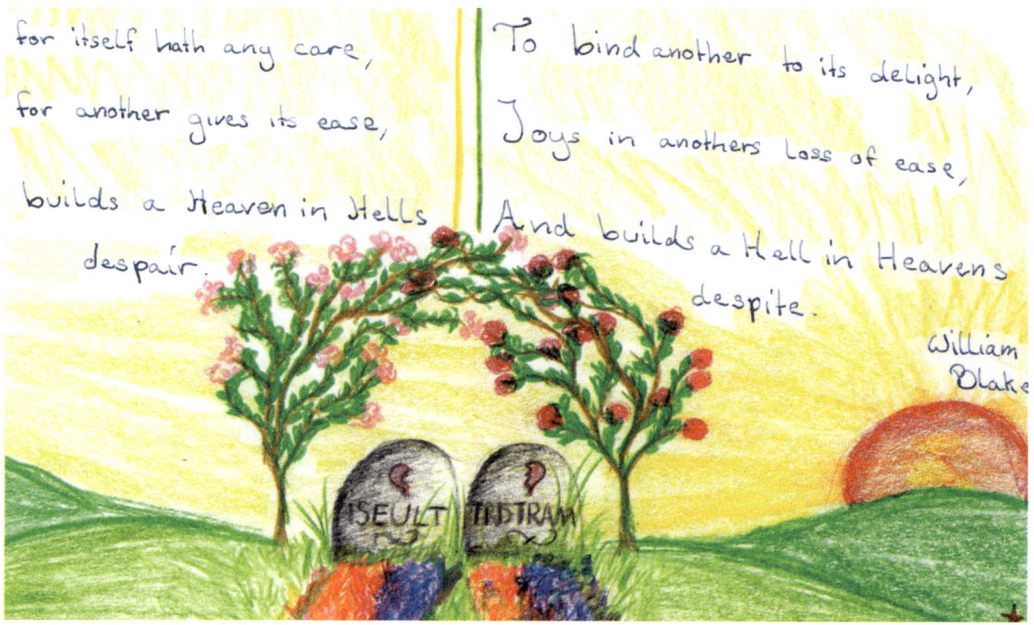

Als König Markus sieht, wie tief die Nachricht von Tristans Krankheit Isolde berührt, lässt er sie gehen (Tonliebe), und sie eilt zu ihrem Liebsten, der mittlerweile dem Tode nahe ist. Tristans Gattin sieht die weißen Segel des herannahenden Schiffes in der Ferne, beschließt aber, ihn zu belügen (Kieselliebe), und sagt ihm, die Segel seien schwarz, ein Entschluss, den sie bald bitter bereut. Da ihm nun scheinbar keine Hoffnung bleibt, stirbt Tristan eine Stunde vor Isoldes Ankunft. Die Erkenntnis, dass sie zu spät gekommen ist, ist zuviel für Isolde, und sie sinkt leblos auf dem Leichnam ihres toten Geliebten nieder. Tristans Gattin ist so tief berührt, dass sie die beiden Liebenden nebeneinander unter zwei sich ineinander rankenden Rosensträuchern begraben lässt: ein schöner Tonliebemoment am Ende dieser tragischen Geschichte.

Man kann den Zusammenhang zwischen geistiger und körperlicher Liebe auf unterschiedliche Weise erklären. Mittlerweile verstehen die Schüler zwar den Unterschied, aber sie verstehen nicht unbedingt, wie die eine Art von Liebe zu der anderen führt. Eine Möglichkeit der Erklärung ist folgende:

Welche Teile unseres Körpers entblößen wir nicht, wenn wir uns in der Öffentlichkeit umziehen müssen und warum nicht? Wie knapp bemessen manche Badekleidung auch sein mag, sie bedeckt normalerweise die gleichen 5 % des Körpers: die Geschlechtsteile. Der Grund dafür liegt darin, dass wir alle diese Regionen als privat und nicht für die Öffentlichkeit bestimmt ansehen. Es ist allerdings möglich, dass zwei Menschen so viel Liebe füreinander empfinden, dass das Bedürfnis entsteht, auch diesen privaten Bereich miteinander zu teilen. So gesehen, bedeutet eine sexuelle Beziehung, dass man einem anderen Menschen etwas schenkt, was man normalerweise nicht leichthin gibt, und dieses „Geschenk" sollte mit dem größten Respekt entgegengenommen werden.

Die Schüler wissen (meist vom Hörensagen), dass sexuelle Gefühle angenehm sind und dass sexuelle Begierde nicht unbedingt ein selbstloses Empfinden ist. (Der jahrelange Konsum von Popvideos wird darüber keine Zweifel gelassen haben.) Die meisten Erwachsenen würden sich unwohl dabei fühlen, über sexuelle Empfindungen mit Kindern zu sprechen, die damit ja noch keine Erfahrung haben, und es ist im Rahmen dieser Epoche auch nicht notwendig. Dennoch sollte man auf Fragen wie die folgende vorbereitet sein, die in meiner Klasse wie selbstverständlich gestellt wurde: Warum ist denn miteinander schlafen so etwas Besonderes im Vergleich zum Küssen?

Ich erklärte, dass die Haut an einigen Körperteilen sensibler ist als an anderen, dass zum Beispiel eine Verletzung am Finger mehr weh tut als am Knie, und wenn einem jemand den Handrücken kitzelt, kann man es weniger lange ertragen als wenn einen jemand an der Wange kitzelt. Die Nerven an den äußeren Geschlechtsteilen sind noch viel sensibler, und sie werden bei der körperlichen Liebe auf eine sehr angenehme Weise stimuliert. Wenn dieses angenehme Gefühl fast unerträglich wird, kommt es zu einem Orgasmus. Beim Mann wird dadurch der Samen freigesetzt.

Ich bat die Schüler, ihre eigene Reaktion auf die darauf folgende Frage aus unserem „Briefkasten" genau zu beobachten: Kann ein Mensch mit einem Säugetier Sex haben?

Die lauten Abscheubekundungen in der Klasse waren natürlich vorhersehbar und, wie ich meinen Schülern versicherte, ein Zeichen gesunder sexueller Instinkte. Ein Tier zur sexuellen Befriedigung zu benutzen ist „so total Kiesel", wie ein Schüler es ausdrückte, dass es für uns nicht akzeptabel ist.

Es ist wichtig, diese gesunden Instinkte bei jungen, heranwachsenden Menschen zu pflegen. Besonders in unserer Gesellschaft, in der religiös-sittliche, geschlechtsspezifische oder klassenbestimmte Regeln mit Recht nicht mehr ungefragt angenommen werden, ist es wichtig, dass jeder Mensch lernt, auf eine innere Vernunft- und Gewissensstimme zu hören. *Die Abwesenheit eines allgemein anerkannten Moralgesetzes ist keine Tragödie, sondern ein Schritt vorwärts in der Entwicklung menschlicher Freiheit.* Als Erzieher ist es unsere Pflicht, beim jungen Menschen die Fähigkeit zu entwickeln, in moralischer Hinsicht hohe Ansprüche an sich selbst zu stellen.

Während der letzten Tage der Epoche schauten wir uns die Veränderung des menschlichen Körpers im Laufe der Pubertät an. Das Erscheinen von Körperhaaren ist den meisten Kindern nun offensichtlich (der Lehrer vermeidet jedoch den direkten, persönlichen Hinweis). Man kann an dieser Stelle darauf eingehen, dass die Haare am Körper stärker nachwachsen, wenn man sie rasiert, und dass das Rasieren weder hygienische noch medizinische Vorteile mit sich bringt. Die Kinder sollten das wissen, bevor sie den Forderungen der gängigen Mode folgen.

Als nächstes kann man über Wachstum sprechen. Wenn die Klasse sich in einer Jungen- und einer Mädchenreihe aufstellt, fällt es auf, dass die Jungen in der Regel etwas größer sind als die Mädchen. Ist dies genauso in der siebten Klasse nebenan? Nein, da sind die Mädchen größer. Der Grund dafür liegt darin, dass die Mädchen zwischen 11 und 13 einen Wachstumsschub haben und die Jungen zwischen 13 und 15. Die Körperform verändert sich auch. Während man bei Achtjährigen an der Silhouette den Unterschied zwischen Jungen und Mädchen noch nicht unbedingt feststellen kann, ist es beim Teenager anders: Die „umgekehrten Dreiecke" von breiteren Schultern beim Jungen und breiteren Hüften beim Mädchen werden immer deutlicher.

An dieser Stelle kann man auf das Thema Busen näher eingehen. Die primäre Funktion der Brüste ist natürlich die Milchproduktion und somit die Ernährung des Nachwuchses. Viele Schüler sind erstaunt, dass die produzierte Milchmenge nicht von der Größe der Brust abhängig ist. Die Pflege des Busens ist wichtig, und hier ergibt sich die Gelegenheit, die verschiedenen BH-Variationen anzusprechen. Ich habe hierauf ein wenig Zeit verwendet, weil es zurzeit Mode ist, mit Hilfe von Push up BHs so viel Dekolleté wie möglich zu zeigen.

Wir sprachen über die sekundäre Funktion des weiblichen Busens, die darin besteht, auf Männer attraktiv zu wirken, was sich im Lauf der Jahrhunderte immer wieder in der Mode zeigt. Welchen Eindruck weckt eine Frau, wenn sie ihren Busen wie auf einem Präsentierteller zur Schau stellt, so dass er das Erste ist, was man von ihr sieht? Welches Bild hat sie von sich selbst, und was will sie bei anderen (genauer gesagt, bei Männern) erreichen? In einer Zeit, als Frauen um jeden Preis einen Mann finden mussten, damit ihre finanzielle Versorgung gesichert war, waren möglicherweise keine Mittel zu drastisch, aber ist das bei einer modernen Frau noch zeitgemäß?

Man könnte einwenden, dass diese Art von Diskussion in der sechsten Klasse zu früh kommt, aber auf der anderen Seite werden die jungen Menschen tagtäglich über die Medien mit einer Welt konfrontiert, in der Frauen als Sexualobjekte porträtiert werden, und diese Einseitigkeit gilt es auszugleichen. Wenn es gelingt, den jungen Menschen klar zu machen, dass sie die Wahl zwischen freier Entscheidung und Modediktat haben, bevor sich in ihnen ein festes Verbraucherverhalten entwickelt hat, erhöht man ihre Fähigkeit zur Entwicklung persönlicher Freiheit. Die feministische Bewegung der siebziger und achtziger Jahre hatte zwar auch ihre einseitigen Tendenzen, aber sie hat viel für Ansehen, Stellung und Selbstwertgefühl der Frau erreicht. Die Generation, die wir zurzeit unterrichten, scheint auf dem besten Weg, zu den Rollenzwängen der 50er Jahre zurückzukehren, wenn wir als Erzieher nicht aktiv auf die damit einhergehenden Gefahren aufmerksam machen.

Ich fände es wichtig, dass den Kindern aus dieser Hauptunterrichtsepoche zwei Schlüsselbegriffe im Gedächtnis bleiben: Liebe und Respekt. Sexualität ist ein besonders schönes Geschenk, das man mit einem Menschen, den man liebt, teilt. Und je mehr „Tonliebe" dabei vorhanden ist, umso schöner ist dieses Geschenk.

Um „Kieselliebe" zu vermeiden, müssen wir einerseits die Gefühle des geliebten Menschen respektieren, andererseits auch auf unser Gewissen achten. Auf diese Weise können wir eine gesunde Sexualität in uns entwickeln.

Schlussgedanken

Wir müssen uns darüber im Klaren sein, dass die Schüler und Schülerinnen, die wir hier vor uns haben, noch nicht selbst sexuell aktiv sind und es (hoffentlich) nicht so bald sein werden. Das Bewusstsein, dass wir sozusagen über unbetretenes Terrain sprechen, muss Ausdruck und Ausführung des Unterrichts formen. Es darf aber nicht Anlass dazu geben, dass wir die Kinder nicht ernst genug nehmen und ihre Fragen nur ausweichend beantworten. Wie in jedem Fach erwarten die Schüler auch hier, von ihrem Lehrer oder von ihrer Lehrerin geleitet zu werden. In diesem besonderen Fall nimmt das Kind unsere Unterweisung mit größtem Vertrauen entgegen, obwohl es erst viel später davon Gebrauch machen wird.

Offen und direkt zu sein, ohne unnötige und eventuell beängstigende Einzelheiten anzusprechen, ist nicht immer einfach. Eine Frage über Vergewaltigung zu beantworten kann für *ein* Kind wichtig sein, für ein anderes dagegen besorgniserregend. Allerdings wäre das bei älteren Kindern auch nicht anders. Als ich meine Klasse am Ende der Epoche darum bat, mir ihre Eindrücke zu schildern, entwickelte sich ein interessantes Gespräch:

„Es war gut, dass wir drei Wochen Zeit dafür hatten. Mein Bruder hat es in der siebten Klasse gehabt und er hatte nur eine Woche."

„Also ich hätte es lieber später gehabt. Dieses ganze eklige Zeugs – ist das nicht viel zu früh für uns?"

„Ich finde es aber gut, darüber Bescheid zu wissen, bevor es passiert."

„Der Briefkasten war eine gute Idee."

„Ich finde, die Epoche war irgendwie unangenehm, aber sie war doch hilfreich."

Man kann es wahrscheinlich nicht für jedes Kind genau richtig machen, denn man behandelt ein sehr persönliches Thema. Aber ich bin davon überzeugt, dass die Epoche dann positiv erlebt wird, wenn der Zeitpunkt für die Klasse in ihrer Gesamtheit richtig ist.

Sie muss nicht in der sechsten Klasse stattfinden: Durch sorgfältiges Beobachten der Schüler wird der Lehrer bzw. die Lehrerin jene Phase erkennen, in der die Kindheit abgeschlossen, die Pubertätsschwelle aber noch nicht überschritten ist. Diese „Atempause" in der Kindesentwicklung wird in das Jahr zwischen den Weihnachtsfesten der sechsten und siebten Klasse fallen. Wenn sich kindliches Vertrauen und Neugier auf das Unerforschte die Waage halten, wird der Inhalt dieser Epoche auf fruchtbaren Boden fallen. *(Aus dem Englischen übersetzt von Margot M. Saar)*

Pubertät heute – Sehnsucht nach Initiation

Albrecht Schad

„Die Jugend von heute liebt den Luxus, hat schlechte Manieren und verachtet die Autorität. Sie widersprechen ihren Eltern, legen die Beine übereinander und tyrannisieren die Lehrer"

„Die Jugend von heute"

Dies ist kein aktuelles Zitat, sondern Sokrates soll das vor 2400 Jahren gesagt haben. Hat sich da etwas verändert? Die Jugendlichen rebellieren, und wahrscheinlich werden aus ihnen Erwachsene, die ihrerseits über die Jugend schimpfen und den Kopf schütteln.

Wie erleben wir die heutige Jugend?

– Sie tragen keine Transparente mit politischen Forderungen vor sich her. Dafür gehen sie auf die Loveparade nach Berlin mit 1 Million Teilnehmern, was ein Vielfaches wie in Woodstock ist. Die Betonung dieser Bewegung liegt auf Bewegung, denn das Motto ist: „Wir wollen nichts bewegen als uns selbst" und: „Spaß, Spaß, Spaß".
– Sie scheinen überhaupt keinen Schwung zu haben.
– Sie beschäftigen sich oft scheinbar mit nichts.
– Sie wagen nichts.
– Sie rebellieren nicht, im Gegenteil. In einer Diskothek in Stuttgart gibt es eine so genannte VIP-Lounge, einen erhöhten Bereich, in den nur angeblich besonders Wichtige dürfen, und die breite Masse darf von unten hinaufschauen und davon träumen, auch mal oben zu stehen. Man begibt sich in eine spießige Schein- und Traumwelt, um dem öden, erlebnisarmen Alltag zu entfliehen.
– Oder man kann Joschka Fischer, unseren ehemaligen Außenminister, zu Wort kommen lassen: „Eure Generation deprimiert mich, ihr seid langweilig und träge (…) Euch fehlt Kampfesmut und Abenteuerlust (…) Ihr seid eine Heiapopeia-Jugend".

Das ist doch merkwürdig. Der Protest kommt aus dem Munde von denjenigen, die eigentlich die zu Kritisierenden wären, wenn die Gesetze der Abfolge von Eltern- und Jugendgeneration weiterhin gelten würden. Er kommt aus dem Mund derer, die schon vor dreißig Jahren protestiert haben. Nur, damals haben sie gegen ihre Elterngeneration protestiert, heute tun sie es gegen ihre Kinder (Robin Schmidt, 1997). Es ist der Protest der heute Fünfzigjährigen. Eine verkehrte Welt.

Die Jugendlichen erleben, dass die 68er-Generation die letzte Jugendbewegung war, die originell gegen etwas Bestehendes vorgehen konnte. Ihre Opposition und Kraft war neuartig und notwendig. Aber heute? Durch die vermeintlichen Provokationen fühlen sich die Eltern nicht wirklich provoziert, sondern eher an „Früher" erinnert, „wo wir noch so richtige Revolutionäre waren … Sollen die Jungen ruhig mal machen – sie werden schon merken, dass alles nicht so einfach ist" (R. Schmidt, 1997). Die Jugendlichen bemerken aber auch, dass die früher ach so revolutionären Eltern vielleicht doch nicht so erfolgreich waren, dass sie doch in ihrem Inneren bürgerlich geworden sind. Das Ferienhaus in der Toskana ist eben so gemütlich! Sie fühlen sich von Feierabendrevolutionären umgeben, die auf sie, die Laschen, herabschauen.

Für die Jugendlichen ist das eine deprimierende Situation. In der Schule, in der ich unterrichte (FWS Stuttgart-Filderstadt) wurde als 12.-Klassenspiel das Musical „Hair" aufgeführt, bei dem es ja um den Protest der Woodstockgeneration geht, mit langen Haaren, Drogen und was alles dazugehörte. Eine Kollegin griff das im Unterricht auf und fragte, wie die Schüler denn heute provozieren würden. Die Antwort: „Eigentlich gibt es nichts mehr, mit dem wir euch provozieren könnten." Die Außenwelt wird als ein verständnisvoller, liberalistischer Pudding erlebt.

Die Erwachsenen stehen hilflos vor der Mischung aus Aggression und Resignation, die ihnen von den Jugendlichen entgegenschlägt. Sie sind enttäuscht, weil der Nachwuchs so anders ist.

Wir, die Erwachsenen, fordern sie auf: Macht doch mal was, stellt doch mal was auf die Beine, rebelliert doch mal (für etwas Vernünftiges), so wie wir! Wir bemerken nur oft nicht, dass sie „machen", nur ganz anders, als wir es uns vorgestellt haben.

Davon können uns die Forscher der Shell-Jugendstudie 2002 etwas erzählen, die ein anscheinend ganz positives Bild zeichnen:

Die Jugendlichen blicken mehrheitlich optimistisch in die Zukunft, sie denken positiv, wollen aufsteigen statt aussteigen. Sensationelle 90 Prozent sagen, sie verstünden sich gut mit ihren Eltern. Ebenso viele halten die Demokratie für eine gute Staatsform. Ihnen sind ideologische Verhärtungen und Intoleranz fremd. Drei von vier engagieren sich in der Jugend- oder Sozialarbeit, im Umweltschutz, bei der Feuerwehr, den Kirchen. Für das freiwillige soziale Jahr und das freiwillige ökologische Jahr gibt es seit Jahren mehr Bewerber als Plätze.

225

Befasst man sich mit der Studie genauer, so zerfallen die Jugendlichen allerdings in zwei Gruppen, die sich jeweils noch einmal untergliedern:

Die eine Gruppe, das sind die Macher und die Idealisten. Die selbstbewussten Macher werden als eine Aufsteigergruppe aus der breiten sozialen Mitte geschildert. Ein fordernder und fördernder Erziehungsstil im Elternhaus hat ihnen das Rüstzeug vermittelt, sich den neuen Anforderungen zu stellen. Die pragmatischen Idealisten stammen bevorzugt aus den bildungsbürgerlichen Schichten. Hier steht die ideelle Seite des Lebens im Vordergrund (Soziales, Ökologie).

Diesen steht die Gruppe der Materialisten und der Unauffälligen gegenüber. Unter den robusten Materialisten und den zögerlich Unauffälligen gibt es viele potenzielle Verlierer. Die einen übertreten bewusst soziale Übereinkünfte, die anderen flüchten sich in Passivität und Resignation. Beide kommen mit den Leistungsanforderungen in Schule und Ausbildung nicht zurecht.

Die Jugend zerfällt also grob gesagt in zwei gleich große Gruppen, in eine Gruppe der Gewinner und eine der Verlierer.

Insgesamt kann man sagen, dass bestimmte Werte, die so genannten Sekundärtugenden, für die Jugendlichen wieder wichtig geworden sind. Für 75 % sind Fleiß und Ehrgeiz wichtig. 79 % geben Streben nach Sicherheit als wichtig an. Die Bedeutung von umweltbewusstem Verhalten fällt von 83 % in den 80er Jahren auf 59 % im Jahre 2002. Das bloße Dagegensein oder die „Null-Bock-Einstellung" werden abgelehnt. Vielmehr wird die soziale Umwelt auf Chancen, die man ergreifen will, und Risiken, die man minimieren will, beobachtet.

Dass Leistung und Sicherheit heute wieder groß geschrieben werden, bedeutet aber nicht, dass man weniger tolerant oder genussfreudig geworden wäre. Sie benutzen diese deutschen Sekundärtugenden als Mittel zum Zweck, zum Zwecke des Erfolgs in einer Leistungsgesellschaft, um sich dadurch die Grundlage für ein interessantes, erlebnisreiches und sinnvolles Leben zu schaffen.

Entwicklungsvorgänge in der Pubertät

Womit haben wir es zu tun? Ist es eine spießige, eine angepasste, eine pragmatische Generation? Wie soll man sie einordnen? Und ist das schon alles? Die Shellstudie beschreibt nur einen momentanen Zustand und vergleicht ihn mit früheren Zuständen.

Sie beschreibt nicht die Entwicklungsvorgänge in der Jugendzeit mit ihren Chancen und Risiken. Deshalb soll im Folgenden zunächst einmal geschildert werden, was sich aus menschenkundlicher Sicht in dieser Zeit der Pubertät vollzieht.

Die Funktionsfähigkeit der Fortpflanzung bringt gewissermaßen den *Leib* zu einer Blüte als etwas *Objektives.*

Die Kräfte des Urteilens und der Liebe treten in der *Seele* neu auf als etwas *Subjektives.*

Es ist zunächst schwierig, beides in ein angemessenes Verhältnis zu bringen, es entwickelt sich eine starke Spannung zwischen Leib und Seele. Eigenartigerweise finden beide Vorgänge nicht mehr gleichzeitig statt. Vor hundert Jahren vollzogen sich leibliche und seelische Pubertät noch gleichzeitig. Dies kann man etwa den Tagebüchern von Jugendlichen aus dieser Zeit entnehmen. In einem solchen plagt sich zum Beispiel ein Jugendlicher unter großen Selbstzweifeln mit der Frage, ob er reif wäre für die Konfirmation. Ich kenne heute niemandem in diesem Alter, der sich mit solchen Fragen quält.

Heute verfrüht sich die leibliche Reifung immer mehr (Akzeleration) auf das 11./12. (ja sogar 10.) Lebensjahr, während die seelische Reifung sich stark verzögert (Retardierung) und bis in das 16./17. Lebensjahr hinzieht.

Klasse	4	5	6	7	8	9	10	11	12
Alter	10	11	12	13	14	15	16	17	18

1 1/2 Jahre dramatische Pubertät

körperlich akzelerieren   seelisch retardieren

Mit der seelischen Pubertät wird ein seelischer Innenraum entdeckt, der neu entsteht, den es also vorher so nicht gab. Steiner nennt dies die Geburt des Astralleibes, des bewusst werdenden Seelischen. Es ist ein empfindsamer Vorgang, der möglichst versteckt wird. So kann man ja oft den Eindruck haben, dass die jungen Damen und Herren ein unsichtbares Schild umhängen haben mit der Aufschrift: „Wegen Umbau geschlossen".

Es vollziehen sich nun eine ganze Reihe von Vorgängen:

1. männlich/weiblich

Mit der leiblichen Reifung findet eine leibliche und seelische Differenzierung in männlich und weiblich statt. Die Vereinseitigung des Menschen wird stark empfunden. Sie
führt zur Suche nach dem anderen Menschen. Es wird bemerkt: Man bedarf der Ergänzung.

    a) Dies wird erst ganz allgemein im anderen Geschlecht gesucht und

    b) personifiziert sich dann erst in einem zweiten Schritt.

So ist mir z. B. ein 16-jähriger Schüler in deutlicher Erinnerung, der abends mehrere
Mädchen der Klasse liebevoll ins Bett brachte, ohne dass die Mädchen aufeinander
eifersüchtig waren. Dafür gab es auch keinen Anlass, denn er interessierte sich nicht
wirklich für ein einzelnes Mädchen, sondern für die Mädchen an sich. Erst in einem
zweiten Schritt tritt dann eine einzelne Persönlichkeit in den Mittelpunkt des Interesses.

2. leibliche Vereinseitigung in ihrer geographischen Verteilung

Man geht mit der Pubertät auch in die leibliche Vereinseitigung des Volkszusammen-
hanges, je nachdem, wo man auf der Erde geboren ist. Vorher sind die Kinder über die
Erde hin einander viel ähnlicher. Die leiblichen Besonderheiten in ihrer geographischen
Verteilung und die leiblichen Veränderungen durch die geschlechtliche Differenzierung
bleiben in der Kindheit noch ganz zurückgehalten. Als Kind ist man noch viel mehr
menschheitlich. Nun aber, mit der Pubertät, geschieht diese leibliche Differenzierung.
So bekommt man etwa in einem bestimmten Tal in Österreich die größten Nasen auf
der Erde. Woanders wird man besonders groß oder bleibt eher klein. Im Südsudan zum
Beispiel leben die größten Menschen auf der Erde. Beim Volk der Tussi gibt es eine
Adelskaste, in der die Männer im Schnitt 2,20 m groß werden. Dicht dabei im Kongo
leben die Pygmäen. Hier wird man im Schnitt nur 1,20 m groß.

3. Begabungen, differenziertes Seelenleben

Begabungen treten jetzt richtig deutlich auf. Daran zerbrechen oft Freundschaften, die
bis dahin viele Jahre gehalten haben, weil nun eine greifbare Differenzierung auftritt,
bei der einer von beiden nicht mehr mithalten kann. Interessen individualisieren sich.

Das selbständige Seelenleben ist bei den Mädchen viel reicher und beweglicher und bleibt es ja auch meist lebenslang. Die Mädchen sind den Jungen in diesem Alter in der Regel weit überlegen, und beide Seiten bemerken es.

4. Wachstum und Schwere

Aber nicht nur seelisch, sondern auch körperlich eilen die Mädchen im Wachstum etwa zwei Jahre voraus, um später dann in Körpergröße und Gewicht eingeholt und deutlich überholt zu werden. So hat man in der 7., 8., 9. Klasse körperlich junge Frauen neben Buben sitzen. Auch dies wird von beiden Seiten bemerkt. Mädchen haben in diesem Alter meist Freunde aus höheren Klassen.

Alles geht in die Schwere, die Physis wird stark erlebt und will gefühlt und wahrgenommen werden. Was für eine schwierige Situation, plötzlich ellenlange Arme und Beine zu haben, in denen man noch gar nicht richtig drinsteckt! Alles wird schwer. Man liegt mehr auf dem Stuhl, als dass man darauf sitzt. Warum stellen die Erwachsenen nicht Sofas und Sessel ins Klassenzimmer?

5. Bedürfnis nach Objektivität zur Außenwelt, Denken, Urteilen

Es tritt ein starkes Bedürfnis nach Objektivität im Verhältnis zur Außenwelt auf. Man möchte die Welt zunächst einmal kausal (materialistisch) begreifen. Die intellektuellen Fähigkeiten erklimmen den Lebenshöhepunkt. Es ist schwer, gegen eine 9. Klasse zu argumentieren. Die Argumente der Schüler kommen mit großer Schnelligkeit, kurz hingeworfene Einwände, scharfe Argumente, oft klar und hart formuliert. Man kommt als Erwachsener kaum mit.

Es wird also die eigene Intelligenz stark erlebt und entsprechend betätigt (wir sprachen schon von der Kraft des Urteilens). In der unteren Mittelstufe wird man bei bestimmten Themen (z. B. Politik) von den Kindern noch die Meinung der Eltern hören. Jetzt wird ein eigenes Urteil, eine eigene Meinung formuliert. Der Kopf kann sich schon frei und fruchtbar betätigen (er kommt früh zur Reife, während die Gliedmaßen noch Jahre brauchen, bis sie ausgewachsen sind). Er neigt aber in der Gedankenstruktur zur Verallgemeinerung und Formalisierung. Das Vorstellungsleben hebt von der Wirklichkeit ab.

Die *Gefährdung* dabei ist: die Dominanz des Möglichen über das Wirkliche (Weltfremdheit); dies bedarf der Korrektur.

Die *Hoffnung*: die Möglichkeit für Idealisches, für Zukünftiges.

229

Rudolf Steiner rät, den Schülern Gelegenheit zu geben, auf Grund zu laufen, sich selbst ad absurdum zu führen, also selber der Wirklichkeit begegnen zu dürfen. Die Seele verlangt dann selbst nach Korrektur. Wie hilfreich ist hier ein Landwirtschaftspraktikum. Im Folgenden seien immer die ersten Sätze eines Protokolls vom Landwirtschaftspraktikum einer Schülerin zitiert:

„Tag 1: Als wir uns heute Morgen um 6.30 Uhr endlich aus dem warmen Bett gequält hatten, gingen wir zu den Kühen und Kälbern in den Stall.

Tag 2: Als wir heute Morgen noch schwerer als gestern aus dem Bett gekommen sind, haben wir mal wieder unsere Kühe und Kälber besucht und sie mit Futter und Trinken versorgt.

Tag 3: Da in unserem Wecker die Batterien leer waren, konnte er auch nicht klingeln und wir haben fast verschlafen. Als wir dann Minuten später als sonst im Stall standen, blökten uns die Kühe und Kälber schon an, weil sie gefüttert werden wollten.

Tag 4: Als wir heute Morgen die Kühe, Kälber und Enten gefüttert hatten, sind wir zum Frühstück gegangen.

Tag 5: Heute hatten wir unseren freien Tag. Trotzdem mussten wir um 6.00 Uhr aufstehen, Kühe melken, füttern und auf die Weide bringen.

Tag 6: Als wir heute Morgen eine halbe Stunde früher als sonst im Stall ankamen, blökten uns die Kühe schon fröhlich entgegen."

Es wird deutlich, dass sich die Sichtweise der Schülerin über die Tage hin verändert.

6. Subjektivität, Innerlichkeit

Neben dem Bedürfnis nach Objektivität zur Außenwelt wird eine deutliche eigene Subjektivität entwickelt. Es wird stark seelisch „Aufzug gefahren". Heute sind die Eltern, der Lehrer, die Freundin liebenswert und ganz toll, am nächsten Tag sind sie das Letzte.

Und es entstehen tiefe Fragen:
– Was bin ich für ein rätselhaftes Wesen in meinem Inneren?
– Die Grenzen des menschlichen Lebens werden existenziell befragt und getestet (nicht schlafen, Alkohol, Drogen).
– Das Rätsel der eigenen Todesmöglichkeit wird erschreckend erfahren (Selbstmord?).
– Wenn ich mich nicht umbringe, dann muss das Leben einen Sinn haben (Sinnfragen, „latente Fragen", wie Steiner sie nennt).
– Hat der Erwachsene auch diese Fragen?

Strukturierung des Astralleibes

Das Geschilderte hat auch eine gewisse *Reihenfolge*. Neben den leiblichen Veränderungen tritt als erstes der starke, freie Intellekt auf, die Kraft des Urteilens. Der Kopf eilt in der Entwicklung auch hier voraus, während die Gliedmaßen noch Jahre brauchen, bis sie erwachsen werden. In der Schule haben jetzt gerade die Naturwissenschaften die Aufgabe, durch klare und nachvollziehbare Denkansätze mitzuhelfen, dass sich der Astralleib strukturiert.

In der 9./10. Klasse haben wir dann den Höhepunkt der seelischen Labilität und Unruhe. So ist heute in der Regel die 10. Klasse pädagogisch am anspruchsvollsten. Plötzlich gibt es dauernd Elternabende, auf denen all die damit zusammenhängenden Probleme besprochen werden müssen. Wie sollen diese Schüler jemals eine Prüfung machen? Es ist aber sicher vorhersagbar, dass sich das in der 11. Klasse wieder beruhigt, und die Spannung zwischen Subjekt und Außenwelt wird sich lösen. Die verfügbaren Seelenkräfte können jetzt zielgerichteter gebraucht werden.

Mit dem 17./18./19. Lebensjahr kommt es dann zur höchsten Kraftentfaltung der Gliedmaßen. Der Jugendliche will gestaltend in die Welt eingreifen, auf eigenen Füßen stehen. Die Schule als Sozialraum wird verlassen. Man blickt jetzt selber auf die Zukunft. Die Übereinstimmung von Ziel und Handlung wird zur Aufgabe.

Das „Schamgefühl": feinere seelische Vorgänge

Mit all dem hier Geschilderten tritt aber noch etwas Neues auf. Es tritt etwas auf, was den jugendlichen Menschen ganz in Anspruch nimmt: *das Schamgefühl*. Steiner beschreibt das folgendermaßen:

„Das Schamgefühl ist dasjenige, was die ganze Menschennatur durchzieht; das Schamgefühl, das darin besteht, dass der Mensch fühlt: er muss jetzt etwas in sein individuelles Dasein hineinnehmen, was er der Welt nicht enthüllt; er muss Geheimnisse in sich tragen. Das ist ja das Wesen des Schamgefühls."

Und weiter: „Wenn wir als Erzieher und Lehrer die Empfindung in uns tragen, so etwas überhaupt nur für uns selber, in unserem eigenen Seelenleben zu respektieren, wenn wir an den Knaben und Mädchen mit jener Zartheit vorbeigehen, welche das innerlich ruhende Schamgefühl respektiert, wirkt das schon. Da bedarf es nicht der Worte, da zeigt sich die unausgesprochene Wirkung des einen Menschen auf den anderen, beim bewussten durch die Kinderschar Durchgehen mit dem Gefühl, es ist etwas in ihnen, was sie wie eine unaufgeschlossene Blume aufbewahren wollen. Das ist von ungeheurer erzieherischer Wirkung, dass man schon bloß mit dieser Empfindung lebt" (in: Menschenerkenntnis und Unterrichtsgestaltung, 5. Vortrag, S. 80).

Steiner spricht davon, dass beim Übergang durch das „Geschlechtlich reif werden" das Physisch-Ätherische in einer gewissen Beziehung für sich bleibt – und auch das Astralische mit dem Ich bleibt für sich. Zwischen beiden entsteht nun aber ein andersartiger Verkehr. Das kann man so beschreiben, dass sich das Astralische mit dem Ich vom Physisch-Ätherischen emanzipieren möchte, selbständig werden möchte.

Wie äußert sich dieses Schamgefühl?
– Bei den *Mädchen* spricht Steiner davon, dass sich der astralische Leib viel differenzierter und reichlicher gliedert als bei den Jungen und dass das Ich vom Astralischen Leib aufgesogen wird. Das Schamgefühl äußert sich bei den Mädchen in einem geistig-seelischen „Erröten", was das eigentliche Wesen verbirgt. Sie treten dann forsch auf, zeigen sich selbstbewusst, lassen sich nichts gefallen.
– Bei den *Jungen* spricht er davon, dass das Ich zwar auch verborgen bleibt, aber dass der astralische Leib das Ich viel weniger einsaugt. Das Schamgefühl äußert sich in einem geistig-seelischen „Erbleichen", um so die inneren Vorgänge zu verbergen. Dies äußere sich durch das Lümmel- und Flegelwesen.

Und dann gibt er noch kurze, praktische pädagogische Ratschläge:
„Bei den Mädchen, wenn sie die andere Seite zum Ausdruck bringen, ist es nötig, dass man eingeht […] mit einer zarten Grazie selbst auf die koketteren Ungezogenheiten, aber, bildlich gesprochen, sich nachher umdrehen. Also sowohl eingehen mit einer zarten Grazie auf diese Dinge, aber ja nicht merken lassen, dass man Anteil nimmt. Man lässt das Mädchen sich austoben […] Dann lässt man das Mädchen mit sich selbst in seinem Austoben.

Beim Knaben geht man mehr ein auf das Lümmel- und Flegelhafte; aber man zeigt, dass man es doch nicht ganz ernst nimmt, dass man doch etwas lacht, aber fein lacht, dass der Knabe sich nicht besonders ärgert."

Wir können zusammenfassen:
Der zentrale Vorgang bei der Pubertät ist das Entstehen eines seelischen Innenraumes, den es vorher so nicht gab. Es entsteht etwas ganz Neues. Es entsteht etwas in den Jugendlichen, was ihnen bis dahin ganz unbekannt war. Sie betreten ein Neuland, eine unbekannte Welt. Das wird schamhaft verborgen.

Neu an diesem Geschehen ist heute, dass es nicht mehr einhergeht mit der körperlichen Reifung, die schon vorher stattfindet. Die seelische Entwicklung wird in einer Weise unabhängig von der körperlichen, wie es das vorher noch nie gegeben hat; sie ist nicht mehr so leibgebunden.

Dadurch sind diese Jahre heute auf der einen Seite schon deshalb weit gefährlicher als früher, weil sie sich über viel mehr Jahre hinziehen. Und auf der anderen Seite ergibt sich die Chance, die Möglichkeit, dass die Seele offener für die übersinnliche Wirklichkeit der Welt ist, weil sich ihre Emanzipation viel leibungebundener vollzieht als früher.

Die Aufgabe der Jugend ist also die Entdeckung, Ergreifung und das Heranwachsen-Lassen dieses seelischen Innenraumes, seine Emanzipation.

Begleitung der Pubertät in Afrika – und in Europa?

Bevor wir der Frage nachgehen, wie wir diesen Prozess begleiten könnten, möchte ich noch einen Blick darauf werfen, wie in anderen Kulturen diese Zeit begleitet wurde. Wir gehen kurz nach *Afrika*.

Bei den *Massai* sollen die *Knaben* von ihrem bisherigen Dasein und dem kindlichen Zusammenleben mit der Mutter und den Frauen überhaupt gelöst werden:

– Sie wohnen jetzt im Busch mit eigener Hütte, die danach verbrannt wird
– Es wird in strenger Absonderung gelebt, betreut und unterwiesen von alten Männern
– Das Kopfhaar wird geschoren, die alte Kleidung wird verbrannt
– Sie erhalten einen neuen Namen
– Mutproben müssen bestanden werden
– Abhärtung wird erprobt: Speiseverbote, nacktes Schlafen im Freien, Schmerzen ohne Klagelied ertragen
– Belehrung über Pflichten
– Schweigsamkeit üben
Alles Alte wird also zerstört, die Kindheit wird radikal beendet.

Die Weihe der *Mädchen* vollzieht sich in einfacherer Form:
– keinerlei Härten
– reichlich Nahrung
– Wohnen in der Nähe des Dorfes
– Belehrung in geschlechtlichen Dingen

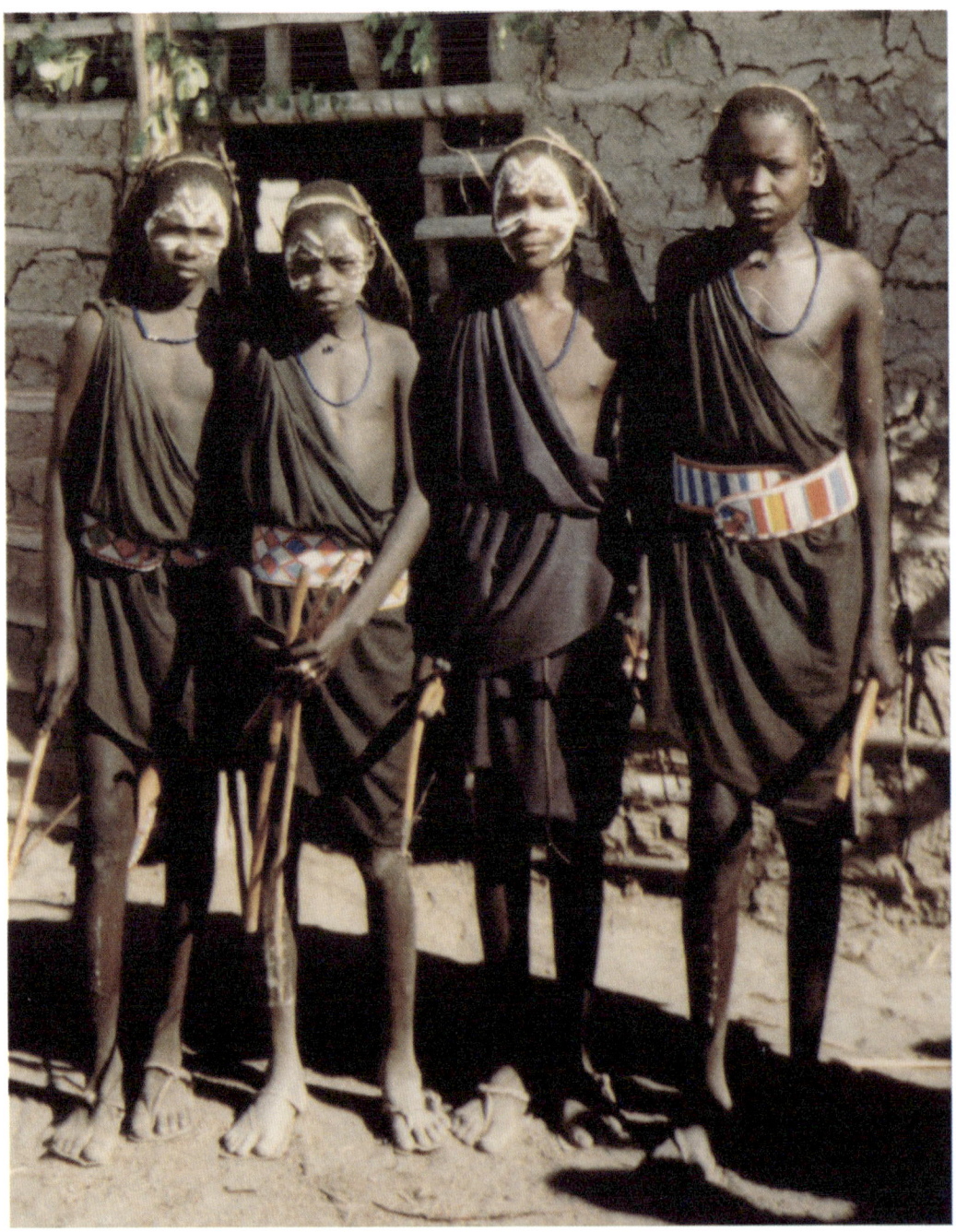

In afrikanischen Kulturen wird der Schritt in die Erwachsenenwelt initiert und begleitet;
in der europäischen Kultur bleiben die Jugendlichen sich selbst überlassen.

Ich möchte nun nicht empfehlen, das alles irgendwie zu übernehmen. Wir können keine alten Traditionen übernehmen, weder unsere eigenen, die nicht mehr tragen, noch die von anderen Kulturen. Aber was wir lernen können ist, dass die Zeit der Pubertät kulturell begleitet wird. Die Voraussetzung dafür aber ist, dass wir von all diesen Vorgängen wirklich wissen. Wenn ich in den betreffenden Klassen Elternabende halte, kann man bemerken, dass das nicht immer der Fall ist. In Afrika werden die Jugendlichen bewusst bestimmten Situationen ausgesetzt, damit sich die seelische Reifung vollziehen kann.

In *Europa* sind sich die Jugendlichen in dieser Phase oft selbst überlassen. Was machen die Jugendlichen bei uns für sich alleine?
– Das vertrauensvolle Verhältnis zu Eltern Lehrern und Schule wird zumindest tendenziell abgebaut
– Man sucht nach Abhärtung, indem man damit experimentiert, gegen die natürlichen Bedürfnisse zu leben:
– Man zieht sich gesundheitsschädigend an, isst kaum, macht die Nacht zum Tag, sucht Übermüdung, Überanstrengung, man friert und hungert freiwillig, man hat Lust an selbst zugefügtem Schmerz (wenn man morgens vor dem Unterricht z. B. bei einem Geschicklichkeitsspiel verliert, bekommt man mit einem Kartenspiel die Knöchel blutig geschlagen)
– Potenzielle Anfälligkeit für Genussgifte
– Es wird nach Emanzipation gesucht
Der Unterschied zu Afrika ist nur, dass wir das nicht etwa begleiten oder gar herbeiführen, sondern dass wir alles nur irgendwie hilflos geschehen lassen.

Gefahren heutiger Pubertät – (Sehn)Süchte der Jugendlichen

Um unser Problem noch genauer zu fassen, möchte ich noch einmal auf das Verhältnis von Ätherleib und Astralleib schauen. [Als „Ätherleib" bezeichnet Steiner den nur übersinnlich sichtbaren Organismus der Lebens-, Wachstums- und Gestaltungskräfte, die den Körper aufbauen und erhalten; als „Astralleib" den Organismus der seelischen Kräfte: Denken, Fühlen, Wollen, unbewusstes Seelenleben.] Dabei beziehe ich mich auf die jüngst erstellte Doktorarbeit von Tomas Zdrazil, einem Kollegen aus Semily in Tschechien. Blicken wir zuerst auf das 6./7. Lebensjahr, also die Zeit, in der unsere Kinder in die Schule kommen. Steiner schildert ja immer wieder, wie nun ätherische Kräfte, die bis dahin für den Aufbau der Leiblichkeit, der Knochen, der Zähne usw. gebraucht wurden, sich teilweise in Lernkräfte umwandeln, frei werden, um als Denkkräfte zur Verfügung zu stehen. Wenn nun aber der Unterricht zu einseitig das Intellektuelle betont, dann besteht die Gefahr, dass der Ätherleib vom Astralischen geschwächt wird, dass er zu sehr zurückgedrängt wird. Das wirkt sich dann in gesundheitlichen Problemen aus: Nervosität, Kopfschmerzen, Magenschmerzen, Schlafbeschwerden (*Schmerz*).

Zdrazil hat nun Populationen von Schülern von Regelschulen und Waldorfschulen auf diese Beschwerden hin befragt.

	Regelschüler	Waldorfschüler
– Nervosität	30 %	8 %
– Kopfschmerzen	25 %	8 %
– Magenschmerzen	18 %	3 %
– Schlafstörungen	36 %	6 %

Die Zahlen machen deutlich, dass der Unterricht an Waldorfschulen weniger krankmachend ist als an Regelschulen.

Blicken wir nun auf die Zeit der Pubertät, so besteht hier die Gefahr, dass das Ätherische und das Astralische sich zu sehr durchdringen und das Astralische eben gerade nicht frei wird, sich gerade nicht emanzipieren kann. Dann würde etwas auftreten, was Steiner *Überlust* nennt. Wie äußert sich das? Zum Beispiel im Aufsuchen von Konsumgiften. Die Untersuchungen von Zdrazil ergeben folgende Zahlen:

	Regelschüler	Waldorfschüler
Rauchen	31 %	46 %
Weiche Alkoholika	56 %	58 %
Harte Alkoholika	25 %	26 %

Die Zahlen betreffen Regelschüler und Waldorfschüler in einem erheblichen Maß, und Waldorfschüler scheinen hier noch stärker zu konsumieren als Regelschüler.

Mehr Jugendliche als wahrscheinlich jemals zuvor experimentieren heute mit Drogen. Etwa 80 % der Schüler einer Klasse nehmen irgendwann einmal in ihrer Schulzeit gelegentlich oder regelmäßig Drogen.

Ich denke, wir haben es damit zu tun, dass sie auf der Suche nach großen seelischen Erlebnissen sind. Es ist vor allem Haschisch, was genommen wird. Also eine illusionierende, bilderzeugende, halluzinogene Droge, die intensives, grenzenloses Fühlen erzeugt. Das Denken wird davon überschwemmt. Es ist die verfehlte Suche nach dem Eins-Sein mit der Welt, nach sozialer Geborgenheit, nach Schönheit, man könnte auch sagen nach Idealen.

Beim Alkoholkonsum wird das Denken ausgeschaltet, das Gefühlsleben wird in die Physis gezogen, leibliches Wohlgefühl wird erzeugt. Es ist eine verfehlte Suche nach Güte, Lebens-Qualität, Harmonie.

Warum glaube ich als Jugendlicher Drogen nehmen zu müssen, und Alkohol ist ja auch eine Droge? Weil es möglicherweise kaum noch Gelegenheit gibt, auf andere Art große seelische Erlebnisse zu bekommen, existenzielle Erlebnisse.

Begleitende Phänomene sind Freizeitbeschäftigungen wie Bungee-Springen. Abgesehen davon, ob man den Mut dazu hat: Haben Sie das Bedürfnis, sich an ein Seil zu binden und sich 50, 60 m in die Tiefe zu stürzen? Der Körper und die Seele müssen überschwemmt werden von intensivsten Eindrücken.

Um es noch einmal zu sagen: Die *Risiken* der Pubertät sind heute viel größer. Mit 10, 11, 12 Jahren bekommt man einen erwachsenen Körper mit einer noch ganz kindlichen Seele. Das Astralische ist aber nun jahrelang in der Gefahr, sich zu stark mit dem Ätherischen, mit dem Leib zu verbinden. Was können wir tun, was können wir anbieten, damit die Jugendlichen die Emanzipation des Seelischen, das Freiwerden des Astralischen vollziehen, ohne Drogen nehmen zu müssen.

Denn nur dann kann die Chance, die in der Trennung von leiblicher und seelischer Pubertät liegt, zum Tragen kommen: offen zu sein für die übersinnliche Wirklichkeit der Welt. Und wenn wir der Shellstudie folgen, ist von dieser Offenheit nicht viel zu bemerken.

Was ist heute in der Regel die Umwelt, die soziale, gesellschaftliche Umwelt der Jugendlichen?

Immer weniger Eltern machen sich die Mühe, mit ihren Kindern die Welt zu entdecken oder mit anderen entdecken zu lassen und Grenzsituationen herbeizuführen, zu ermöglichen. Oft müssen beide Eltern arbeiten, oder man ist alleinerziehend. Man ist müde, wenn man heimkommt. Ich mache seit vielen Jahren mit meinen 9. Klassen eine Fahrt in die Schweizer Alpen. Meine Erfahrung ist, dass viele Jugendliche umso erfüllter und befriedigter sind, je mehr eine solche Bergtour Grenzerlebnisse ermöglicht. Gefahr und echte Erschöpfung werden als tief befriedigend erlebt. Aber es wird immer schwieriger, solche Unternehmungen durchzuführen, weil die Ängste der Eltern enorm

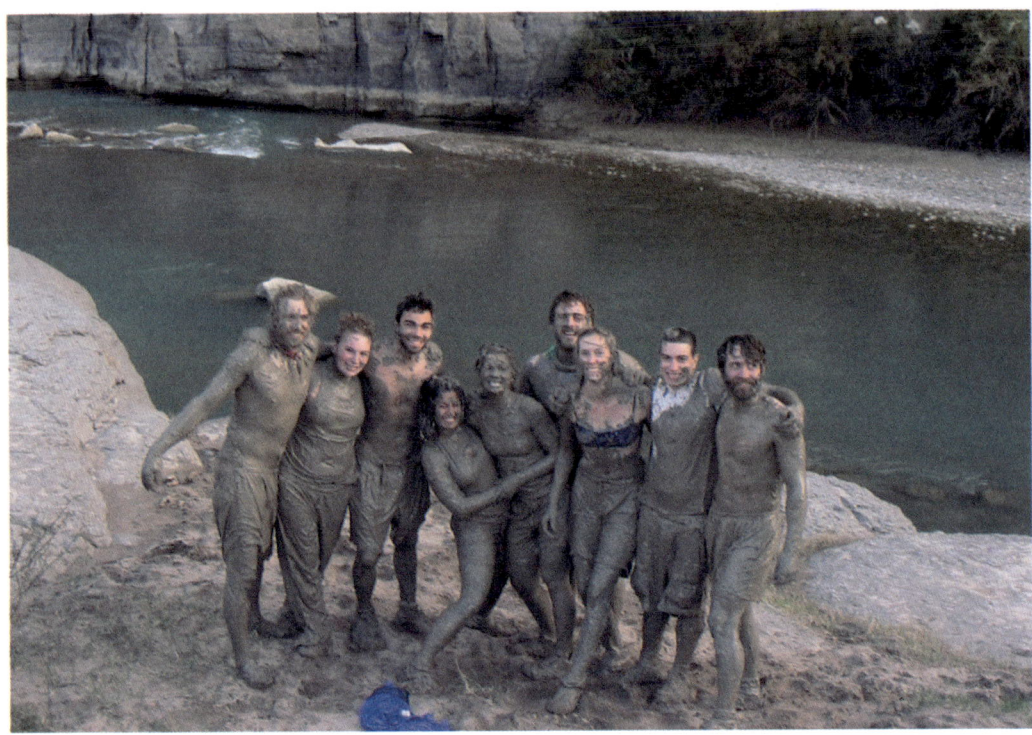

Junge Menschen suchen die Herausforderung – eine Aufgabe für die Erlebnispädagogik

zugenommen haben. Auch wird es immer schwieriger durchzusetzen, dass eine Vielzahl technischer Geräte zu Hause bleibt (Walkman, Handy), Geräte, die nur verhindern, dass man sich wenigstens anfänglich auf das einlässt, was erlebt werden kann.

Zu diesem Bild der heutigen Situation gehört noch, dass immer mehr Zeit vor dem Computer, respektive im Internet verbracht wird. Das Internet ist ein wunderbares Mittel, um schnell an Informationen zu kommen. Das ist keine Frage. Es gilt aber auch als ein ideales Mittel, um mit Freunden selbst über weiteste Entfernungen per E-Mail Kontakt zu halten oder sich gar mit Unbekannten im Chat-Raum zum virtuellen Klatsch und Tratsch zu treffen. Die Wissenschaftler der angesehenen Carnegie Mellen University im amerikanischen Pittsburgh haben in einer grundlegenden Studie zum Internet schon 1998 festgestellt: Das Internet macht einsam und depressiv. Jede pro Woche im Internet verbrachte Stunde macht durchschnittlich um 1 % depressiver und 0,5 % einsamer. Außerdem kostete die Teilnehmer der Untersuchung jede Netzstunde durchschnittlich 2,7 der 66 Bekanntschaften, die sie zu Beginn der Untersuchung hatten. Der Internetbenutzer verzichtet damit auf reale Beziehungen und geht lieber in den Chat-

Room. Wer anfängt zu surfen, fühlt sich anschließend schlechter. Die Illusion eines echten menschlichen Kontaktes, eines seelischen Austausches, der ja von den Jugendlichen gesucht wird, wird mit dem Gefühl der Einsamkeit beantwortet.

Was können wir als Erwachsene tun?

Was können wir also tun, um die Qualität der Jugend zu ermöglichen und wieder zu finden? Was können wir tun, um einen Untergrund zu ermöglichen, auf dem die Qualität der Jugendlichen, das Zukünftige, sich entwickeln kann?

Lassen wir noch einmal Steiner zu Wort kommen:

„Und wir bereiten, wir müssen das tun, das Kind in der richtigen Weise für den Beginn der zwanziger Jahre vor, wenn wir berücksichtigen, dass da jetzt das Subjektive mit dem astralischen Leib sich selbständig entwickelt. Gerade so, wie der menschliche Leib sein gesundes Knochensystem braucht, wenn er nicht einherwackeln soll, so braucht der astralische Leib mit dem [noch] eingeschlossenen Ich, wenn er sich richtig entwickeln soll, in diesem Lebensalter Ideale. Ideale, diejenigen Begriffe, die einen Willenscharakter haben, Ideale mit Willenscharakter, das ist dasjenige, was wir jetzt als ein festes Gerüst dem astralischen Leib einfügen müssen."

Beschäftigt man sich mit dieser Aussage näher, so kann man bemerken, dass damit etwas ganz Praktisches gemeint ist:
– das Subjektive den Anschluss an das Objektive finden lassen, also der Seele Gelegenheit geben, an der Wirklichkeit der Welt Erfahrungen zu machen;
– eine bildliche Persönlichkeit vorzustellen, oder eine mythische Figur oder Phantasiefigur, die man mit den Jugendlichen gemeinsam ausgestaltet. Man könnte auch mit Steiner sagen: den astralischen Leib durchstreifen, ihn erkunden, auch indem man eben Mutproben durchsteht, Angst aushält, Erschöpfung erleben darf;
– dass man aber auch ganz elementar die Natur erlebt, die nähere und fernere Umgebung, soziales Zusammenleben erprobt und durchlebt.

Je nach Alter kann man differenziert tätig werden.

Die Voraussetzung aber, dass die Ideale gefunden werden können, dass sie mitgebracht werden können, dass sich ein selbständiges Denken, ein inniges Fühlen und ein kraftvoller Wille entwickeln können, liegt darin, dass die seelische Emanzipation gelingt, ohne dass der Leib dabei gesundheitliche Schäden erleidet.

An dieser Stelle kommt die Erlebnispädagogik ins Spiel. Hier hat sie ihre notwendige Aufgabe, den Kindern und Jugendlichen über die Klippen dieser so wichtigen und umwälzenden Jahre zu helfen.

Welche neuen Formen können wir entwickeln, um unseren Jugendlichen in ausführlicherer Art und Weise als bisher Gelegenheit zu geben, ihren Astralleib zu erkunden? Wie wollen wir die 7., 8. und 9. Klasse unter diesem Gesichtspunkt inhaltlich neu gestalten?

Literatur:

Dieter Baacke: Die 13- bis 18-Jährigen, Beltz Verlag, Weinheim und Basel 1993

Wolfgang Schad: Menschen in Ostafrika, in: J. Bockemühl, W. Schad, A. Suchantke: Mensch und Landschaft Afrikas, Verlag Freies Geistesleben, Stuttgart 1978

Robin Schmidt: Jugendbewegung und realer Idealismus, in: Jugend-Impulse und Jugend-Bildung, Sonder-Beilage der Wochenschrift „Das Goetheanum", Nr. 14, 29.06.1997

Shell-Jugendstudie 2002

Rudolf Steiner: Menschenerkenntnis und Unterrichtsgestaltung, 5. Vortrag, GA 302, Dornach 1986

Jan de Wit, Guus van de Veer: Psychologie des Jugendalters, Verlag Ludwig Auer, Donauwörth 1982

Thomas Zdrasil: Gesundheitsförderung und Waldorfpädagogik, Diss. Univ. Bielefeld 2000. (Zusammenfassung der Ergebnisse in „Erziehungskunst", Heft 9/2002, S. 978 ff., von Stefan Leber)

Die Menschenkunde-Epoche in der 10. Klasse

Wolfgang Kersten

In dem folgenden Aufsatz berichtet der Schularzt der Freien Waldorfschule Engelberg in Stuttgart über seine Erfahrungen mit einer von ihm gegebene Epoche Menschenkunde in der 10. Klasse, und wie er dort das Thema Lebens- und Sexualkunde bespricht.

Vorauszuschicken ist, dass die Freie Waldorfschule Engelberg einen Schularzt angestellt hat, der sechs Epochen im Jahr unterrichtet, oft auch acht. Das heißt, die Schüler dieser Schule sind mit ihrem Schularzt eine Schulzeit lang zusammen. Erstes Kennenlernen bei Unfällen im Kindergarten oder bei der Aufnahmeuntersuchung. Ständiges Wiedersehen bei Hospitationen und Vertretungen sowie den vielen kleinen Unpässlichkeiten des Schulalltags im Schularztzimmer. Dann aber intensiver in den Ernährungsepochen der 7. Klasse und den Menschenkunde-Epochen der 8., 9. und 10. Klasse.

Die Eltern haben über die Kinder, aber auch durch diverse schulärztliche Elternabende („Rubikon"[1]; Pubertät und Aufklärung; Sinneslehre) sowie durch die Aufnahmeuntersuchung und die obligatorische Untersuchung der 4. Klassen ebenfalls häufigen Kontakt zum Schularzt.

Die Oberstufenschüler nutzen die Nähe und Verfügbarkeit des Schularztes und wenden sich an ihn mit gesundheitlichen Problemen oder Suchtfragen, als Vertrauensperson bei Essstörungsverdacht der Freundin usw.

Es war eine geniale Idee Steiners, einen Arzt im Lehrerkollegium der Waldorfschule zu integrieren, der von dieser Position aus tatsächlich über alles mit den Schülern sprechen kann, auch geschützt durch die Schweigepflicht, die ihm selbstverständlich auferlegt ist. Durch die Ernährungsepoche (7. Klasse) und die Knochen-Sinnesorgan-Epoche (8. Klasse), die Erste Hilfe (9. Klasse) und die Blut- und Nervenepoche (10. Klasse) werden die Schüler über mehrere Jahre bis zur Organologie geführt, um den Menschen in seiner Gesundheit zu erfassen und erste Krankheitskenntnisse heranzubilden. Die Sinneslehre, die biologisch-dynamische Anbauweise, die Unterscheidung von Mineral-, Pflanzen-, Tier- und Menschenwelt sind ausgesprochen anthroposophische Hintergrün-

---

[1] Der „Rubikon"-Elternabend in der 2./3. Klasse wird auch genutzt, um auf die Möglichkeit der Eltern aufmerksam zu machen, die Fragen der Kinder bezüglich Sexualität selbst zu besprechen. Auch dass unsere Schule sich bis zur 10. Klasse bewusst zurückhält, um den Eltern diesen Freiraum zu geben, wird im Sinn einer intimen Kommunikationsmöglichkeit deutlich gemacht.

de diescr Epochen. Salutogenese und neuere Hirnforschung (Hüther, Spitzer) finden Eingang in den Unterricht. Aber auch Peter Singers Ideen werden diskutiert.

In der 9. Klasse werden auch heilpädagogisch zu behandelnde Erkrankungen (Epilepsie, M. Down, Autismus, frühkindlicher Hirnschaden) in Zusammenhang mit der Abtreibungsfrage besprochen, aber auch im Hinblick auf das Sozialpraktikum der 11. Klasse.

Die 10. Klasse erscheint altersmäßig richtig, neben der Lehre von den Organen in ihrer dreigliedrigen Beziehung zueinander (Nerven-Sinnes-System, Rhythmisches System und Stoffwechselsystem in ihrer ständig miteinander verwobenen Arbeitsweise), die Jugendlichen jetzt über alle Bereiche der Liebe aufzuklären. Jede, aber wirklich jede Frage wird beantwortet – eingebettet in einen „Elternkurs".

„Die wissen doch schon alles!" tönt es mir von Lehrerseite entgegen – weit gefehlt! Als Aufgabe der Schule ergibt sich in diesem Alter die wissenschaftliche, menschliche Abrundung des schon erarbeiteten Wissens und die Anbindung der reinen Aufklärung an die Gegebenheiten der Welt im Sinne einer Erziehung zur Elternschaft oder auch zum kinderlosen Erwachsensein.

Die Inhalte eines solchen Kurses, den ich jetzt seit 11 Jahren jährlich zwei Mal (in den Parallelklassen) durchführe, sollen hier in Kürze beschrieben werden. Sie sind selbstverständlich variierbar und bedürfen der Ergänzung und auch der Sättigung aus dem eigenen Erleben des Lehrers (Arztes).

Differenziert wird die Vorgehens- und Umgangsweise mit dem Thema auch durch das Geschlecht des Vortragenden. Wir haben verschiedene Versuche gemacht, indem wir Jungen und Mädchen getrennt an zwei Tagen unterrichtet haben (beide Gruppen von mir [männlich] oder Jungen von mir und Mädchen von einer Ärztin). Alle Versuche gingen gut, was wiederum darauf hinweist, dass das Thema an sich in der 10. Klasse am richtigen Platz ist und das „Drumherum der Lehrer" lediglich der Optimierung dient oder von einigen Schülern als Abwechslung empfunden und freundlich akzeptiert wird.

Thematisch orientiere ich mich am Ablauf des Lebens. Eine kurze Einführung in die Stufen der Liebe (Sexualität, Erotik, Agape) geht dem voraus sowie die Erörterung der Grundfragen: Was ist eigentlich männlich? und was ist eigentlich weiblich? Was ist jeweils typisch? Kann die Frau männliche, der Mann weibliche Eigenschaften entwickeln? Gibt es unverwechselbare Unterschiede?

Wir gehen grundsätzlich von einem jungen Paar aus, das sich verliebt (wie geht das eigentlich? Zufall? Vorsehung? warum gerade die/der?). Die Schüler schreiben einen Liebesroman, der fortsetzbar sein soll. Die Aufgabe wird immer ganz erstaunlich intensiv und kreativ bewältigt, und oft dachte ich daran, diese zarten und fröhlichen Werke

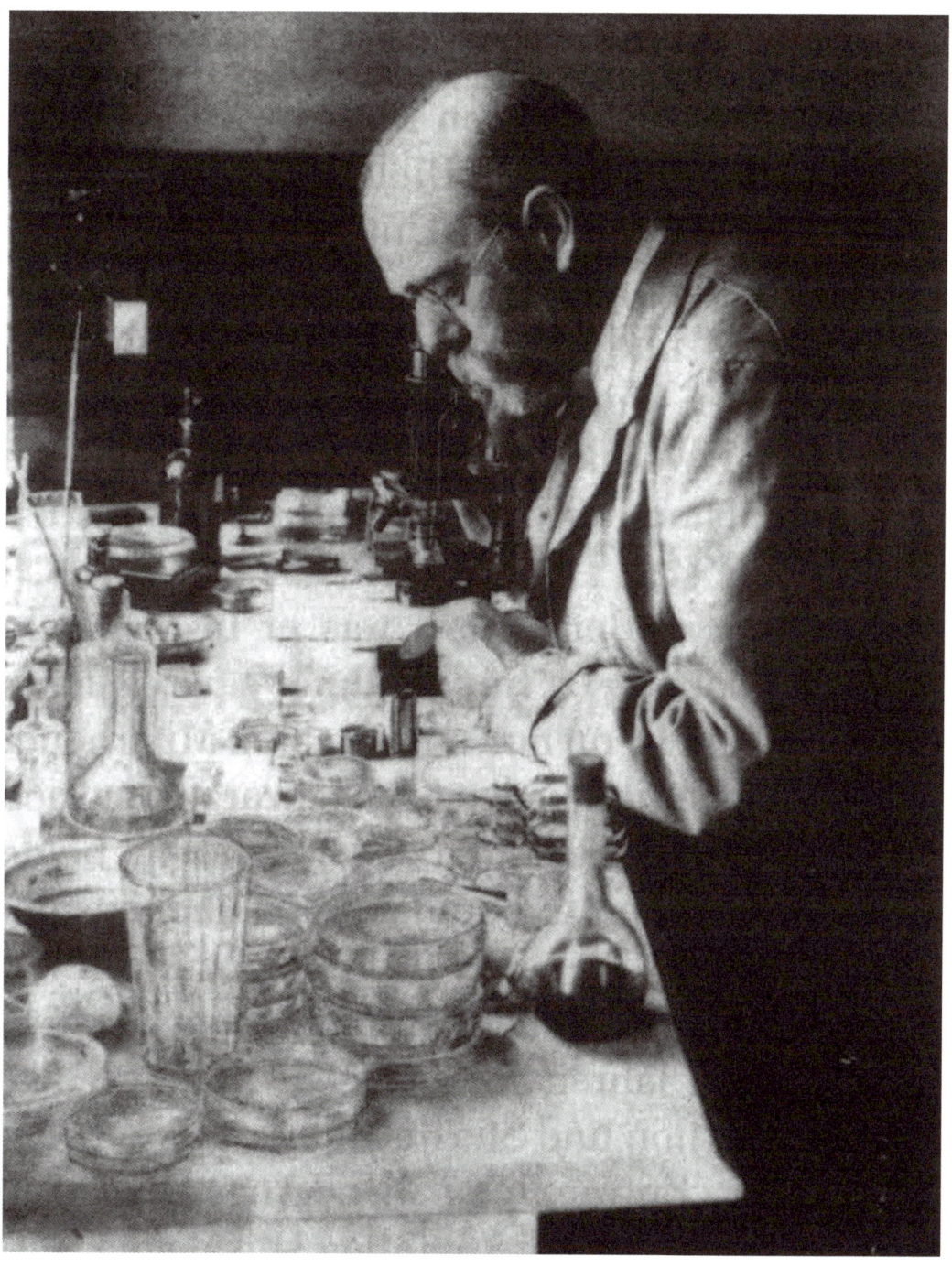

Robert Koch am Mikroskop

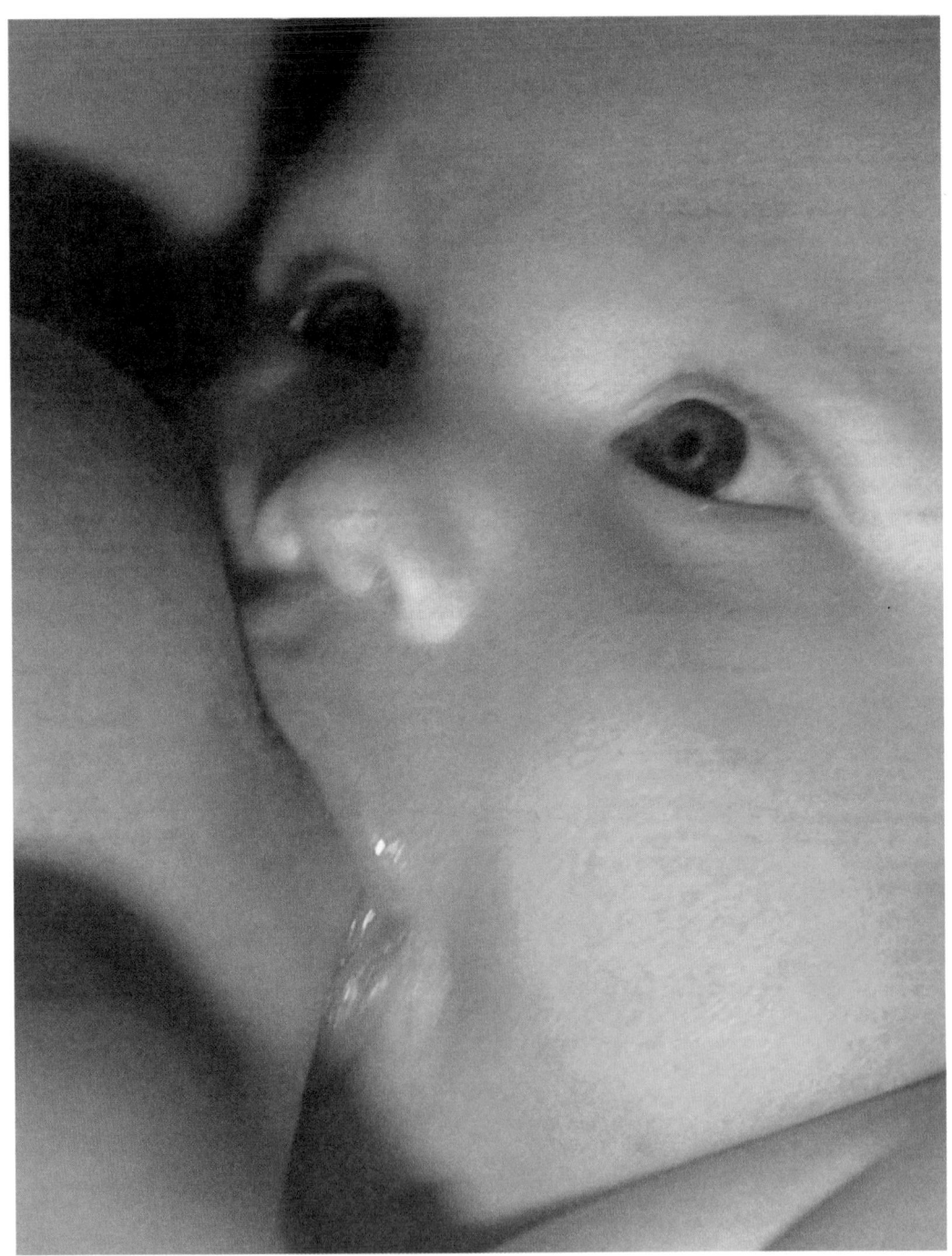

Ein Säugling wird gestillt

zu einem Buch zusammenzufassen – so viel Schönes kann man hier von teilweise sehr raubeinigen Schülern erfahren!

Es ergeben sich dann die Lebensfragen: Ehe? eheähnliche Gemeinschaft? lose Beziehung? oder auch Kind? kein Kind? Kinder?

Der Unterricht dreht sich im Folgenden also um Geschlechtsverkehr und die dazugehörige Anatomie und Physiologie, Befruchtung, Verhütung von Befruchtung, Verhütung von Krankheiten. Es ergeben sich daraus die Themen Schwangerschaft, Embryonalentwicklung, Geburtsvorbereitung (wie, wo und mit wem will ich gebären?) sowie die Geburt selbst.

Ein Rückblick in das vorige Jahrhundert auf Nachkriegszeit, Asexualität, Zeit vor Erfindung der Pille, Emanzipationsbewegung, Oswald Kolle passt an dieser Stelle und wird von den Schülern verwundert, befremdet oder humorvoll aufgenommen.

Ein geschichtlicher Blick ins Nazi-Deutschland: Mutterkreuz, Menschenzuchtanstalt (Lebensborn) schärft den Blick für Differenzierungen. Dann folgt das Wochenbett; Ignaz Semmelweis, der Retter der Mütter, der das Kindbettfieber durch einfache Hygienemaßnahmen verhütete; und, angedeutet: Wann verstand man das Prinzip der Infektion (Virchow, Koch, Pasteur …)?

Weiter schließen sich an: die Stillzeit, Rhythmen der Entwicklung des Säuglings, Rhythmen aber auch, die es einzurichten gilt. Ernährungsfragen werden angesprochen, sowohl bezüglich der jungen Mutter als auch des Kindes. Mehrfach haben wir auch schon Babynahrung in der Schulküche hergestellt und gegessen.

Da die Stillzeit, die Nahrungsverabreichung, die Geschmackswahl sowie die damit verbundene Schlaf-Wach-Rhythmisierung durchaus als erste Erziehungsschritte gewertet werden sollten, ergibt sich aus dieser Besprechung die grundsätzliche Frage nach Erziehungsmodellen. Es stellt sich zuerst das Problem: Was will ich denn erzieherisch erreichen? Erstaunlich, wie die Werte, die man bei den Jugendlichen oft vermisst, hier jetzt eingefordert werden: gutes Benehmen, Sauberkeit, Freundlichkeit, Toleranz … erstaunlich, aber auch beruhigend.

Nachdem die Frage des „was?" geklärt ist, ergibt sich die Frage des „wie?".

Erziehungsmodelle müssen her: autoritär, antiautoritär, Montessori und natürlich Waldorf. Wenn alle die Waldorfpädagogik kennengelernt haben, d. h. wenn die Sinneslehre und die Jahrsiebte als Entwicklungsstadien des Kindes und Heranwachsenden beschrieben und verstanden worden sind, werden im Folgenden die Kinderkrankheiten, die Bedeutung der Krankheit an sich und des Fiebers im Besonderen, sowie die Impffrage besprochen. Der Umgang mit kranken Kindern, die Frage der richtigen Pflege sowie das Anlegen einer Hausapotheke sind natürlich sich ergebende Fortsetzungen. Kindergarten- und anfängliche Schulzeit werden gestreift – wir erreichen wieder die Pubertät, den Ausgangspunkt der Betrachtungen, allerdings eine Generation weiter. Es werden noch die Rolle des Mannes in der Familie und die Frage, ob es nicht selbstverständlich ein Gehalt für die Tätigkeit der Mütter geben müsste, angesprochen.

Ein Blick auf den Generationenkonflikt rundet die Betrachtungen ab, mit der Betonung der positiven Seite dieses Problems: das Lernen von Siegen und Verlieren in einer eigentlich wohlgesonnenen, menschlichen Atmosphäre.

Durch den gesamten Kurs hindurch sind viele Fragen entstanden und z.T. auch ausgesprochen worden. Den Abschluss bildet ein Rückblick mit Fragemöglichkeit nach noch verbliebenen Problemstellungen.

Am Ende dieser Epoche hat der Schüler einen Überblick über den Menschen selbst sowie seine Beziehungen zur Welt und zum anderen Menschen gewonnen. Viele, auch teilweise schamhaft in der Pause gestellte Fragen geben Kunde von der Notwendigkeit einer solchen Epoche, und trotzdem werden Fragen offen bleiben.

Auch die Schüler sind nach der 10.-Klass-Epoche in Menschenkunde davon überzeugt, dass das Elternhaus die „Aufklärungsarbeit" zu leisten hat und die Schule der richtige Ort ist, die Wissensabrundung zu liefern, wobei der Schularzt der kompetente Fachmann für diese Unterweisung ist.

Rückmeldungen von Schülern, die inzwischen Eltern sind und beim „Martinsmarkt" oder ähnlichen Gelegenheiten dankbar und humorvoll erklären, dass sie während der Schwangerschaft und nach der Geburt noch mal das Epochenheft der 10. Klasse gelesen haben, bestätigen die Richtigkeit der Art und des Zeitpunktes dieser Epoche.

Sexualkunde an Waldorfschulen:
Ein Rückblick mit Oberstufenschülern
und Konsequenzen für den Lehrplan

Michael Roth

Bei der Beschäftigung mit der Frage, wann und in welcher Form in einer Waldorfschule das Thema „Sexualität" im Unterricht behandelt werden sollte, habe ich schon früh versucht, durch Gespräche mit Oberstufenschülern[1] deren Perspektive mit in die Überlegungen zu einem möglichen „Lehrplan" mit einfließen zu lassen. Diese Gespräche fanden häufig am Rande meiner Biologie-Epoche in der 11. Klasse (Zellbiologie, Embryologie, Genetik) statt. Nicht selten wurden erst in dieser Epoche Themen menschlicher Sexualität zum ersten Mal in schulischem Kontext besprochen, was den Schülern befremdlich erschien (und mir übrigens auch).

Anlässlich der aktuellen Bemühungen um die Formulierung eines waldorfpädagogisch reflektierten Lehrplans zum Thema Sexualkunde habe ich ein Interview mit einer Schülerin und einem Schüler geführt, die beide zum Zeitpunkt des Interviews die 13. Klasse besuchten. Beide zeigten sich in Vorgesprächen – aber auch in den Unterrichtsgesprächen in den Biologie-Epochen der 11. und 12. Klasse – am Thema sehr interessiert und offen. Mona[2] wurde nach dem Besuch des Waldorfkindergartens in der Rudolf Steiner Schule Mönchengladbach eingeschult und besuchte diese ohne Unterbrechung bis zum Schulabschluss. Daniel hingegen besuchte zunächst bis zur vierten Klasse die Grundschule an seinem Wohnort und wechselte dann in die fünfte Klasse der Rudolf Steiner Schule Mönchengladbach (in die gleiche Klasse wie Mona).

Roth: Mona, Daniel – Wann, wie und durch wen wurden Sie „aufgeklärt"?

Daniel: Ich war ja zuerst nicht auf der Waldorfschule. In der Grundschule hatten wir das Thema in der vierten Klasse im Sachkundeunterricht, das war Pflicht. Es wurden die Geschlechtsorgane besprochen, die Entwicklung – so nach dem Motto: „Was jetzt auf uns zukommt" – und dann auch Verhütungsmethoden, vor allem Pille und Kondom. Ich war damals einer der wenigen, die da was

---

[1] Aus Gründen der besseren Lesbarkeit verwende ich durchgehend die grammatikalisch männliche Form „Schüler" bzw. „Lehrer"; selbstverständlich meine ich immer Schülerinnen und Schüler bzw. Lehrerinnen und Lehrer.
[2] Beide Namen wurden von mir geändert.

gesagt haben, die meisten haben sich totgelacht. Ich wurde schon mit 9 oder 10 Jahren zu Hause aufgeklärt, hab' aber auch viel aus der „Bravo" erfahren.

Mona: Ich war von Anfang an auf der Waldorfschule. In der Schule wurde ich mit dem Thema das erste Mal in der Embryologie-Epoche in der 11. Klasse konfrontiert. Aufgeklärt wurde ich aber natürlich viel früher, und zwar von meiner Mutter, die ging das sehr offen an. Ich weiß noch genau, wie die Situation war … mir war das ein wenig unangenehm. Ich war vielleicht 8 oder 9 Jahre alt. In dem Alter wusste ich zwar schon irgendwie, wie „es" funktioniert, aber jetzt wurde es sozusagen konkret.

Ursprünglich sollte in der 8. oder 9. Klasse Sexualkunde in der Klasse besprochen werden, das hat aber dann doch nicht geklappt. Wäre aber gar nicht schlecht gewesen, denn in der 7. und 8. Klasse war das natürlich das wichtigste Thema. Auf der Acht-Klass-Fahrt ging es dann richtig romantisch zu: Liebeserklärungen in den Dünen, heimliches Küssen (*lacht*).

Roth: Beschreiben Sie doch mal die Entwicklung in Ihrer Klasse so zwischen der vierten und zehnten Klasse.

Mona: In der Unterstufe spielen ja alle noch miteinander, von der 5. bis zur 8. Klasse sind dann die Mädchen und Jungs total auseinander. Ab der 8. Klasse gab's dann auch wieder gute Freundschaften – auch mit Jungs, da fand eine neue Annäherung statt. Da setzte dann die Schwärmerei ein, man war von einem Mal zum anderen total verknallt …

Daniel: … aber auch: das total schnelle Schluss-Machen – von heute auf morgen …

Mona: … und meistes ohne wirklichen Grund (*lacht*). Einmal bin ich mit einem gegangen – und als der das Kiffen anfing, fand ich das blöd und hab Schluss gemacht. So ab der 10. Klasse wird das dann schon ganz anders, da überlegt man: Ich will mit jemanden länger als eine Woche zusammen sein. Und ich zumindest hab auch lang darüber nachgedacht, ob ich jetzt meine ersten sexuellen Erfahrungen machen soll. Im Grunde beginnt in dem Alter die Suche nach eine festeren Bindung.

Daniel: Also ich hab in der Zehnten noch nicht großartig über die Zukunft nachgedacht. Man unternimmt ja viel, geht auf Partys – und nichts ist schlimmer, als wenn man da als Single auftaucht. Also sucht man jemanden, mit dem man was zusammen machen kann …

Mona: Naja, eher nebeneinander als gemeinsam. Von den Jungs hatten ja relativ viele keine Freundin. Es waren ja nur ein paar Jungs, die immer eine Freundin hatten – die Coolsten eben. Aber da hatte ich immer den Eindruck, dass die das nicht ernst meinten, da wechselten ja auch die Freundinnen ziemlich oft.

Roth: Wenn Sie sich mal zurückversetzen: Wann wäre es für Sie sinnvoll und wichtig gewesen, dass das Thema Sexualität im Unterricht besprochen wird?

Daniel: In der Grundschule eigentlich nicht so sehr, eher in der 5. Klasse … Da wäre es für mich sehr wichtig gewesen, damit sich das alles klärt, auch was so an falschen Informationen herumgeistert. Denn da geht es ja dann mit der körperlichen Entwicklung los, da ist man wirklich selbst betroffen. In der 10./11. Klasse sollte das Thema dann noch vertieft werden, vor allem so Aspekte wie Abtreibung oder Umgang mit kleinen Kindern, das fände ich sehr wichtig.

Mona: In der 8. Klasse müsste unbedingt über Magersucht gesprochen werden. Die Mädchen fühlen sich da oft unwohl: Sie werden weiblicher, sie wollen toll aussehen … und übertreiben es dann. Für die Mädchen fände ich es schon in der 4. Klasse ganz sinnvoll, wenn über die Entwicklung gesprochen würde. Manche wissen gar nicht, was die Monatsblutung bedeutet, sind völlig überrascht vom Brustwachstum. Also in dem Alter sollte die Vorbereitung auf körperliche Entwicklung im Mittelpunkt stehen … Aber der Geschlechtsakt, das müsste nicht ein zentrales Thema sein. In der 7./8. Klasse sollte man spezieller auf das Sexuelle eingehen: Geschlechtsverkehr, Verhütung, Geschlechtskrankheiten, Essstörungen.

Roth: Ist das Thema Essstörungen tatsächlich so wichtig?

Daniel: Auf jeden Fall. Ich wollte nicht so sein wie ich war, sondern wollte schön sein, orientiert an *anderen* Menschen.

Mona: Man sieht ja auch immer nur, dass die schönen Männer die schönen Frauen bekommen. Gerade die Mädchen orientieren sich an Stars. Idole sind ganz wichtig in dem Alter, und da finde ich es wichtig, dass man nicht die falschen erwischt …

249

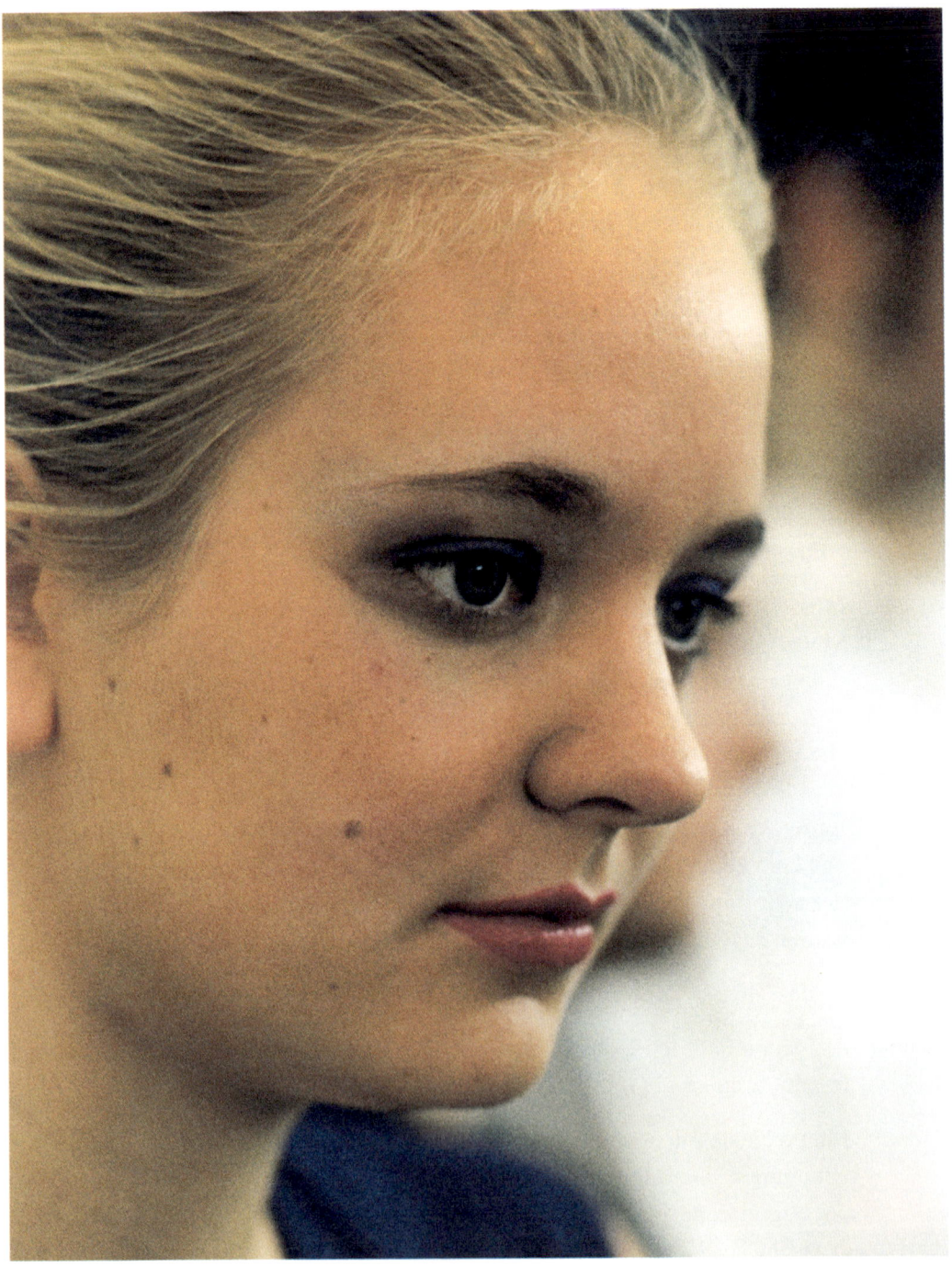

Foto: Charlotte Fischer

Daniel: … Allerdings sind die Jugendlichen dann ja schon noch ziemlich albern, eigentlich sogar noch in der 9. Klasse.

Mona: Schon wahr. Irgendwie müsste der Klassenlehrer von der 4. bis zur 8. Klasse so eine Art „Drittes Elternteil" werden, mit dem man auch mal ein vertrautes Gespräch führen kann. Das geht aber nur, wenn der Klassenlehrer auch mitbekommt, was mit den Schülern los ist. Dass die Zeit des Ringelreihentanzens vorbei ist …

In der 12. Klasse wäre dann eine mehr wissenschaftliche Betrachtung wichtig. Da ist dann auch genau der richtige Zeitpunkt für ethische Aspekte – und anthroposophische Gesichtspunkte fänd' ich da auch ganz gut, z. B. über die Seele des Embryos. Da kann man schon gut über Schwangerschaft nachdenken, und müsste nicht später in eine Schwangerschaft reinstolpern und dann merken „Ups – da hab ich noch gar nicht drüber nachgedacht".

Daniel: Ich wollte noch mal was sagen zur Rolle des Klassenlehrers. In der 4./5. Klasse müsste der auch unbedingt das Soziale gut hinkriegen. Wenn sich ein Schüler z. B. beim Thema Monatsblutung ekelt, dann muss der Klassenlehrer das hinkriegen, dass nicht alle rumkreischen …

Mona: … der Lehrer selbst muss das aber auch überzeugend rüberbringen. Er darf sich nicht schämen, die Kinder finden das dann doof. Er sollte neutral bleiben, nicht irgendwie alles verherrlichen oder moralisch sehen. Vielleicht sollte man die Klassenlehrer auf Fortbildungen schicken, damit ihnen klar wird, wie man was vermitteln muss. Außerdem: Lehrer, die eine gestörte Sexualität haben, können das ja nicht vermitteln, ohne verklemmt zu sein.

Roth: Und wenn ein Lehrer sagt: „Nein, das Thema will ich lieber nicht besprechen?"

Mona: Wenn ihm das ein ungutes Gefühl macht, dann müsste das eben ein anderer sein. Das müsste aber ein Anthroposoph sein, keiner vom Gesundheitsamt oder von Pro Familia. Aber es sollte kein Lehrer gezwungen werden, das zu machen.

Roth: Was wäre denn das „Anthroposophische" in einer Sexualkunde?

Mona: Den Menschen als Ganzes betrachten, also zum Beispiel die Entwicklung des ganzen Körpers betrachten, nicht nur der Geschlechtsorgane oder der Achselbehaarung. Die Kinder sollten auch wissen, dass sich der ganze Geist verändert. Den Kindern sollte bewusst werden: „Du bist in einer Entwicklung weg vom Kind, Du wirst Jugendlicher. Da verändert sich auch Euer Geist" …

Daniel: Aber doch nicht suggestiv, nach dem Motto „Jetzt legt mal die Puppe weg".

Roth: Wie käme das denn dann richtig rüber im Unterricht?

Mona: Man muss es jedenfalls vermitteln, aber ich weiß nicht wie … Also die Unterstufe, das ist ja noch so eine geschützte spirituelle Welt. Da würde ich z. B. keine Schulbücher benutzen. Es sollte sich bei den Kindern so ein warmes Gefühl im Bauch entwickeln, wenn sie darüber sprechen – ein gutes Bauchgefühl. In der Mittelstufe könnten dann ruhig die Fakten auf den Tisch gelegt werden.

Daniel: Aber da ist dann gerade wichtig, dass der Lehrer glaubhaft ist. Dass da Ernsthaftigkeit rüberkommt, und er nicht selbst vor lauter Peinlichkeit Witze macht. Humor ist schon wichtig, aber die Balance muss stimmen.

Roth: Mona, Daniel – vielen Dank für das Gespräch.

Welche Rückschlüsse lassen sich (anfänglich) aus einem solchen kurzen Gespräch ziehen? Welche Inhalte könnten Kinder und Jugendliche zu welchen Zeitpunkten interessieren? Welche Kompetenzen sollte der Lehrer aufweisen, damit das Thema sinnvoll im Unterricht bearbeitet werden kann? Natürlich reicht ein Interview mit zwei Schülern nicht aus, um diese Fragestellungen auch nur annähernd erschöpfend zu klären. Aber zusammen mit den – überwiegend unsystematisch geführten und in der Regel recht kurzen – Gesprächen mit Oberstufenschülern zu diesem Thema ergibt sich ein erstes, noch differenzierter zu untersuchendes Bild. Dessen Skizze versuche ich im Folgenden zu entwerfen.

In der 4./5. Klasse sollten aus Sicht der Jugendlichen die körperlichen Veränderungen thematisiert werden: „Vom Kind zum Jugendlichen"; dass Mona dieses Thema eher in der vierten, Daniel hingegen eher in der fünften Klasse als wichtig erachtet, wird in erster Linie an dem bekannten Phänomen liegen, dass die (Vor-)Pubertät bei Mädchen rund ein Jahr früher einsetzt und mit deutlicheren körperlichen Veränderungen einhergeht. Daraus ergibt sich die erste methodisch-didaktische Schwierigkeit für eine

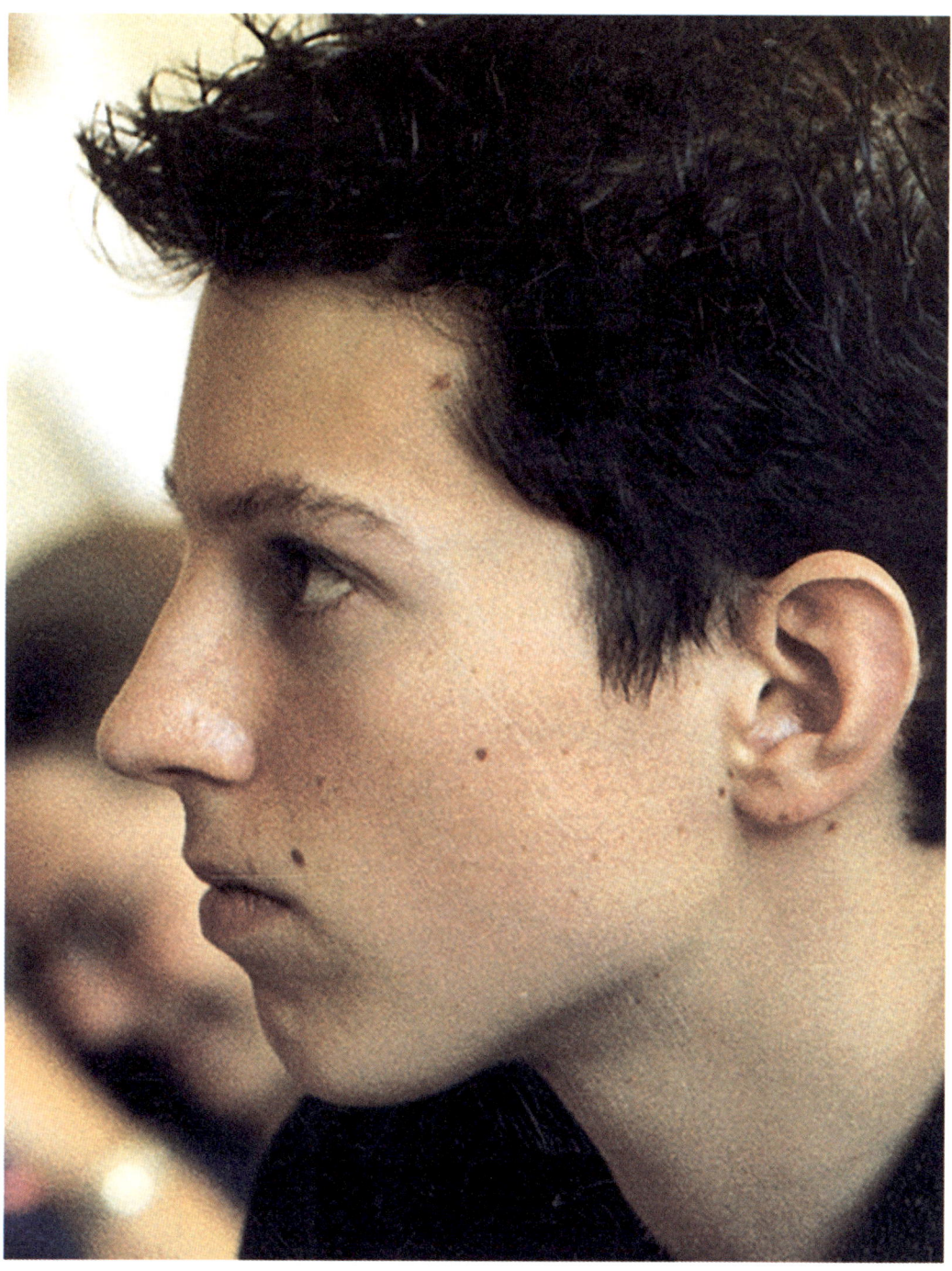

Foto: Charlotte Fischer

253

Besprechung im Klassenverband (die sich übrigens letztlich bis in die 10. Klasse fortsetzt): In der Regel sind Mädchen früher in der Lage, ein bestimmtes sexualkundliches Thema mit angemessener Ernsthaftigkeit zu besprechen – was zunächst dafür spricht, sexualkundliche Themen in geschlechtsgetrennten Gruppen zu besprechen. Andererseits zeigt sich, dass die Jungen oft von Gesprächen in der Klassengemeinschaft profitieren, wenn die Ernsthaftigkeit der Gesprächsführung, wie sie häufig von Mädchen ausgeht, das gesamte Gespräch – also auch die Beiträge der Jungen – prägt. In der Praxis wird man beide Formen sinnvoll kombinieren.

Es wurde klar, dass einer ausführlichen Besprechung des Geschlechtsaktes und der Verhütungsmethoden keine Priorität eingeräumt werden sollte, sondern der Unterricht „falsche Informationen korrigieren" sollte und die Tatsache berücksichtigen muss, dass Eltern- und Straßenaufklärung in der Regel (mit unterschiedlichem Hindergrund und ganz unterschiedlichen Ergebnissen) schon stattgefunden hat. Beide betonen – in unterschiedlicher Weise – die hohe Anforderung an die soziale Kompetenz des Lehrers in dieser Phase: Die Aufgabe steht m. E. darin, eine Gesprächsatmosphäre herzustellen, in der Fragen, die das Sexuelle betreffen, von den Kindern gestellt werden können, ohne dass die Klassengemeinschaft unangemessen regiert (z. B. „herumkreischen", wie Daniel es ausdrückte) und zudem auch eine gelöste, entspannte, unverkrampfte Gesprächsführung möglich ist (so zumindest deute ich den Hinweis von Mona auf das „gute Bauchgefühl", das sich bei den Kindern einstellen sollte).

Interessant ist, wie beide schildern, dass sich die Rolle des Klassenlehrers in der dann folgenden Umbruchphase zur 7./8. Klasse – sicherlich nicht nur beim Thema Sexualkunde! – wandeln muss. Seine Fachkompetenz z. B. sollte der Lehrer durch Dokumente belegen können, das heißt in diesem Alter erscheint der Einsatz gut aufbereiteten wissenschaftsorientierten Materials notwendig. Aber auch die Persönlichkeit spielt eine wichtige – vielleicht sogar entscheidende Rolle: In der zweiten Hälfte der Klassenlehrerzeit soll der Lehrer beim Thema Sexualität ein „drittes Elternteil" sein, nicht verklemmt, sondern authentisch, Ernsthaftigkeit und Humor in die richtige Balance bringen; dass das nicht ganz so einfach ist, scheint auch den beiden Schülern deutlich zu sein – Mona bleibt etwas ratlos, sie empfiehlt Fortbildung für die Lehrer.

Eine weitere, für mich im Interview übrigens ganz unerwartete Charakterisierung ist, dass der Lehrer anthroposophisch orientiert sein sollte. Mona hat das an zwei Stellen sehr deutlich gefordert; dazu sei erwähnt, das Mona seit Jahren regelmäßig einen anthroposophischen Frauenarzt konsultiert. Dass der Sexualkundeunterricht auch mit etwas Geistigem, etwas Spirituellem zu tun hat, ist für Mona ganz selbstverständlich;

diese Dimension zu berücksichtigen, traut sie einem Menschen vom Gesundheitsamt oder von Pro Familia offensichtlich nicht zu. Daraus ergibt sich eine wichtige Schlussfolgerung für die Haltung, aus der heraus ein Lehrer das Thema Sexualität an einer Waldorfschule zu bearbeiten hat: Gerade auch bei diesem Thema erscheint es sehr wichtig, dass die Grundgedanken der anthroposophischen Menschenkunde vom Lehrer berücksichtigt werden und dass – wenn auch nicht explizit – das anthroposophische Menschen- und Weltbild mitklingt … Aber (wie der Einwurf von Daniel deutlich macht) nicht etwa moralisierend oder eine heile Welt konstruierend, sondern mit einem offenen Blick für das, was in den Kindern und Jugendlichen vorgeht und was auch in der „Welt da draußen" vor sich geht.

Der so charakterisierte Lehrer kann und soll dann also in der **7./8. Klasse** „Fakten" in dem Mittelpunkt rücken: Geschlechtsorgane, Geschlechtsverkehr; Verhütungsmethoden, sexuell übertragbare Krankheiten. Aber auch vielschichtigere Themen wie Schönheitsideale oder Essstörungen. Wenn er das nicht kann oder will, soll es ein anderer machen – der den ja recht spezifischen Anforderungen, die die Jugendlichen an den Lehrer stellen, gerecht werden kann. Dass die Schüler in diesem Alter die „Fakten" wissen möchten, steht ja in einem (scheinbaren?) Widerspruch zu der Tatsache, dass das Erleben der Jugendlichen ganz und gar durch Emotionalität geprägt ist – noch dazu durch eine sehr sprung- bzw. wechselhafte Emotionalität. Die Bereitschaft, „harte Fakten" anzunehmen, deute ich als die Suche nach Halt und Objektivität im Dschungel der selbst erlebten Emotionalität. In der Tat habe ich in verschiedenen Klassen dieser Altersstufe erlebt, dass das sachliche, nüchterne Gespräch über die biologischen Tatsachen der Sexualität geradezu eine Voraussetzung war, um mit den Schülern auch andere Aspekte wie Liebe, Verantwortung, Achtung so zu besprechen, dass sie von den Schülern auch ernsthaft aufgenommen wurden. Einen direkten Zugang zu den stärker emotional tingierten Themen lassen Schüler im diesem Alter m. E. nicht (wirklich) zu – zumindest nicht im Gespräch mit dem Lehrer. Solche Gespräche jenseits der Fakten – oder besser: an die Fakten anschließend und diese überscheitend – können aber offensichtlich nur erfolgreich verlaufen, wenn die Haltung des Lehrers eine gefestigte, authentische ist (nicht zuletzt auch bezüglich der eigenen Sexualität).

Schließlich schildern die beiden, welche Themen in der **10. bis 12. Klasse** besprochen werden sollten: Nachdenken über Schwangerschaft, Abtreibung, Umgang mit kleinen Kindern; ethische, auch anthroposophische Aspekte. Die zunehmende emotionale Reife und die Beschäftigung mit existenziellen Fragen ermöglicht es den Schülern (nicht nur den Schülerinnen!), sich mit den Fragen von Schwangerschaft, Verhütung,

Elternschaft, aber auch Schwangerschaftsabbruch auseinanderzusetzen, *bevor* sie tatsächlich Eltern werden.

Interpretiert man dieses Gespräch (und andere) vor dem Hintergrund der anthroposophischen Menschenkunde, so fällt zunächst auf, dass eine Behandlung sexualkundlicher Themen in der Schule erst relativ deutlich nach dem Rubikon (9./10. Lebensjahr) erfolgen sollte. Interessant ist zunächst, dass dabei aber weniger eine „Aufklärung" über den Geschlechtsverkehr erwartet wird, sondern viel eher eine Aufklärung über die anstehenden körperlichen und geistig-seelischen Veränderungen. Insofern steht das Sexuelle – im Sinne der sexuellen Interaktion – nicht im Mittelpunkt des tiefer gehenden Interesses der Kinder, sondern zunächst die Beschäftigung mit der Entwicklung des eigenen Körpers, was ja auch damit korreliert, dass die Jungen und Mädchen sich in diesem Alter vom jeweils anderen Geschlecht deutlich distanzieren.

Erst wenn wieder eine Annäherung der Jungen und Mädchen stattfindet, die (ja zum ersten Mal auch) mit erotischer Anziehung verbunden ist, erwacht das Bedürfnis bei den Jugendlichen nach „harten Fakten". Die Kontakte zwischen den Jugendlichen sind sehr sprunghaft, wechselnd und emotional „aufgeladen", was man als ein Freiwerden des Astralleibes deuten kann. Dabei sollte deutlich sein, das es eben *in der Regel* tatsächlich nur um eine seelische Begegnung geht, dass der körperliche Aspekt – insbesondere der Geschlechtsverkehr – noch keine dominierende Rolle spielt (auch wenn er häufig thematisiert wird und auch zunehmend häufiger schon vollzogen wird).

Mit den ersten Vorboten der Ich-Geburt, die jeder Oberstufenlehrer in der zehnten, besonders aber in der elften Klasse wahrnehmen kann, vollzieht sich eine weitere Wendung im Erleben der Jugendlichen: Die Frage nach längerfristiger Bindung an einen Partner wird wichtig, das Sexuelle ist eingebunden in eine etwas gereiftere Emotionalität; gerade bei Jugendlichen, die sich mit Sexualität und Partnerschaft reflektierend auseinandergesetzt haben, kann man den Eindruck gewinnen, dass das Sexuelle – wiederum insbesondere der Geschlechtsverkehr – nicht physisch isoliert erlebt werden will (im Sinne einer Lustbefriedigung), sondern im Kontext mit Geistig-Seelischem (als Ausdruck einer innigen Liebesbeziehung).

Dieses Gespräch und die von mir geäußerten Gedanken dazu können natürlich nur eine Skizze sein. Weitere und ausführlichere Untersuchungen wären notwendig, um sich einen differenzierteren Eindruck von den latenten Bedürfnissen und Erwartungen der Jugendlichen an eine – aus deren Sicht! – gelungene Sexualkunde zu verschaffen. Meiner Ansicht nach ist es gerade aus waldorfpädagogischer Sicht absolut notwendig, die Perspektive der Jugendlichen beim Thema Sexualkunde mit einzubeziehen, nicht in dem Sinne, dass man einfach das macht, was die Kinder und Jugendlichen jeweils gerade wünschen oder fordern, sondern in dem Sinne, dass die Lehrer auf die notwendige pädagogische Begleitung der Jugendlichen in einem nicht gerade einfachen Entwicklungszeitraum aufmerksam werden.

Der schulärztliche Beitrag zur Aufklärung

Martina Schmidt

Zu Beginn meiner schulärztlichen Tätigkeit wurde ich von einem Lehrer angesprochen und um Unterstützung bei dem Thema „Erdenreife" gebeten. Dieser von Rudolf Steiner verwendete Begriff verweist auf die vielfältigen und umfassenden Veränderungen in der körperlichen und seelischen Entwicklung während der Pubertät und Adoleszenz. Wenn wir ihn im Gespräch verwenden, hat er jedoch etwas Unkonkretes und offenbart die vielen sich widerstreitenden Fragen, die sich auftun, wenn wir uns überlegen, in welcher Weise wir Aufklärung verstehen und für die Schüler unserer Schulen vorbereiten und anbieten wollen. Ob Aufklärung im Sinne einer Lebenskunde an eine Waldorfschule gehört, ist eine grundsätzliche Frage. Sie eröffnet ein Gespräch, das eine Vielzahl gegensätzlicher Aspekte zum Vorschein bringt, in deren Spannungsfeld jeder seine persönliche Verantwortung zur Förderung und zum Schutz der Kinder ergreifen muss.

Aufklärung bedeutet immer, einen unmittelbaren Naturbezug zu stören, eine Trennung vom Naturzusammenhang herbeizuführen. Sie bedeutet aber auch einen Zugewinn an Freiheit im Umgang mit den Naturprozessen, eine Emanzipation und Entwicklung im individuellen Verhältnis zu ihnen. Die Pädagogik kann die Aufgabe übernehmen, diesen Verlust an Unmittelbarkeit, der durch die Aufklärung selbst entsteht, zu überwinden. Aufklärung findet heute überall und andauernd statt. Kein heranwachsender Mensch kann sich diesen ihn von sich selbst und der Natur entfernenden Einflüssen entziehen. Interessanterweise tritt der durch Aufklärung gewünschte Effekt einer größeren Sicherheit und eines verantwortungsvolleren Umgangs mit Sexualität (oder auch mit Drogen usw.) nicht ein. Diese präventiven Bemühungen können nur greifen, wenn die Abtrennung und Entfremdung durch den Bewusstseinsprozess wieder an den ursprünglichen Naturbezug angebunden und eine neue Balance zwischen Emanzipation und Verbindung mit den Naturprozessen hergestellt wird.

Es spricht doch auch einiges dafür, die Aufklärung selbst zu gestalten und mit Hilfe der in der altersgerechten Pädagogik ohnehin wirkenden Bemühungen um ein gesundes Erwecken des Weltinteresses sowie durch bewusste pädagogische Kunstgriffe die Verbindung mit den Naturgesetzmäßigkeiten zu schaffen.

Kinder und Jugendliche sollen in ihrem ganz persönlichen Umgang mit diesen Lebensfragen selbstbewusst und sicher werden, sollen in der Lage sein, sich abzugrenzen und in ihren eigenen Wünschen und Bedürfnissen Unabhängigkeit zu entwickeln. Die beste Prophylaxe gegen die Gefährdungen der Pubertät ist eine lebensoffene Pädagogik.

Wie können Schulärzte diese Prozesse begleiten und unterstützen?

Die elementare Aufgabe der Schulärzte ist – auch in dieser Frage – die allgemeine Bereitschaft, dem Kollegium, den Schülern und den Eltern zur Verfügung zu stehen. Häufig werden Schulärzte eingeladen: zu einem Elternabend, zur Mitarbeit in einer Klasse. Gewünscht werden meist die Fachkenntnis und das Wissen um Bedingungen und Hintergründe der Entwicklung der Kinder, um die zeitliche Abfolge der leiblichen Reifung bei den Mädchen und den Jungen. Auch als Ratgeber ist man gefragt. So ist der Einsatz jedes Mal ein anderer, entsprechend den Fragestellungen, dem geäußerten Wunsch, dem Moment. Und das hat seine Berechtigung.

Eine offene Sprechstunde für Schüler, in welche diese mit ihren Fragen kommen können, ist ein ganz individuelles Angebot, das ein Schularzt machen kann.

Aktive Angebote wie Kurse mit einem Themenschwerpunkt, Vorträge, Rollenspiele, Gesprächskreise für Schüler, Eltern oder auch Kollegen, in denen grundsätzliche Fragen wie: „Woher kommen wir als Menschen?" oder „Welche Bedeutung hat Sexualität und Empfängnis bzw. Zeugung für den Einzelnen?" sowie auch ganz spezielle medizinische Themen und Lebensfragen behandelt werden, können mit anderen Mitgliedern des Kollegiums und, je nach Thema, auch mit Eltern vorbereitet werden. Diese Zusammenarbeit ermöglicht, differenziert die Aufgaben des einzelnen Verantwortungsbereichs zu erarbeiten: Welchen Beitrag zur aufklärenden Erziehung gestalten Eltern, Lehrer, Schulärzte und andere Helfer, was ist das Spezifische des jeweiligen Bereichs?

In welchem Verhältnis zur Pädagogik und den Pädagogen steht der Schularzt?

Die Kinder präsentieren das Thema entsprechend ihrer Altersstufe und fragen mehr oder weniger direkt: „Wann reden wir darüber?" Die Pädagogik ist deshalb andauernd gefordert, damit umzugehen, Antworten zu finden. Plötzlich kann die Frage im Raum stehen: „Was ist ein Uterus?" – Sicherlich ist der Uterus ein Geschlechtsorgan, ganz versteckt im Inneren des weiblichen Körpers, aber er hat eine für alle sichtbare Entsprechung in der Natur: Die Vögel, die für den freien Flug ihren Leib so wenig wie möglich beschweren sollten, haben dieses Organ in die Natur hinausgesetzt, indem sie ein Nest bauen, in welchem die Eier heranreifen können. So erfahren die Kinder als Antwort auf ihre sie bedrängende Frage zwar zunächst, dass jede Frau dieses Geschlechtsorgan hat; eine wirklich befriedigende und auch „erlösende" Beantwortung entsteht jedoch durch das Aufnehmen eines sinnerfüllten Bildes.

Es sind die Lehrer, die an der Klasse ablesen, wann der Moment gekommen ist, jemanden hinzuzubitten. Die biologisch-medizinische Kompetenz, die größere Distanz zu den Kindern und die Tatsache, dass man den Schülern als langjähriger Begleiter an der Schule bekannt ist, sind die wichtigsten Motive dafür, den Schularzt um Unterstützung bei dem Thema Aufklärung zu bitten.

Welche Vorbereitungen müssen vom Schularzt geleistet werden, um den Anfragen gerecht zu werden?

Hier sind altersentsprechende Methoden und pädagogische Kenntnisse gefragt, und zwar bei jedem, der in einer Schulklasse über Fragen der sexuellen Entwicklung und alle sich daraus ergebenden Lebensfragen sprechen will. Sowohl in einer 6. Klasse als auch in einer 12. Klasse sollten das Thema und der pädagogische Zugang zu dem Lehrplan der Klassenstufe entsprechen. Eine gute Vorbereitung mit den Klassenlehrern und Mentoren kann eine große Hilfe sein, dem Entwicklungsstand und den spezifischen Strukturen einer Klasse entgegenzukommen, auf die pädagogische Vorarbeit aufzubauen, die entsprechenden Bilder zu entwickeln und den Kindern oder Jugendlichen einen Raum für die sie bewegenden Fragestellungen zu schaffen.

Die Pädagogik trägt dem Entwicklungsstand der Kinder Rechnung, regt sie an und begleitet sie. Viele der inneren Rätsel finden ihre Antwort im Lehrangebot des einen oder anderen Unterrichtsfaches des jeweiligen Jahrgangs. Jeder kann an einer anderen Stelle zugreifen, wie es seinem individuellen Bedürfnis entspricht.

Es liegen viele Möglichkeiten in der Arbeit mit einer großen Gruppe Gleichaltriger. Die Peer-Group verständigt sich mit einer einheitlichen Sprache und bringt eine größtmögliche Akzeptanz für die Anliegen, Wahrnehmungen und Erfahrungen der anderen mit sich. Dabei ist es die Aufgabe der Erzieher/Begleiter, das Gespräch zwischen den Kindern bzw. Jugendlichen anzuregen und zu fördern, zwar das Thema vorzubereiten, aber das Gespräch so wenig wie möglich zu stören.

Besuch beim Frauenarzt

Christiane Barth-Juninger

Im Rahmen der Sexualkunde und der Aufklärung von Jugendlichen stellt sich die Frage, welche Bedeutung der erste Besuch beim Frauenarzt (Frauenarzt/Frauenärztin wird im Folgenden synonym verwendet!) für Mädchen hat, ob sich aus dem Erstkontakt eine geglückte Beziehung entwickeln kann, die eine Bedeutung für das zukünftige Leben als Frau in unserer Gesellschaft hat.

Immer wieder wird von Müttern in der gynäkologischen Sprechstunde die Frage gestellt: „Wann soll meine Tochter zum ersten Mal zu Ihnen kommen?" („Sie ist jetzt 14 …, sie hat jetzt ihre Periode …, die Periode kommt noch ganz unregelmäßig … usw.").

Auch im Sexualkundeunterricht interessieren sich Schülerinnen dafür, was beim Frauenarzt passiert, wann man dahin „muss" oder das erste Mal dahin geht. Ohne Beschwerden, ohne Anzeichen einer Erkrankung signalisiert der Wunsch des Mädchens, einen Frauenarzt aufzusuchen, auch den richtigen Zeitpunkt.

Im Praxisalltag besuchen uns heute Mädchen ab ca. 14 Jahren, ein Spiegel der körperlichen und damit sexuellen Entwicklungsbeschleunigung.

Rund
– 10 % der Besuche beziehen sich auf Regelstörungen,
– 10 % auf körperliche, akute Erkrankungen, z. B. auch auf Überweisung durch den Kinderarzt oder Hausarzt,
– 10 % kommen auf Geheiß der Mutter oder anderer Erziehungspersonen und
– 60–70 % der Jugendlichen kommen mit dem konkreten Wunsch nach „der Pille". Nur ein Teil dieser Mädchen will sich über Verhütungsmöglichkeiten im weiteren Sinne beraten lassen.

Gynäkologen sind die Ärzte, die wie keine andere Fachgruppe Frauen betreuen, welche eigentlich nach der Definition oder dem Wortsinn keine Patientinnen sind. Sie sind gesund und suchen dennoch ärztlichen Rat und Unterstützung.

So muss unterschieden werden, ob es sich um Störungen der Pubertätsentwicklung, Fragen zur Menarche, der ersten Periode oder Regelstörungen handelt, ob es Vorzeichen oder Hinweise auf psychosomatische Störungen im Kindes- und Jugendalter gibt (z. B. Essstörungen, funktionelle Störungen ohne Organbefund als Ausdruck eines psychischen Konfliktes oder Bedürfnisses usw.) oder ob neben diesen medizinischen Aufgaben, die im engeren Sinne ärztliche Fachkompetenz erfordern, auch die Rolle des Wegbegleiters durch das Frauenleben wahrgenommen wird.

Die Jugendlichen stehen heute im Spannungsfeld der Aufklärung und Informationsmöglichkeiten in den Medien – mit einer Flut von „Wissensvermittlung", gesteuert und unterstützt auch durch die Pharmaindustrie – und der fehlenden Möglichkeit, je nach kognitivem und sozialem Status, mit Erwachsenen, denen sie vertrauen, darüber ins Gespräch zu kommen. Ohne *emotionale Einbettung* wird die Information oberflächlich bleiben, rasch vergessen werden und nicht wirklich weiterhelfen. Bei aller Enttabuisierung durch die Medien, Telefonsprechstunden und Internetportale zur Aufklärung über Intimhygiene, Sexualverhalten, Verhütungsmittel hat das Gespräch zwischen den Jugendlichen und dem Frauenarzt eine persönlichere, menschlichere Qualität. Der wirkliche Wissensstand ist in allen Altersstufen, unabhängig vom Bildungsniveau, manchmal erschreckend gering.

Frauenärzte erleben im Umgang mit den Jugendlichen den Konflikt, in dem diese stehen: Bin ich noch Kind und damit geschützt vor der „peinlichen" Untersuchung durch den Frauenarzt, oder bin ich jetzt Frau, will Sexualität leben, und bin damit für meinen Körper und meine Gesundheit verantwortlich. Bin ich entscheidungsfähig, z. B. mit 14 Jahren, was Medikamenteneinnahme angeht, oder müssen meine Eltern davon wissen? Wie verhält es sich mit der Schweigepflicht bei Minderjährigen? Frauenärzte müssen sich im Moment des ersten Kontaktes genau dieselben Fragen stellen.

Die Rechtslage ist eindeutig (es fehlt eine kurze Klärung der Rechtslage) und lässt gleichzeitig dem betreuenden Gynäkologen einen Ermessensspielraum unter Abwägung des höheren Rechtsgutes (z. B. Pille versus Teenagerschwangerschaft).

Die Aufgaben und Chancen in der Betreuung Jugendlicher lassen sich folgendermaßen zusammenfassen:
1. Spezielle Beratungsaufgaben (Aufklärung zur Sexualität, Verhütung usw.),
2. Reflexion des eigenen Wertesystems,
3. Klarheit über die eigene Einstellung zum Frausein,
4. kontinuierliches Informationsangebot (zum weiblichen Körper und zur Gesundheit);
5. kulturellen Vorurteilen und Entwertungen entgegenzuwirken.

Um auf den Anfang dieser Ausführungen zurückzukommen: Höchste Priorität hinsichtlich Besuch und Vorgehen beim Frauenarzt hat der *Wille und Wunsch des Mädchens, der Jugendlichen*. Der Zeitpunkt für den Erstkontakt ist altersunabhängig!

Eine Untersuchung vor der Einnahme der Pille ist empfehlenswert, um körperliche Gegenanzeigen auszuschließen. Ob das Mädchen alleine, mit Freundin, Freund oder Mutter kommt, zum Gespräch oder zur Untersuchung, bleibt einzig und allein ihr überlassen. Ob und wie das Gespräch und die Verordnung eines Verhütungsmittels erfolgt, liegt in der Verantwortung des Arztes unter Einbeziehung der Eltern/Mutter, sofern dies von der Jugendlichen gewünscht/erlaubt wird. Der Gynäkologe wird zwischen seinem Verschwiegenheitsgebot und der notwendigen Einbeziehung der Erziehungsberechtigten entscheiden.

Eine wohlwollende, akzeptierende und respektierende Einstellung gegenüber den Jugendlichen, ein emotional warmer und offener Kontakt ohne den Versuch, durch sprachliche Angleichung an den Jugendjargon oder forsches Vorgehen die nötige Distanz zu nivellieren, wird es den Mädchen ermöglichen, den Besuch beim Frauenarzt angstfrei und als unterstützend zu erleben. In einer Phase der höchsten seelischen Verletzbarkeit und Unsicherheit kann ein gelungener Erstkontakt wegbereitend für das ganze Frauenleben sein.

Unser Wunsch ist es, bereits in diesem Alter die jungen Frauen in ihrer Kompetenz und Selbstverantwortung zu stärken, d. h. sie zu informieren, sie mit ihren Ressourcen zu fördern und zu unterstützen, damit sie über sich und ihre Gesundheit selber bestimmen und Einfluss auf die Rahmenbedingungen nehmen können, unter denen Gesundheit möglich wird.

Die Pille

Bart Maris

Für viele Schülerinnen ist die Pille das erste Verhütungsmittel. Es ist sicherer als das Kondom, einfacher in der Handhabung und in diesem Alter auch noch auf Kassenrezept und deshalb preiswerter zu bekommen. Außerdem reguliert es einen vielleicht noch unregelmäßigen Zyklus oder lindert stärkere Menstruationsschmerzen.

Wenn Schülerinnen wegen der Pille in die frauenärztliche Praxis kommen, sind die Möglichkeiten einer Beratung nicht so groß, da bei vielen die Entscheidung für die Pille schon feststeht und weil die Praxen oder so genannten „first-love-Sprechstunden", die in der Verordnung oder kostenlosen Verteilung der Pille freizügig verfahren, zahlreich sind. Wenn eine oder mehrere der Freundinnen oder die ältere Schwester die Pille nimmt, ist der Bedarf an kritischer Beratung gering.

Trotzdem ist es möglich und nötig, so zu informieren und ins Gespräch zu kommen, dass die Schülerin weiß, was sie tut, wenn sie dann doch die Pille einnimmt. Von jemandem, der sich selber alt und reif genug achtet, sexuelle Kontakte zu haben, darf man erwarten, dass er sich mit dem Thema Sexualität, Fortpflanzung und Verhütung auseinandersetzt und zu verstehen versucht, was die Pille eigentlich für Auswirkungen auf Körper, Seele und Geist hat. Einige Aspekte dazu werden deshalb im Folgenden umrissen.

Die Geburt der Pille

Als so genannter Retter in der Not wurde vor gut fünfzig Jahren in den USA die Pille entwickelt, auf Initiative und auf Kosten der engagierten Sozialarbeiterin Margaret Sanger und der wohlhabenden Feministin Katharine McCormick. Ein Biochemiker namens Gregory Pincus wurde von den damals schon 70-jährigen Damen beauftragt, ein „Volks-Verhütungsmittel zu entwickeln, das so einfach wie Aspirin eingenommen werden kann". Hierfür wurden zwei Millionen Dollar Eigenkapital zur Verfügung gestellt. Damit ist die Pille fast das einzige Mittel, das ausschließlich privat, ohne Hilfe einer Pharmafirma entwickelt wurde. Sieben Jahre später wurde zuerst in den USA und dann in Europa ein Hormonpräparat zugelassen, zunächst offiziell gegen Menstruationsbeschwerden, einige Jahre später dann doch als Verhütungsmittel.

Heute werden weltweit täglich ca. 100 Millionen Frauen und Mädchen durch die Einnahme der Pille hormonell gleichgeschaltet, trotzdem scheint es für viele die Rettung in der Not zu sein. In Deutschland nehmen 60 % der Frauen zwischen 20 und 44 die Pille, auch bei Jugendlichen ist es das am häufigsten verwendete Verhütungsmittel.

Hormon-Systemdenken

Eigentlich ist es unvorstellbar: Du nimmst jeden Tag eine Pille und kannst deshalb immer mit jemandem schlafen, ohne schwanger zu werden! Wie das möglich ist, scheint heute nicht mehr schwer zu erklären. Der menschliche Körper wird als Funktionssystem mit Regel- und Steuerungsmechanismen verstanden. Mittels verschiedener Regelsysteme wie Gehirn, Gene, aber auch Hormone wird versucht, den Organismus zu erklären. So werden Hormone in Drüsen, wie z. B. den Eierstöcken, produziert und an das Blut abgegeben, um auf diesem Weg die so genannten Zielorgane in ihrer Wir-

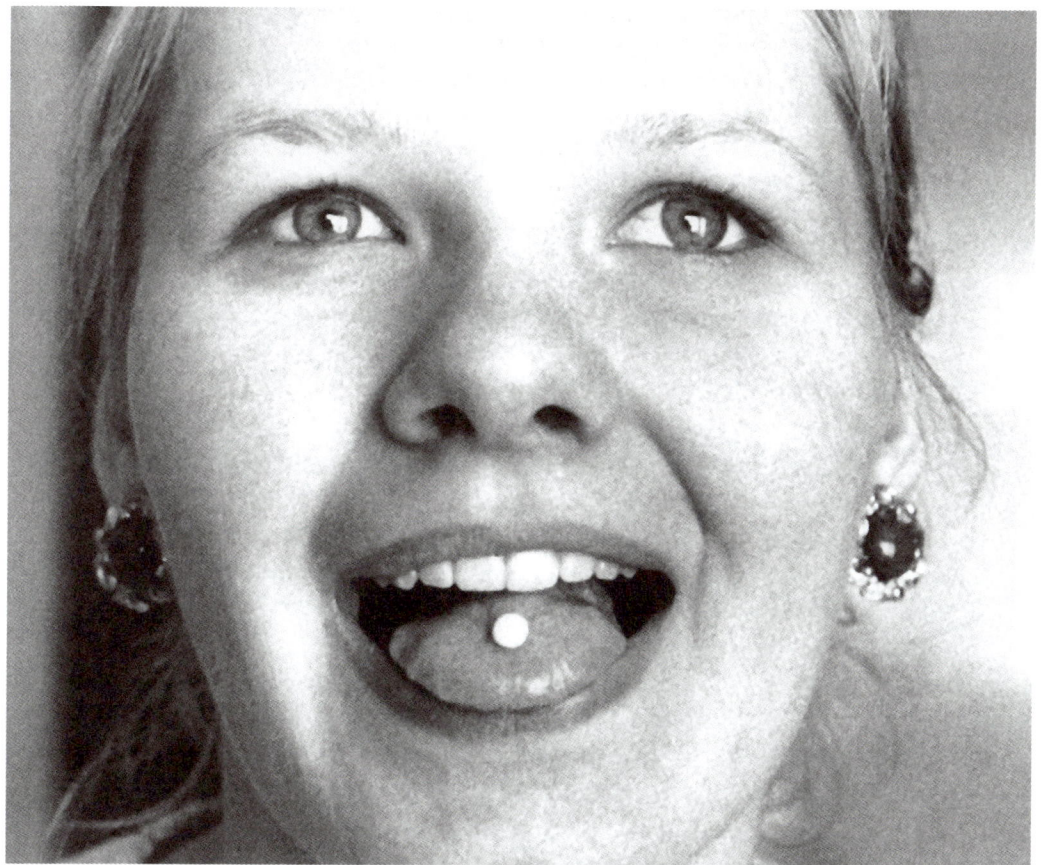

kung zu stimulieren oder zu bremsen. Durch ein „feedback-system" wird diese Hormonproduktion gesteuert. Das Denkmodell der Feedback-Regulation findet man auch in der Elektronik oder Chemie. Ein Hormon verursacht eine Wirkung, und diese Wirkung sorgt wiederum dafür, dass die Hormondrüse weniger produziert. Auf diese Weise wird versucht, Lebensprozesse so zu verstehen, wie auch elektronische Regelsysteme verstanden werden können. Die Vielfältigkeit des Organismus wird in eine Zwangsjacke gesteckt, nicht nur um ihn zu verstehen, sondern letztendlich auch um in ihn eingreifen zu können. Die wirklichen Vorgänge im menschlichen Körper sind schwer zu begreifen, solche „logischen" Denkmodelle dagegen leicht. So liegt der nächste Schritt nahe: den Körper nicht nur so zu verstehen, sondern ihn auch im Sinne einer Systemsteuerung zu behandeln, indem zum Beispiel der weibliche Zyklus hormonell von außen gesteuert wird, um den Eisprung und damit die Fruchtbarkeit zu verhindern und ggf. Unregelmäßigkeiten im Rhythmus zu begradigen.

Rhythmus oder Takt?

Im weiblichen Organismus ist es die eindrucksvolle Gestaltung des Monatszyklus, die einen Eisprung und die Vorbereitung der Gebärmutter für den eventuellen Empfang einer befruchteten Eizelle ermöglicht. Wenn keine Schwangerschaft eintritt, folgt die Menstruation, und der ganze Vorgang fängt aufs Neue an. So entsteht ein Zyklus von ungefähr 28 Tagen. Dieser kann mal etwas länger, mal etwas kürzer sein. Es gibt hier einen gewissen Spielraum. Auch Umstände wie Stress, Reisen oder Krankheit können ihren Einfluss auf diesen Rhythmus haben, indem er verzögert oder beschleunigt wird. Das bedeutet, dass der Zyklus nicht genau berechenbar ist und es deshalb nicht leicht möglich ist vorherzusagen, wann eine Frau in z. B. sechs Monaten ihre Tage haben wird. Alle Rhythmen im menschlichen Körper, sowie in der gesamten lebenden Natur, haben diese Variationsmöglichkeiten, man denke an Herzfrequenz, Atemfrequenz, Schlafrhythmus usw. Wenn bei der Herzfrequenz der Rhythmus starr, eintönig und damit vorhersagbar wird, ist dies eine krankhafte Erscheinung.

Nimmt eine Frau die Pille, so wird aus ihrem lebendigen Rhythmus ein Takt. Die Möglichkeit der Variation, der Beweglichkeit im Zyklus wird ihr genommen, sie lässt sich in Bezug auf ihre Menstruation, ihre Eierstockfunktion und auch ihre seelischen Rhythmen durch eingenommene Hormone (Pille) fremdbestimmen. Aus dem lebhaften, die Lebensumstände einbeziehenden, unvorhersagbaren Rhythmus wird ein eintöniger Takt. Ein Takt ist regelmäßig und berechenbar wie eine Uhr, er stammt aus der leblosen Mechanik. Ein Rhythmus ist ein bisschen unberechenbar, hat seine Schwankungen und stammt aus der lebenden Natur, wo sämtliche Organismen in einer Komposition vieler Rhythmen leben.

Im weiblichen Zyklus sind zwei Hälften zu unterscheiden. Bis zum Eisprung (ca. 14 Tage nach Beginn der Menstruation) befindet sich der Organismus in der Aufbauphase; die Gebärmutterschleimhaut und das Eizellbläschen wachsen, und die Stimmung ist meist gut. Nach dem Eisprung ändert sich die Lage: Viele Frauen fühlen sich vor allem in den letzten Tagen vor „ihren Tagen" nicht so gut, die Seele sucht mehr Ruhe und Einkehr, die Stimmung kann gereizt sein, und auch körperliche Beschwerden wie Wassereinlagerung, Kopfschmerzen, Bauchschmerzen etc. können auftreten. Der Monatszyklus ist wie eine Wellenbewegung, vergleichbar mit Ein- und Ausatmung, Tag und Nacht, Ebbe und Flut oder zunehmendem und abnehmendem Mond. Auch diese Wellenbewegung verschwindet unter der Pilleneinnahme.

Wirkung und Auswirkung der Pille

Die Pille lähmt die Funktion der Eierstöcke, diese brauchen kaum mehr aktiv zu sein. Durch die tägliche Zufuhr einer konstanten Menge Östrogene und Gestagene werden die Eizellreifung und der Eisprung verhindert sowie die körpereigene Östrogen- und Gestagenproduktion unterdrückt. Durch die ständige Gestagenwirkung wird der Schleim im Gebärmutterhalskanal zäh und für Spermien weniger durchlässig. Auf die Gebärmutterschleimhaut wirkt die Pille so, dass diese weniger und undifferenzierter wächst; dies bedeutet auch, dass die Blutung in der Pillenpause keine eigentliche Menstruation, sondern eine Abbruchblutung ist, die in der Regel schwächer und etwas kürzer ist. Durch diese drei Wirkungsbereiche ist die Pille ein recht sicheres Verhütungsmittel: kein Eisprung, zäher Gebärmutterhalsschleim und eine für die Einnistung ungeeignete Schleimhaut der Gebärmutter.

Dank der heute niedrigen Hormonkonzentration hat die Pille im Vergleich zu vor z. B. 30 Jahren relativ wenige Nebenwirkungen im üblichen Sinne. Eine schwere Komplikation, die durch die Pille ausgelöst werden kann, ist jedoch die Thrombose, die bei Frauen, welche die Pille einnehmen und rauchen, Übergewicht haben und/oder bei denen in der Verwandtschaft schon Thrombosen aufgetreten sind, vermehrt vorkommen kann. Aber auch bei den modernen Pillen kann die Einnahme zu einer Gewichtszunahme, zu Stimmungsveränderungen oder auch Lust-Verlust führen. Aktuelle Studien weisen darauf hin, dass die verminderte Libido auch noch längere Zeit nach Absetzen der

Pille bestehen bleibt. Manchmal sagen Frauen, dass sie sich, seit sie die Pille nehmen, nicht mehr als sie selbst fühlen, als ob sie eher Zuschauer sind.

Nebenwirkungen, die üblicherweise nicht als solche definiert werden, sind der Verlust eines eigenen Rhythmus sowie der besprochenen Wellenbewegung.

Für Jugendliche, die schon früh mit der Pille anfangen, noch bevor der eigene Zyklus Zeit hatte, sich zu festigen und seinen eigenen Rhythmus zu finden, kann nach Absetzen der Pille manchmal das Problem eines unregelmäßigen Zyklus auftreten.

Trennung von Sexualität und Fortpflanzung

Ist es denn so schlimm, wenn die monatlichen Schwankungen in der Zykluslänge abnehmen oder wenn der Rhythmus regelmäßiger wird? Wenn die seelische Verfassung in der ersten Zyklushälfte mehr nach außen orientiert ist und in der zweiten mehr sich nach innen besinnend, dann ist dies eine Wellenbewegung, die auch etwas mit (Selbst-) Wahrnehmung zu tun hat. Nach außen in Verbindung mit der Welt treten und dann wieder in sich selber zurückkehren: Solche zyklischen Veränderungen ermöglichen unter Umständen eine Wahrnehmung, die wir nicht mit unseren normalen Sinnen bekommen. Welche Art von Wahrnehmungen könnte das sein? Da es sich um die Fortpflanzungs- und Geschlechtsorgane handelt, können solche Wahrnehmungen etwas mit den ungeborenen Kinderseelen, oder auch mit einer tieferen Dimension einer menschlichen Begegnung zu tun haben. Frauen, die keine Pille nehmen, haben öfter eine wahrnehmende Empfindung für ein sich ankündigendes Kind und den richtigen Zeitpunkt, es zu empfangen. Ähnliche Wahrnehmungen werden in Bezug auf Partnerschaft und die Qualität einer Begegnung beschrieben. Es scheint, als ob das Seelische oder gar das Schicksal so bis in den physischen Organismus hinein wirken können.

Wenn eine Frau die Pille nimmt, wird sie dadurch noch mehr von den kosmischen Zusammenhängen abgeschnitten, als dies bei modernen Menschen ohnehin schon der Fall ist. Sie wird auf diesem Wege weniger für Andeutungen aus der geistigen Welt empfänglich. In Bezug auf Schwangerschaft ist eine solche Unempfänglichkeit natürlich oft gewünscht. Das Ziel der Pille ist letztendlich die Trennung zwischen Sexualität und Fortpflanzung. Die Natur hat eine solche Trennung nur bedingt vorgesehen, eine Frau ist nämlich nur ca. eine Woche pro Monat fruchtbar. Aber da es nicht immer möglich ist, diese Zeit zuverlässig zu erkennen, und da die fruchtbare Zeit auch die der gesteigerten sexuellen Lust beinhaltet, ist die Methode der natürlichen Familienplanung (Temperaturmethode) sicher bei Jugendlichen meistens nicht die Methode der ersten

Wenn diese Eltern früher ein offenes Wort mit ihrer Tochter gesprochen hätten, könnten sie sich heute viele Worte sparen.

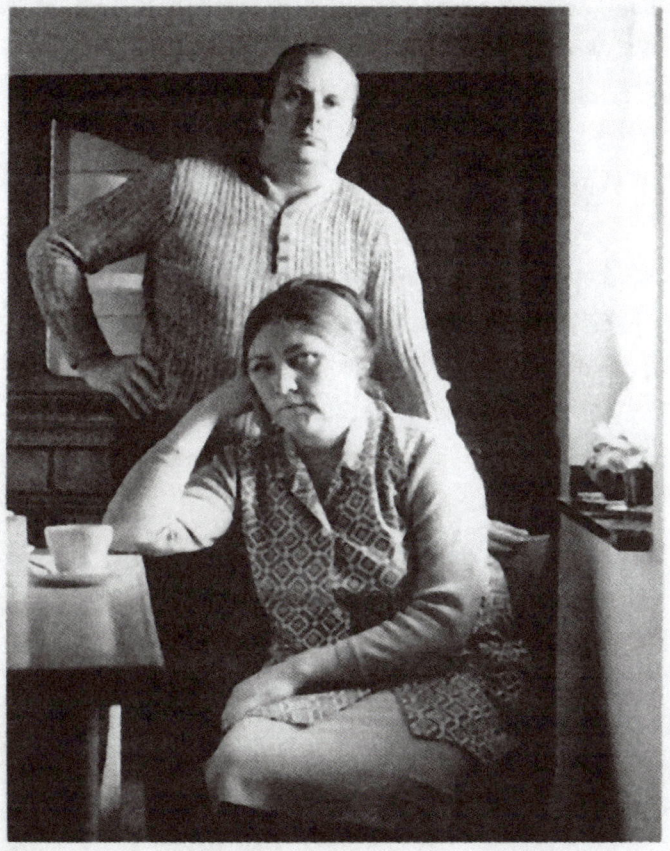

Vorwürfe helfen nicht, wenn Kinder Kinder bekommen. Im Gegenteil. Gerade jetzt brauchen sie Verständnis, brauchen die Hilfe ihrer Eltern. Besser noch, die Jugendlichen wissen früher, was sie tun, wenn sie's tun. Kennen die Risiken. Und die Folgen, die jetzt doch niemand gewollt hat.

Eltern wie Jugendliche scheuen den Mut haben, das Gespräch zu beginnen. Über alle Fragen der Sexualität und der Empfängnisregelung.

Wir die Aktion Familienplanung wollen es Eltern und Jugendlichen leichter machen, darüber zu sprechen. Darum diese Broschüre. Da steht alles drin, was Jugendliche fragen und Eltern antworten sollten.

Vorbeugen ist besser als heulen.

Eine Anzeige der Aktion Familienplanung

der Bundeszentrale für gesundheitliche Aufklärung

Wahl. Durch die Pille ist diese Trennung von Sexualität und Fortpflanzung ziemlich zuverlässig und berechenbar zu erzielen, sodass Ängste vor einer unerwünschten Schwangerschaft die sexuellen Erlebnisse nicht länger zu beeinträchtigen brauchen. Diese Befreiung von der Angst und vor allem auch die Befreiung der Frauen, die fast immer die „Last" der ungewollten Schwangerschaft und ggf. die einer Abtreibung tragen mussten, wurde vor allem in der Anfangszeit der Pillen-Ära gefeiert. Inzwischen kommt gerade aus feministischer Argumentation auch Kritik an der Pille, da sie die Frau von sich selbst zu entfremden droht.

Was aber bedeutet Freiheit in Bezug auf Sexualität? Wenn sich die Freiheit darin erschöpft, nach Lust und Bedarf Sex haben zu können, ohne dass dies die Konsequenzen einer möglichen Schwangerschaft nach sich zieht, dann liegt hier ein Freiheitsbegriff zugrunde, welcher nicht viel mit menschlicher Verantwortung zu tun hat. Ist es nicht verführerisch zu meinen, Freiheit bedeutet, dass wir keine verbindliche Verantwortung für die Folgen unserer Taten zu tragen brauchen? Und gerade eine solche Scheinfreiheit kann die Abhängigkeit von sexuellen Bedürfnissen erzeugen und vertiefen, denn diese „sexuelle Freiheit" wird mit der Pille organisch durch eine hormonelle Manipulation ermöglicht, die Rhythmen mechanisiert und berechenbar macht, aber zugleich das lebendige Erleben einschränkt.

Vor diesem Hintergrund ist es natürlich nicht einfach, mit jungen Schülerinnen und Schülern, die durch die Pille verhüten wollen, ins Gespräch zu kommen. Jeder Dogmatismus ist hier fehl am Platz. Das Einzige, was uns bleibt, ist der lange, mühsame Weg, die eigene Urteilsbildung und damit die bewusste Entscheidung anzuregen. Und dabei sind wir Erwachsenen mit unseren Lebenseinstellungen ebenso gefordert wie die Schüler, egal ob wir Eltern, Lehrer oder Ärzte sind.

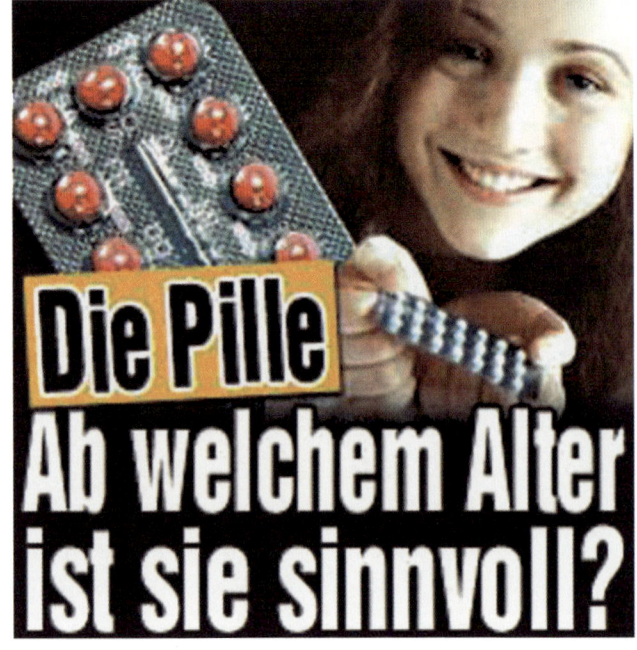

Die Besprechung des Themas Abtreibung

Bart Maris

– *Während einer Unterrichtseinheit über Sexualkunde in der 9. Klasse einer Waldorf-schule meinten einige Schülerinnen bei einem Gespräch über Abtreibung, diese sei doch auch wie eine Verhütungsmethode zu nutzen, warum sollte man sich dabei solche Gedanken machen? „Wir hätten doch auch keine Probleme damit, eine Ameise totzu-treten, und in der Frühschwangerschaft ist ein Embryo doch auch nicht viel größer."*

– *Ein 17-jähriges Mädchen hatte seit einem Jahr die Waldorfschule verlassen, war zuhause ausgezogen und in die Drogenszene gekommen. Der Kontakt mit den Eltern war abgebrochen. Diese machten sich große Sorgen, vor allem als sie hörten, dass sie nun auch noch schwanger geworden war. Sie beschloss aber, das Kind zu bekom-men, verließ ihren Drogen-Freundeskreis, suchte wieder den Kontakt mit ihren frü-heren Freunden und ihren Eltern und hat dann mit großem Verantwortungsgefühl ihr Kind bekommen und erzogen.*

– *In den letzten zehn Jahren hat die Gesamtzahl der Abtreibungen in Deutschland abgenommen, die Zahl der Abtreibungen bei Jugendlichen unter 18 dagegen hat deutlich zugenommen: von 5733 im Jahr 1999 auf 7645 in 2003. Ein Drittel der Schwangerschaften bei Jugendlichen unter 18 wird ausgetragen, 2/3 werden abge-trieben.*

– *Eine 35-jährige Frau erzählt unter Tränen von ihrer größten seelischen Wunde, ent-standen dadurch, dass sie mit 17 Jahren eine Abtreibung hat vornehmen lassen. Trotz Therapien sei sie darüber noch nicht hinweggekommen.*

– *Eine 16-jährige Waldorfschülerin ist schwanger und ratlos. Sie findet bei ihren Eltern und bei der Klassenbetreuerin keine andere Lösung oder Unterstützung als die Emp-fehlung, eine Abtreibung machen zu lassen, was sie dann auch tut.*

Mit dem Aufnehmen von sexuellen Kontakten im jugendlichen Alter ist es unumgäng-lich, dass vermehrt unerwünschte Schwangerschaften eintreten, erstens, weil es keine absolut sicheren Verhütungsmethoden gibt, und zweitens, weil die konsequente und korrekte Anwendung der Verhütung für viele Jugendlichen manchmal schwierig ist. Somit gehört es zur sexuellen Aufklärung, darauf hinzuweisen, dass eine Schwanger-schaft nie ganz sicher zu vermeiden ist. Es bleibt aber die pädagogische Kunst, dies so zu tun, dass weder die Angst vor einer Schwangerschaft allbeherrschend wird, noch diese Seite heruntergespielt wird.

An dem Thema Abtreibung scheiden sich die Geister. Ist eine Abtreibung ein kleiner operativer Eingriff, um eine kleine schnellwachsende Zellanhäufung zu beseitigen? Ist es Mord? Ist es ein seelisches Trauma für die Frau? Ist es die gewalttätige Verhinderung der Inkarnation einer Menschenseele, die sich diese Eltern ausgesucht hat?

Im Rahmen einer schulischen Besprechung des Themas Abtreibung und Sexualität gehört neben den erwähnten Hinweisen auf die Konsequenzen von Geschlechtsverkehr vor allem die Anregung einer beginnenden Urteilsbildung. Es ist notwendig und sinnvoll, schon einmal intensiv über verschiedene Aspekte der Abtreibung nachgedacht und sich ein vorläufiges Urteil gebildet zu haben, wenn man selber „noch nicht betroffen" ist, auch wenn alles ganz anders aussieht, sobald eine solche Situation eintritt.

Zur Urteilsbildung gehört unter anderem

– die Embryologie: Wenn in einer Klasse intensiv plastizierend die frühe Embryologie durchgenommen wird (vgl. Breme, S. 159 ff.), ist der emotionale, aber auch der geistige Respekt vor einem Embryo größer, und dies hat natürlich eine Auswirkung auf die Meinungsbildung. Anderseits ist zu beachten, dass durch die heute überall zur Verfügung stehenden Bilder der Embryonen (übrigens sind die oft abgebildeten Farbfotos von Lennart Nilsson fast alle von aufgearbeiteten abgetriebenen Embryonen gemacht!) sowie von Ultraschallbildern die Beziehung zu dem eigentlich sehr kleinen und „unsichtbaren" Embryo *verdinglicht* und damit distanzierter wird. Ohne Kunstgriffe der Technik und Vergrößerung ist der Embryo nicht sichtbar, wenngleich er für die schwangere Frau trotzdem intensiv erlebbar ist. Manche Schwangeren erleben in der Frühschwangerschaft ihr „Kind" als sehr groß, ausgedehnt, farbig und noch sehr kosmisch. Für ein solches Erleben ist das Ultraschallbild eine störende Karikatur. Je mehr wir uns messbare, anschaubare, vergleichbare, veräußerlichte Bilder von dem Embryo machen, desto irdischer und unkosmischer wird unser Bezug dazu. Man denke in diesem Zusammenhang an das durch Moses vermittelte Gebot: Ihr sollt euch von Gott kein Bild machen. Trotzdem gehört heute die Embryologie, wenn sie mit einem künstlerischen Ansatz vermittelt wird, selbstverständlich zur Grundbildung. Folgende Aspekte sollten bei ihrer Behandlung berücksichtigt werden:

– Die Idee der Wiedergeburt hat in Zusammenhang mit der Frage Abtreibung eine besondere, wenn nicht *die* Schlüsselbedeutung. Auch ohne Anthroposophie zu lehren, ist es möglich und nötig, neben der allgegenwärtigen Auffassung des genetischen Zufalls und der „Neu-Zeugung" eines Menschen von der Idee der Wiedergeburt und des Karmas zu hören, am besten von jemandem, für den dies eine Lebensrealität ist. Diese Idee zu denken und im Klassenzusammenhang zu besprechen ist unverzichtbar, wenn in einer Waldorfschule über Abtreibung gesprochen wird! In diesen Zusammenhang gehören auch Erlebnisberichte von Frauen (und manchmal auch Männern) vor oder auch während der Konzeption, die Kindesankunfts-Erlebnisse.[1]

– Die Besprechung der aktuellen Diskussion zur (Bio-)Ethik und die Frage, wann das menschliche Leben anfängt. Wie wird dies in anderen Ländern gehandhabt (England, USA, Niederlande)? Welche Bedeutung haben diesbezüglich die Verhütung mit der Spirale, eventuelle Abtreibung oder die „Pille danach"?

– Wie unterscheidet sich die Abtreibung von einer Verhütungsmethode?

– Erfahrungsberichte oder auch Biographien von Frauen, die eine Abtreibung haben machen lassen.

– Was bedeutet die Durchführung einer Abtreibung für den Arzt? Bei einer Umfrage unter knapp 100 Frauenärzt/innen, die regelmäßig Abtreibungen durchführen, empfanden 75 % dies als Tötung eines Menschenlebens! Rudolf Steiner wies darauf hin, dass die karmischen Folgen einer Abtreibung vor allem bei dem ausführenden Arzt liegen.

Abtreibung und die gesetzliche Lage

Ob eine Frau, die ihre Schwangerschaft aus einem bestimmten Grund nicht austragen will, eine Abtreibung durchführen darf, ist in der BRD wie in den meisten anderen Ländern gesetzlich geregelt. Dies bedeutet, dass der Staat sich gegenüber dem Ungeborenen eine gewisse Verantwortung zuschreibt und diese Entscheidung nicht ausschließlich der Selbstbestimmung der Frau überlässt.

In § 218 wird zwischen der Fristenlösung und der medizinischen Indikation zur Abtreibung unterschieden. Bei der Fristenlösung (früher soziale Indikation) wird eine Frist gestellt, nämlich bis zwölf Wochen nach der Befruchtung ist eine Abtreibung straffrei, wenn eine Pflichtberatung bei einer unabhängigen Instanz (z. B. pro familia) eingeholt wurde und die Kosten für den Eingriff selbst getragen werden (sofern das Einkommen über einer Minimumgrenze liegt). Abtreibungen werden meistens ambulant in einer kurzen Vollnarkose durchgeführt.

---

[1] Bauer, D., Hoffmeister, M., Görg, H.: Gespräche mit Ungeborenen, Stuttgart 1986; Klink, J.: Früher als ich groß war. Reinkarnationserinnerungen von Kindern, Grafing 2000

Alternativen zur Abtreibung

In diesem Zusammenhang muss auch auf die Alternativen zur Abtreibung eingegangen werden. Eine Möglichkeit besteht natürlich im Austragen der Schwangerschaft. Hier gilt es nachzuvollziehen, was es bedeutet, als junge Frau ein Kind zu haben. Es sollte auch darüber informiert werden, welche Unterstützungsmöglichkeiten es für junge Mütter, die ggf. noch zur Schule gehen, gibt.

Eine andere Alternative ist die Freigabe des Kindes zur Adoption. Auch diese Möglichkeit kann differenziert mit den Schülern besprochen werden Es ist zwar für die junge Frau einerseits schwerer, sich zu einem solchen Schritt zu entscheiden, andererseits beinhaltet er für das Kind viele Möglichkeiten. Überhaupt ist es sinnvoll, das Thema Adoption zu besprechen, ggf. auch anhand einer Biographie.

Dazu folgender Erfahrungsbericht: Eine Frau erzählt, wie sie als Kind immer schon gesagt hat, sie bekomme später einen Sohn und der würde Markus (Name geändert) heißen. Als sie erwachsen und verheiratet war, wurde sie nicht schwanger und sie meldeten sich mit einem Adoptionsgesuch beim Jugendamt. Genau neun Monate später bekam sie die Nachricht, es sei ein neugeborener Junge freigegeben worden, er habe den Namen Markus. Vielleicht finden manche Kinder ihre „Heimat" auch über Umwege.

Vorgeburtliche Diagnostik und Abtreibungen wegen Fehlbildungen

Bart Maris

Schwangerschaft und Vorsorge

In der Oberstufe ist es wichtig, sich ausreichend Zeit für das Thema Schwangerschaft und Geburt zu nehmen. Selbstverständlich macht es Sinn, dazu eine Hebamme, die einen inneren Bezug zum anthroposophischen Menschenbild hat, einzuladen. Fragen zur Schwangerschaft, Geburt und Neugeborenenversorgung verdienen, dass man sich ihnen ausführlich widmet.

Zwei Aspekte der Schwangerschaftsvorsorge sollen hier behandelt werden: Umgang mit Ultraschall und Urteilsbildung über vorgeburtliche Diagnostik. Dies sind Themen, mit denen viele schwangere Frauen unvorbereitet konfrontiert werden und wozu sie direkt Stellung nehmen müssen, häufig ohne die manchmal weitreichenden Konsequenzen überschauen zu können. Es handelt sich sowohl beim Ultraschall wie bei der vorgeburtlichen Diagnostik um Verfahren, die im Rahmen der Vorsorge fast schon selbstverständlich geworden sind.

Ultraschall

Seit 1980 ist Ultraschallscreening Bestandteil der Schwangerenvorsorge in Deutschland. Zur Zeit sind drei Untersuchungen vorgesehen, in den meisten Frauenarztpraxen wird bei jeder Vorsorge ein Ultraschall gemacht.

Screening beinhaltet, dass jemand zum Arzt geht, nicht weil er krank ist oder Beschwerden hat, sondern um untersuchen zu lassen, ob „alles in Ordnung" ist (nach dem Motto: „Wie geht es dir? Ich weiß es nicht, habe morgen erst meinen Vorsorgetermin!"). Screening kommt von dem Verb „sieben". Die Größe der Sieblöcher entscheidet über das Verhältnis zwischen positiven und falsch-positiven, sowie negativen und falsch-negativen Befunden. So gibt es auch bei dem Ultraschall-Screening in der Schwangerschaft die bekannten und berüchtigten falsch-positiven und falsch-negativen Befunde.

Da bei der Sonographie mit hochfrequenten Schallwellen gearbeitet wird, ist es selbstverständlich, dass diese eine Wirkung auf das beschallte Gewebe haben. Diese

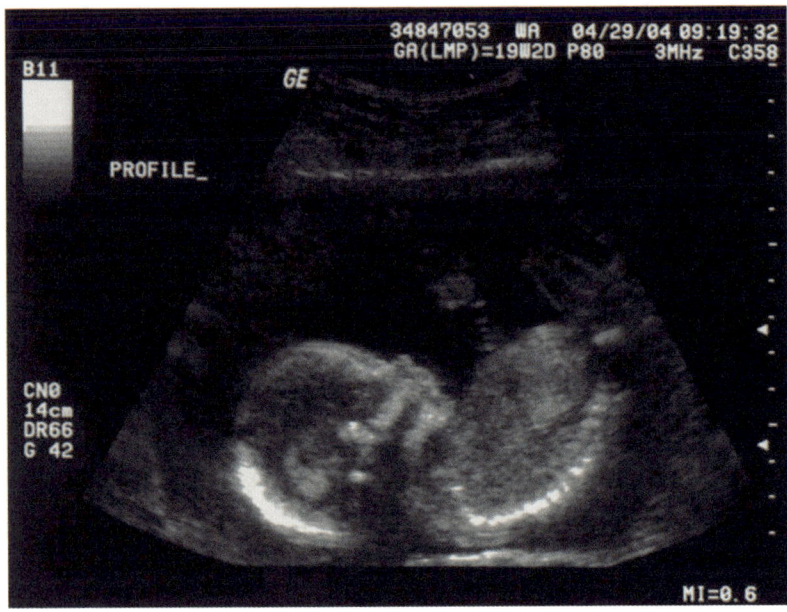

Wirkung ist in erster Instanz die einer geringen Erwärmung. Die Frage ist noch offen, ob diese Gewebserwärmung bleibende Folgen für die Entwicklung des Feten hat. Auf Grund aktueller Untersuchungen gibt es widersprüchliche Aussagen über die *Un*schädlichkeit der Sonographie.[1,2] In mehreren Studien wurde als Nebenwirkung von wiederholten Ultraschalluntersuchungen ein signifikant häufigeres Vorkommen von Linkshändigkeit festgestellt.[1] Dies ist zwar keine bedrohliche Nebenwirkung, aber doch ein Hinweis auf Wirkungen in der Strukturierung des Gehirns. Vor der Anwendung müsste also eine Nutzen/Risiko-Abwägung erfolgen, sowie eine entsprechende Aufklärung der Schwangeren. Eine weitere Nebenwirkung ist die Lärmbelästigung, die sicher in der fortgeschrittenen Schwangerschaft von dem Ungeborenen als sehr laut wahrgenommen wird.

Zunehmend wird Ultraschall im Rahmen der Pränataldiagnostik eingesetzt und damit zu selektiven Zwecken. Hiermit disqualifiziert sich die Sonographie eindeutig als Vorsorge-Untersuchung. Vorsorge impliziert eine Betreuung des Ungeborenen und der werdenden Mutter, damit den beiden nichts Bedenkliches passiert. Ultraschall als Methode

---

[1] Das Netzwerk gegen Selektion durch Pränataldiagnostik bietet Informationsmaterial für Schulen an: www.netzwerk-praenataldiagnostik.de. Siehe dazu auch: B. Maris: Gentechnik in der Medizin am Beispiel der vorgeburtlichen Diagnostik, in: Die Schöpfung verbessern? B. Maris (Hrsg.), Stuttgart 1997. Sowie: J. Denger (Hrsg.): Individualität und Eingriff, zur Bioethik: Wann ist ein Mensch ein Mensch? Stuttgart 2005
[2] B. Duden: Der Frauenleib als öffentlicher Ort, München 1994 (vergriffen)

der Pränataldiagnostik dient der selektiven Abtreibung auf Grund diagnostizierter Fehlbildungen oder Erkrankungen und widerspricht damit der Intention einer Vorsorge.

Geborgenheit – Verborgenheit

Hat das frühe Sichtbar-Machen des Ungeborenen noch andere Folgen?

Das Ungeborene ist in der Gebärmutter sehr gut versteckt, nicht nur hinter der dicken Muskelwand des Uterus tief im Unterleib der schwangeren Frau, sondern auch umgeben von der Plazenta und den Eihäuten. Während der frühen Embryonalentwicklung findet vor allem die Entwicklung dieser Hüllenorgane statt, so entsteht ein gutes Versteck und eine eigene Geborgenheit. Es macht den Eindruck, als ob das neue Menschenkind sich nicht auf die schutzbietende Mutter verlassen will und zusätzlich seine persönliche Höhle in seinen eigenen Hüllen schafft, um danach erst mit der Embryonalentwicklung im engeren Sinne zu beginnen. Von außen betrachtet ist das Ungeborene sehr lange vollständig verborgen. *Es lebt in einer Geborgenheit durch seine Verborgenheit.* Erst später macht es durch Wachstum und Bewegungen auf sich aufmerksam, aber es zeigt sich nicht.

Barbara Duden weist in ihrem noch immer sehr aktuellen Buch „Der Frauenleib als öffentlicher Ort"[2] auf den Unterschied zwischen *sich zeigen* und *gesehen werden* hin. Das Ungeborene zeigt sich nicht, sondern es „verbirgt sich" sogar. Mit dem Ultraschall setzen wir uns darüber hinweg und schauen hin: Das werdende Kind wird mit Hilfe einer Technik sichtbar gemacht, obwohl es sich nicht zeigt. Im normalen sozialen Leben zeigen wir die Seiten von uns, die gesehen werden dürfen. Es gilt als unanständig, wenn wir versuchen, etwas von jemandem zu sehen, was er uns nicht zeigt.

Eine junge Frau war zum ersten Mal schwanger. Sie freute sich sehr und hatte ein strahlendes, differenziertes inneres Bild von ihrem Kind. Dieses Bild war sehr groß, fast unendlich ausgedehnt, farbig und leuchtend. Dann ging sie etwa in der zehnten Schwangerschaftswoche zur ersten Untersuchung, und es wurde ohne viel Gerede ein Ultraschall gemacht. Die Ärztin zeigte auf den Monitor und sagte: „Schauen Sie, da ist Ihr Kind!", und sie sah ein kleines schwarz-weißes Gebilde und darin etwas Pulsierendes. In dem Moment schrumpfte ihr großer, strahlender, freudig erlebter Eindruck von dem Kind zusammen zu diesem Flimmerkastenbild. Enttäuscht und fast wie verletzt verließ sie die Praxis. Es dauerte lange, bis sie wieder einen Herzensbezug zu ihrem ungeborenen Kind fand.

Kleiner Exkurs in die Embryologie

Wie schon angedeutet, sind speziell in der Frühschwangerschaft die Gewichte zwischen den so genannten Umgebungsorganen oder Hüllenorganen (Plazenta und Eihäute) einerseits und dem sich darin entwickelnden eigentlichen Embryo deutlich zu Gunsten der Ersteren verteilt. Eigentlich sind Embryo und Hüllenorgane sowohl funktional wie anatomisch eine Einheit, es gibt aber kein Wort für diese Gesamtheit. Man müsste den Embryo als die Summe von Embryokörper und Hüllenorganen verstehen; die Plazenta ist mindestens so wesentlich wie der Embryonalkörper. Es findet ein ständiges Wechselspiel zwischen den eigenen Umgebungsorganen und dem Embryonalkörper statt. Die Plazenta vereinigt nahezu sämtliche Organfunktionen: Sie ist Lunge, Darm, Niere, Leber, Hormondrüsenorgan verschiedenster Hormone, blutbildend etc. Bildhaft gesprochen werden im Laufe der gesamten Schwangerschaft immer mehr Aufgaben von der Umgebung in das Zentrum verlagert: Viele Funktionen der Plazenta werden durch die zentralen Embryonalorgane übernommen. Bis letztendlich mit der Geburt auch die Lungen-, Ernährungs- und Ausscheidungsfunktionen internalisiert werden und die Plazenta ihre Aufgabe erfüllt hat.

Was für die physiologischen Organprozesse gilt, ist auch in der anatomischen Embryonalentwicklung zu sehen. Im Stadium der Keimscheibe, mit der Amnionhöhle, dem Dottersack und der Chorionhöhle, ist alles noch Umgebung, da gibt es noch keinen Innenraum, noch kein Zentrum. Die faszinierenden hochkomplexen Ein- und Umstülpungsbewegungen in der 3. und 4. Embryonalwoche führen dazu, dass Innenräume geschaffen werden wie Neuralrohr, Magendarmtrakt, Bauchhöhle. Umgebung wird hineingenommen, und ein Organismus mit Innenorganen tritt über die Nabelschnur in Verbindung mit seinen Außenorganen (der Plazenta).

Diese Bewegung von der Umgebung zum Zentrum setzt sich während der Schwangerschaft und auch später nach der Geburt auf ganz anderer Ebene fort. Am Anfang seines Lebens ist das Neugeborene fast vollständig seiner Umgebung ausgeliefert. Wer aufmerksam in einen Raum mit einem schlafenden Baby kommt, bemerkt, dass der ganze Raum mit der Anwesenheit des neuen Menschenkindes erfüllt ist. Es ist noch nicht ganz in seinem Körper angekommen, es lebt noch sehr in seiner Umgebung. Etwas später, wenn es laufen und sprechen lernt und auch noch danach, spricht man von der Nachahmung. In der Nachahmungsphase widerspiegelt das kleine Kind, manchmal sogar überdeutlich, was es in seiner Umgebung erlebt. Erst sehr viel später, vom Beginn der Pubertät bis in das Erwachsenenalter hinein, entwickelt man sich zu einem zentrierten Menschen, der seinen eigenen Lebensweg geht.

278

Nicht wenige Entwicklungsstörungen im Kleinkindalter haben mit einer ungenügenden Nachahmungsmöglichkeit zu tun. Solche Kinder haben zu wenig Gelegenheit, träumend in ihrer Umgebung oder in ihrer Fantasiewelt zu weilen, und werden unter anderem durch die reizüberflutete Umgebung zu schnell zentriert, zu schnell zu sich gebracht.

In dem oben angeführten Bericht der schwangeren Frau wird beschrieben, wie sie ihr Kind als licht und weit in der Umgebung ausgedehnt erlebte. Durch die Ultraschallbilder wurde ihr Erlebnisbild sofort zentriert und verdichtet.

Im Ultraschallbild wird fast immer auf den Embryo-Körper geachtet, wobei das nur die „halbe Wahrheit" ist, die Hüllenorgane werden meist außer Betracht gelassen.[3] Im Bewusstsein der werdenden Eltern tritt an die Stelle des etwas verschwommenen Schwangerschaftsgefühls, oder der farbig-strahlenden Impression des Ungeborenen, das scheinbar konkrete und messbare Bild eines Embryokörpers. In der Vorstellung tritt eine Verdichtung, Konkretisierung, Zentrierung und auch Verdinglichung auf. In einem solchen Stadium der Verdichtung ist das Ungeborene aber noch lange nicht angekommen, es lebt noch größtenteils in der Umgebung, in dem Verschwommenen, in dem Verborgenen.[4]

Schwanger-sein heißt auch in Erwartung sein, und das bedeutet: abwarten können. Damit wird demjenigen, der kommt, die Gelegenheit geboten, sich zu entfalten. Das Bedürfnis, zum Beispiel das Geschlecht zu wissen, heißt auch schon schlecht abwarten oder erwarten zu können.

Frühe oder zu frühe Verdichtung und Konkretisierung werden viele kleine Kinder in dieser Gesellschaft erleben. Das Bild oder die Vorstellung, die wir während der Schwangerschaft von ihnen haben, ist sicherlich nicht ohne Folgen für die weitere Entwicklung der Beziehung zwischen Eltern und Kind. In diesem Sinne könnte man vermuten, dass eine ultraschallarme oder -freie Schwangerschaftsvorsorge eine Prophylaxe für Schwangerschaftskomplikationen und auch manche kindlichen Entwicklungsstörungen bedeuten kann, sowie eine offenere Eltern-Kind-Beziehung ermöglicht.

Durch das Ultraschallbild wird uns (werdende Eltern, Hebammen, Ärzte, aber auch Geschwisterkinder – „schau doch dahin, da siehst du dein Geschwisterchen", und das zweijährige Mädchen sieht nur einen Bildschirm …–) eine vermeintliche „Konkretheit"

---

[3] W. Schad (Hrsg.): Die verlorene Hälfte des Menschen, Stuttgart 2005
[4] Selbst in den ersten Lebensjahren äußert sich in den spontanen Kinderzeichnungen noch das Lebensgefühl eines Weilens in den Weiten des Umkreises. Erst mit dem Ich-Einschlag im dritten Lebensjahr zentriert sich die Zeichnung in Kreuz und Kreis. Siehe z. B. Michaela Strauss: Von der Zeichensprache der kleinen Kinder, Stuttgart [3]1983; Helga Zumpfe: Aus dem Tagebuch der kleinen Kinder – Kinderzeichnungen als Symptome der Entwicklung, in: „Erziehungskunst", Heft 9/1999, S. 967 ff.

angeboten, die noch gar nicht zu den Umständen des Ungeborenen passt. Hiermit wird ein verdinglichendes Denken über das ungeborene Kind gefördert, das auch emotional eine Distanz dem Kind gegenüber schafft. Dieses distanziertere Denken wiederum erleichtert den Einsatz der pränatalen Diagnostik mit ihrer selektierenden Absicht.

Die Betrachtung der Ultraschallbilder ist eine Form des Visualisierens. Neben dem Sehen ist eine andere Art, etwas von jemandem zu erfahren, das Hinhorchen oder Hinhören. Manche Schwangeren können sehr gut in sich hineinhorchen und wissen oder ahnen dann, wie es dem Kind geht. Hören und Sehen stehen für fast polare Qualitäten. Sehen hat mehr zu tun mit einer aktiven Tätigkeit zu dem anderen hin. Hören dagegen bietet Raum, in dem der andere sich aussprechen kann. Die Anatomie von Auge und Ohr zeigt die gleiche Dynamik: das nach außen und nach vorne vordringende Auge und das nach innen gestülpte Ohr, das mehr nach hinten/seitlich orientiert ist. Mit den Augen wird fokussiert und fixiert, mit dem Ohr ist das weder nötig noch möglich.

Durch das Ultraschallbild wird die Verbindung zum Ungeborenen verlagert von dem Hineinhorchen zum Sehen: von innen nach außen. Wenn ich nach innen horche, wie es dem Kind geht, nehme ich eine ganz andere Qualität wahr, als wenn ich nach außen blicke und auf dem Bildschirm sehe, wie das Kind aussieht.

Mit diesen Beschreibungen wollte ich versuchen, ein Gefühl für eine Qualität in der Entwicklung des Ungeborenen bezüglich Zentrum und Umgebung zu vermitteln, sowie für eine Qualität des Sich-Bilder-Machens und Sehens.

Natürlich ist es sinnvoll, dass es Ultraschall gibt. Im manchen Situationen, gezielt eingesetzt, kann das sehr hilfreich sein. Aber man sollte sich dessen bewusst sein, was für Wirkungen und Auswirkungen diese Methode möglicherweise hat.

Ultraschall ist nicht mehr aus dem System der Routine der so genannten Schwangerenvorsorge wegzudenken. Aber vielleicht wird die Zunahme der Anwendung, man denke an Farbdoppler, 3D, Ersttrimesterdiagnostik etc., immer mehr Frauen so sehr provozieren, dass sie aufwachen, dass sie sich bewusst gegen diesen Umfang des Screenings wehren und sich selber für diese oder jene Art der Vorsorge entscheiden. Wenn das System sich ad absurdum führt, ist zumindest die Chance für einen Kurswechsel gegeben. Wie viel mehr muss noch „geschallt" werden, bis wir endlich verstehen, was die werdende Mutter und das ungeborene Kind eigentlich brauchen?

Vorgeburtliche Diagnostik und selektierende Abtreibung

Um nicht unvorbereitet vor Entscheidungen bezüglich vorgeburtliche Diagnostik gestellt zu werden, um schon einmal im nicht direkt betroffenen Zustand darüber nachdenken zu können und mit einer eigenen Urteilsbildung anzufangen, wird empfohlen, diesen Themenkomplex ausführlich im Unterricht zu besprechen. Die Tatsache, dass vorgeburtliche Diagnostik und selektierende Abtreibung eine allgemein akzeptierte Möglichkeit sind, sagt etwas über die moralische Urteilsbildung in unserer Gesellschaft aus und geht deshalb jeden Menschen etwas an. Für den Unterricht sollten fachlich aktuelle und richtige Informationen Voraussetzung sein, sowie Gesichtspunkte zur Anregung der Urteilsbildung, ggf. auch Erfahrungsberichte betroffener Eltern, die sich bewusst für oder auch gegen einen solchen Eingriff entschieden haben.[1, 5]

Abtreibung im Rahmen der vorgeburtlichen Diagnostik

Eine medizinische Indikation zur Abtreibung ist zu geben, „um eine Gefahr für das Leben oder die Gefahr einer schwerwiegenden Beeinträchtigung des körperlichen oder seelischen Gesundheitszustandes der Schwangeren abzuwenden, und wenn diese Gefahr nicht auf eine andere für sie zumutbare Weise abgewendet werden kann" (Zitat § 218).

Mit dieser Regelung werden heute Abtreibungen gerechtfertigt, denn wenn mittels der modernen Methoden der vorgeburtlichen Diagnostik eine Behinderung oder Erkrankung des Ungeborenen festgestellt wird, wird ein solches Kind dann als „schwerwiegende Beeinträchtigung des seelischen Gesundheitszustandes der Schwangeren" betrachtet.

Vorgeburtliche Diagnostik hat als Ziel, so früh wie möglich während der Schwangerschaft festzustellen, ob das ungeborene Kind gesund ist oder ob Krankheiten, Fehlbildungen oder Krankheitsveranlagungen da sind. Die meisten so gestellten Diagnosen führen nicht zu einer Therapie, sie erlauben aber Abtreibung. Es handelt sich bei den Diagnosen z. B. um Chromosom-Störungen (z. B. Trisomie-21/Down-Syndrom, Turner-Syndrom, Klinefelter-Syndrom), offenen Rücken (spina bifida), Fehlbildungen an inneren Organen (Herz, Niere, Gehirn) oder auch Stoffwechsel- und Muskelerkrankungen, die ggf. gentechnisch diagnostiziert werden können.

---

[5] Es gibt auch die Möglichkeit, sich gemeinsam mit interessierten Schülerinnen und Schülern den Film „Mein kleines Kind" anzusehen (vgl. die Besprechung in „Erziehungskunst", Heft 6/2003, S. 751; Vertrieb/Verleih: www.viktoria11.de)

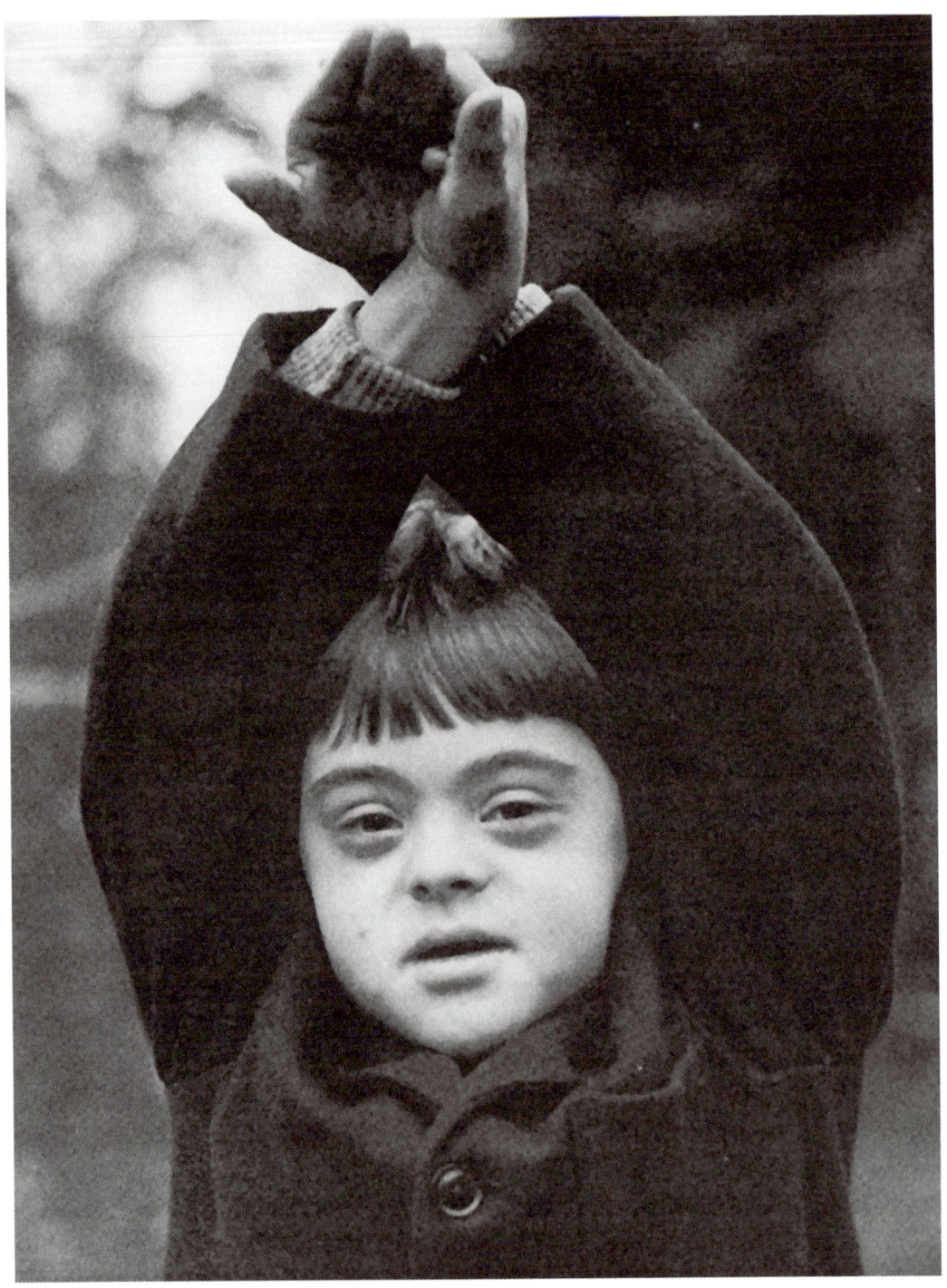

Die Methoden der vorgeburtlichen Diagnostik sind Ultraschall, Punktion (Fruchtwasser oder Mutterkuchen) und die Blutuntersuchung der schwangeren Frau (Triple-Test). Auf diese Weise kann aber nur ein relativ kleiner Teil der Behinderungen gefunden werden, entweder weil manche Behinderungen nicht vorgeburtlich feststellbar sind, oder weil sie erst im späteren Schwangerschaftsverlauf, während der Geburt oder auch nachher auftreten. Der Satz „alles ist in Ordnung" ist zwar vom Arzt beruhigend gemeint, trifft deshalb die Sache aber nicht immer.

Bei der Fristenlösung siegt das Selbstbestimmungsrecht der Frau über den Schutz des Ungeborenen. Bei Abtreibungen in diesem Rahmen geht es um Kinder, die ungewollt und wahrscheinlich gesund sind. Diese Kinder genießen einen gewissen gesetzlichen Schutz durch die Pflichtberatung, die 12-Wochen-Grenze und die Selbstzahlung eines Schwangerschaftsabbruches durch die „Patientin". Bei der medizinischen Indikation gibt es weder eine gesetzlich erwähnte Pflichtberatung, noch eine Zeitbegrenzung, und außerdem zahlt der Kostenträger (die Gesellschaft) die Kosten für Diagnostik und Abtreibung. So misst der Gesetzgeber mit zweierlei Maß: Die ungewollten Kinder werden deutlich mehr geschützt als kranke oder behinderte Kinder.

Bei Abtreibungsindikation durch den Arzt wird das behinderte ungeborene Kind als eine Gefahr für den körperlichen oder seelischen Gesundheitszustand der werdenden Mutter darstellt, die durch die Abtreibung abgewendet werden kann. Formal gesprochen ist das Ziel der Abtreibung in diesem Fall nicht die Tötung des Kindes, sondern die „Rettung" der Mutter. Es ist übrigens nicht nachzuweisen bzw. nie nachgewiesen worden, dass Mütter von behinderten oder chronisch kranken Kindern durch diesen Umstand in ihrem seelischen Gesundheitszustand schwerwiegend beeinträchtigt sind. Trotzdem wird in der Praxis diese medizinische Indikation für die Abtreibung eines behinderten oder kranken Kindes oft gebraucht, weil es unerwünscht ist – und nicht weil die Mutter daran seelisch zugrunde gehen würde.

Die Methoden der vorgeburtlichen Diagnostik haben neben körperlichen auch seelische Nebenwirkungen: Die Beziehung zwischen der werdenden Mutter und dem ungeborenen Kind wird gestört, es handelt sich um eine „Schwangerschaft auf Probe". Die Frau traut sich in den ersten 3-4 Monaten, bis das Ergebnis „alles ist in Ordnung" gekommen ist, nicht richtig Kontakt zu dem Kind aufzubauen, aus Angst, ihn eventuell wieder abbrechen zu müssen. Wer etwas von vorgeburtlicher Psychologie versteht, kann ahnen, welche Auswirkungen eine solche distanzierte „Probe-Phase" hat. Außerdem führen solche Störungen nicht selten zu psychosomatisch verursachten Komplikationen wie vorzeitigen Wehen, übermäßigem Erbrechen und anderen Problemen.

Die körperlichen Risiken bei der Fruchtwasserpunktion sind 0,5–1 % Fehlgeburten sowie die Auslösung von vorzeitigen Wehen. Aber nicht nur deshalb sollte vor dieser diagnostischen Maßnahme bzw. diesem Eingriff ausführlich über Vor- und Nachteile, Risiken und vor allem auch Konsequenzen gesprochen werden. Für wen eine Abtreibung als Konsequenz eines ungünstigen Befundes nach einer Punktion sowieso nicht in Frage kommt, wer sagen kann, „ich empfange das Kind so, wie es zu mir kommen möchte", der braucht sich selbstverständlich nicht den Stress und die Risiken dieser Verfahren anzutun. Eine Beratung über die eben ausgeführten Probleme ist zwar vorgesehen, kommt aber in den ärztlichen Praxen meistens zu kurz. Jede Frau kann die vorgeburtliche Diagnostik ablehnen, also auch die Ultraschall-Fehlbildungssuche, jeder hat das Recht auf „Nicht-Wissen".

Wie kommt es, dass die heutige Gesellschaft einen so fruchtbaren Boden für die Verbreitung der vorgeburtlichen Diagnostik und ihrer Konsequenzen bietet? Es sind nämlich nicht nur die medizinisch-technischen Angebote, sondern auch das gesellschaftliche Klima, die die heutige Entwicklung möglich gemacht haben. Wie werden in unserer Gesellschaft Krankheit und Kranke akzeptiert, wie werden behinderte oder kranke Menschen erlebt? Als unproduktiv, störend, kostspielig und belastend? – oder als Mitmenschen mit ihrem eigenen Schicksal? Die moderne Medizin vermittelt die Möglichkeit, die Geburt vieler behinderter Kinder auszuschließen, oft mit dem Argument, dass es für das Kind sicherlich am besten ist, nicht geboren zu werden. Dadurch haben Schwangere jetzt die Wahl (es ist nicht länger „Schicksal", sondern eigene Wahl), ob ein solches Kind geboren oder verhindert wird. Von einer schwangeren Frau wird *nur* verlangt, dass sie über das Leben ihres ungeborenen Kindes entscheidet, über „lebenswert" oder „lebensunwert". In der Seelenverfassung einer Schwangeren, die sowieso nicht sehr entscheidungsfreudig ist, muss so oft unter Zeitdruck über eine der schwersten ethisch-philosophischen Fragen der Kultur entschieden werden. Ärzte und Politiker drücken sich vor einer Stellungnahme und sagen tolerant, dass natürlich die Frau in solchen Fällen selber entscheiden darf. Aber in Freiheit und ohne Druck kann sie nicht entscheiden, da die Einflussnahme der Umgebung, der Gesellschaft, der Ärzte und nicht selten auch des Partners meistens in Richtung der Abtreibung gehen.

Eine Abtreibung nach vorgeburtlicher Diagnostik geschieht meistens nach der 15. Woche und kann sogar wie eine Geburt viele Stunden dauern.

Wie sieht dieser Vorgang aus Kindesperspektive aus? Das ungeborene Kind hat sich gerade auf den Weg zu einem neuen Erdenleben gemacht, und zwar zu einem Leben mit einer Behinderung. Ihm wird nun gewaltsam der Zugang zu diesem Leben verwehrt. Gerade denjenigen, die mehr Schutz und Zuwendung suchen, werden diese verweigert. Die Beschäftigung mit dem Gedanken der Wiederverkörperung und des Karmas wirft ein besonderes Licht auf die Frage der Abtreibung, besonders wenn deren Motiv eine Selektion ist.

Was könnte eine Behinderung oder Krankheit für das Leben eines Menschen bedeuten? Aber auch: Was kann das Leben *mit* einem behinderten oder kranken Menschen bedeuten? Die Berichte von Eltern solcher Kinder erzählen natürlich davon, dass ein solches Leben zeitweise sehr schwer ist, aber gleichzeitig viele kleine und große Früchte bringt. Aber auch die zahlreichen Berichte von Waldorfschülern, die im Laufe der Oberstufe ein Sozialpraktikum in einer heilpädagogischen Einrichtung absolviert haben, zeugen von der Würde, die gerade dem behinderten Menschen zugesprochen werden muss, weil seine Individualität trotz oder wegen der Behinderung intensiv erlebt wird.

Sexueller Missbrauch

Bart Maris

Kinder brauchen Nähe und auch Zärtlichkeit. In ihnen lebt ein Urvertrauen in die Welt. Dieses Vertrauen wird im Laufe der Zeit durch verschiedene Anlässe bestätigt und gestärkt, aber auch angegriffen und verletzt. So entwickelt sich Lebenserfahrung und Urteilssinn.

Von Eltern und Erziehern wird erwartet, dass sie das Kind seine Erfahrungen machen lassen, es dabei aber keinen unnötigen Gefahren aussetzen. Dafür ist Zuversicht und Vertrauen in die Entwicklung des Kindes nötig, aber kein blindes Vertrauen. Neben Nähe und Zärtlichkeit brauchen Kinder schützende Eltern mit einem klaren und geistesgegenwärtigen Urteilssinn für das Kind und seine Umgebung.

Eine der Gefahren, der viele Kinder ausgesetzt sind, ist der sexuelle Missbrauch. Eindeutige Zahlen gibt es nicht, da die meisten Fälle nicht ans Licht kommen. Warum sind es so viele Menschen, die nie oder erst nach vielleicht 30 Jahren über ihre Missbrauchserfahrungen sprechen? Warum wird so selten Strafanzeige erstattet und so selten ein Hafturteil ausgesprochen? Es gibt dafür viele Gründe: Opfer fühlen sich oft schuldig, weil sie meinen oder ihnen eingeredet wurde, selber Anlass für den Missbrauch gegeben zu haben; vielen Kindern wird auch nicht geglaubt, da die „heile Welt der Familie" nicht in Verruf kommen darf; und viele Kinder haben Angst, ihr so genanntes Geheimnis zu verraten und ihr Versprechen, niemandem etwas zu erzählen, zu brechen; oder die Aussagen der Kinder werden verharmlost, da die Eltern nicht wissen, was sie damit tun sollen; oder die Eltern haben Angst vor den gerichtlichen Verfahren … vielleicht will auch eigentlich gar niemand hören, wozu Menschen in der Lage sein können.

Missbrauch ist ein breites Feld, es ist nicht auf Vergewaltigung zu beschränken, sondern umfasst jegliche Art der Grenzüberschreitung, in der ein Erwachsener (oder auch in ca. 30 % der Fälle Jugendliche!!) einem Kind körperlich zu nahe kommt. Liebevolle Zuwendung und zärtliche Berührung tun jedem Kind und jedem Menschen gut, das brauchen wir! Aber manche Zuwendungen und Berührungen sind eben *anders*, sie sind nicht an das Kind gerichtet, sie sind für das Kind verwirrend, ggf. auch verletzend oder seltsam oder beängstigend, sie *tun eben nicht gut*. Sie richten sich nicht an den anderen, sondern dienen der Befriedigung des Täters selber, sie sind rücksichtslos. Es können Handlungen oder Berührungen sein oder Aufforderungen, den Erwachsenen zu berühren, es können auch „nur" Blicke auf den nackten Körper sein, es können bedrohliche Verabredungen zur Geheimhaltung sein, es kann das gemeinsame Anschauen von Pornofilmen sein, es kann orale, vaginale, anale oder manuelle Triebstimulation sein, und vieles mehr.

Wer macht so etwas? Die Täter sind nur sehr selten wildfremde Menschen, die impulsiv handelnd ein Mädchen mitnehmen und vergewaltigen. In der allergrößten Mehrzahl handelt es sich um Männer, die ganz überlegt und überhaupt nicht impulsiv ihre Absichten sorgfältig vorbereiten, sich viel Zeit nehmen, um sich dem Kind zu nähern, und fortgesetzt kleinere und größere Grenzüberschreitungen vornehmen. Missbrauchsverhältnisse können über Jahre bestehen, immer unter strengster Geheimhaltung. Es sind nur selten spontane „Ausrutscher", sondern meistens geplante Vorhaben. Es können zum Beispiel Männer aus dem Familien- oder Bekanntenkreis sein, die das Vertrauen der Eltern genießen. Meistens haben die Täter nicht nur ein Opfer, sondern mehrere gleichzeitig oder nacheinander. Sie sind nicht als gefährlich aussehende Sexualstraftäter, die mit ihrem ungebändigten Triebleben nicht umgehen können, erkennbar. Auf den ersten Blick erscheinen sie eher freundlich, gebildet, gepflegt, beruflich erfolgreich und sozial umgänglich. Hinter ihrem fehlgeleiteten Verhalten verbirgt sich meist eine tragische Entwicklung, z. B. eine gestörte oder fehlende Vaterbeziehung, eine emotionale Vernachlässigung, eigene Missbrauchserfahrungen, eine gestörte oder gekränkte Reifung, wenig Selbstwertgefühl, Beziehungsunfähigkeit, oder, oder, oder …

Wie können Eltern oder andere Erwachsene auf einen eventuellen Missbrauch aufmerksam werden? Woran ist er zu erkennen? Gibt es klare Hinweise oder Beweise? – Wenn ein Kind über Missbrauch berichtet, ist das fast immer glaubwürdig und muss sehr ernst genommen werden. Das Problem ist, dass die Kinder nur selten darüber reden.

Die Ausnahme hierbei ist der Missbrauch des Missbrauchs, die nicht sehr seltene Situation, in der z. B. ein Kind oder Jugendlicher seine Macht über einen Erwachsenen (etwa Vater, Lehrer, Onkel) zeigen will und ihn fälschlich beschuldigt. Gründe dafür können Rache, Stolz oder auch der Druck eines anderen Erwachsenen (z. B. getrennter Ehepartner, Therapeuten) sein. Die Folgen einer solchen Verdächtigung und die daraus resultierende Aufdeckungsprozedur sind für alle Beteiligten sehr traumatisierend.

Auf jeden Fall ist erhöhte Aufmerksamkeit geboten, wenn auffällt, dass das Verhalten des Kindes sich unerklärlich verändert, wenn es verschlossen oder geradezu distanzlos, oder unruhig und bedrückt wirkt, wenn es nicht mehr so von seinen Erlebnissen erzählt, wenn es schlecht schläft oder plötzlich Angst im Dunkeln bekommt. Die Eltern können das Gefühl bekommen, dass irgendetwas mit dem Kind nicht stimmt, dass sie es so gar nicht kennen. Natürlich können diese Stimmungs- und Verhaltensänderungen auch viele andere Ursachen haben, zumindest sollten sie aber Anlass sein, vorsichtig das Gespräch zu suchen. Andererseits ist es für das Kind sehr belastend, wenn die Eltern ständig Angst vor Missbrauchssituationen haben. Auch wenn darüber nicht direkt gesprochen wird, die Kinder spüren die Ängste ihrer Eltern, was sie dann wiederum verunsichert. Stärkend wirkt eine zuversichtliche Begleitung des Kindes und ein sehendes (im Gegensatz zum blinden) Vertrauen in die Welt.

Wenn das Kind einmal etwas von sich aus andeutet, geschieht dies meistens verdeckt oder verschlüsselt, sodass die Botschaft oft nicht verstanden wird. Dann können weitere Hilferufe vorläufig unterbleiben. Wenn z. B. ein Mädchen sagt, dass es nicht mehr zu Opa will, und darauf die Antwort bekommt, Opa sei doch so nett und freue sich, wenn er von ihr besucht werde, dann kann dieses Mädchen das sogar so (miss)verstehen, dass die Eltern schon wissen, was da abläuft, und damit einverstanden sind. Es gilt bei solchen Weigerungen des Kinds, in Ruhe nachzufragen und zu versuchen zu klären, inwieweit solche Äußerungen auf Grenzüberschreitungen, die das Kind erlebt hat, zurückzuführen sind, oder ob sie ganz andere Ursachen haben.

Das Kind kann dann in solchen Situationen vielleicht etwas über ein Geheimnis erzählen, das nicht verraten werden darf. Geheimnisse sind schön, wenn es um etwas geht, worauf man sich freuen kann, wie zum Beispiel ein Geburtstagsgeschenk. Aber wenn Geheimnisse mit Strafe oder Drohung oder Angst in Zusammenhang stehen, sollte dem Kind erklärt werden, dass solche Geheimnisse nicht gelten und dass es gerade wichtig ist, darüber zu erzählen.

Sobald ein konkreter Verdacht besteht, sollte nicht lange abgewartet, sondern professionelle Hilfe in Anspruch genommen werden. Damit wird dem Kind gezeigt, dass es ernst genommen wird (so kann zumindest ein kleines Stückchen Vertrauen in die Welt der Erwachsenen gerettet werden), und es kann ggf. Schlimmeres vermieden werden.

Die Folgen eines sexuellen Missbrauchs sind vielfältig und stark von den individuellen Umständen abhängig. Sehr oft führt er zu ausgeprägten Minderwertigkeitsgefühlen, Beziehungsproblemen, gestörter sexueller Entwicklung sowie einem gestörten Verhältnis zu den eigenen Gefühlen, zu sozialer Einsamkeit, zu Selbstmord(versuchen), Suchtverhalten, Depressionen etc. Anders gesagt, es tritt eine Störung in der Entwicklung auf, wobei das Ich des Kindes keine gesunde Beziehung zu seinem Körper und seiner Seele aufbauen kann. Natürlich sind solche Probleme nicht immer auf sexuellen

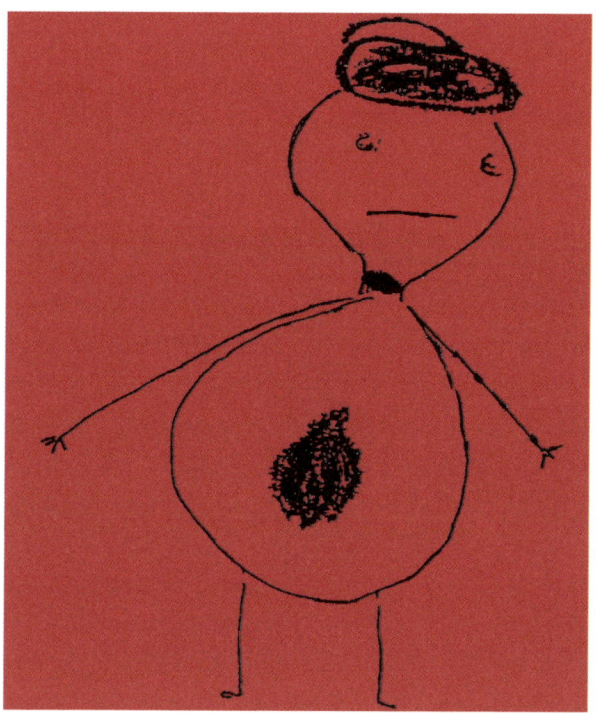

Missbrauch zurückzuführen, sie können vielerlei Ursachen haben. Trotzdem gilt es zu berücksichtigen: Eine frühzeitige Therapie mit Trauma-Behandlung kann das Ausmaß der späteren Folgen verringern. Deshalb muss diesen Symptomen nachgegangen werden.

Ist durch die Erziehung eine Vorbeugung gegen sexuellen Missbrauch in dem Sinne möglich, dass die Kinder sich besser abgrenzen und ggf. wehren lernen und so nicht zu Opfern werden?

Wie oft kommt es vor, dass „süße, nette Kinder" auf der Straße, beim Einkaufen oder im Bus von Fremden über den Kopf gestreichelt werden! Dies kann in völlig harmloser Intention geschehen, gibt dem Kind aber den Eindruck: „Jeder darf mich berühren, und meine Eltern finden das in Ordnung." Oder wenn zu Hause die Oma oder ein Onkel zu Besuch kommt und das liebe Kind begeistert umarmt und ihm drei Küsschen gibt: Was passiert, wenn das Kind das nicht möchte und sich dagegen wehrt? Dann bekommt es nicht selten von den Eltern oder dem betreffenden Besuch eine Abmahnung, in dem Sinne, dass es sich nicht gehört, sich zu wehren, wenn liebe verwandte Erwachsene es umarmen und küssen wollen. So kann dem Kind leider beigebracht werden, dass es zu körperlicher Nähe oder Berührung, die es als nicht angenehm empfindet, nicht nein sagen darf.

Jedes Kind braucht Nähe, Geborgenheit und Schutz. In dieser Geborgenheit kann es wachsen und seine Persönlichkeit zur Reifung bringen. Erst in der späteren Jugend oder im Erwachsenenalter lernt es, auf Grund von Erfahrungen, Wahrnehmungen und Beurteilungen zu unterscheiden, worauf und auf wen es sich einlassen will, und wovon und von wem es sich abgrenzen möchte.

Ein Säugling vertraut sich seiner Umgebung vorbehaltlos an. Sein unbefangenes Vertrauen und seine Hingabe an die Umgebung sind die Voraussetzungen für eine gesunde erste Lebensphase. Die überwiegende Geste des kleinen und jüngeren Kindes ist seine vorbehaltslose Weltoffenheit, aber es kennt wohl auch schon die Angst, die Wut und das Nein-Sagen. Damit grenzt es sich von der Welt ab und erlebt auf kindlicher Stufe eine Trennung zwischen Welt und Selbst. Noch später entwickelt sich das kritische Hinterfragen, aber erst dann, wenn das Kind auch gedanklich diese Trennung erlebt und wenn es erfahren hat, dass die Welt nicht nur gut ist. In Abhängigkeit von den Lebenserfahrungen kann daraus argwöhnische Skepsis, Ablehnung und Ausgrenzung werden. Um dies zu verhindern, muss ein heranwachsender Mensch die Erfahrung machen können, dass er in seinen eigenen Handlungen wiederum Gutes in die Welt hinein tragen kann und dass er lernen muss zu unterscheiden, was er von der Welt in sich aufnimmt, wen er an sich heranlässt und vor allem, wann er sich abgrenzt oder sich wehrt.

Hier liegt die prekäre Suche nach dem Mittelweg, nämlich einerseits zu verhindern, dass die Kinder ihrer Umwelt gegenüber zu ängstlich und argwöhnisch werden, und andererseits, dass sie sich zu weltoffen, gutgläubig und blauäugig auf Situationen und Menschen einlassen, die dieses Vertrauen missbrauchen können.

Auch ein kleines Kind kann lernen, über seine Gefühle zu reden, wenn es merkt, dass die Eltern das auch tun und wenn Zeit und Raum dafür da ist. Ebenso wichtig ist es, dass Jungen und Mädchen ihren Körper und insbesondere ihre Geschlechtsorgane benennen lernen, damit sie gegebenenfalls Erfahrungen auch ausdrücken können. Vor allem dürfen keine Tabuzonen anerzogen werden, denn dann besteht die Gefahr, dass auch die Erfahrungen in diesen Zonen vom Kind tabuisiert werden.

Natürlich kann ein 5-jähriges Kind noch nicht beurteilen, was jemand im Sinne hat, wenn er sich dem Kinde mit eigennützigen Absichten nähert. Aber es kann wohl schon gelernt haben, dass die Menschen, die es gut mit ihm meinen, Respekt vor seiner seelischen und körperlichen Integrität, vor seinen Grenzen und seinen Empfindungen haben. Eine Erziehung, in der ein bestimmtes, von außen vorgegebenes Benehmen erzwungen wird, hinterlässt andere Spuren, als wenn versucht wird, sich in der Erziehung von der Frage führen zu lassen: „Wer ist dieser Mensch und was will er in meinem Leben?"

Es gibt „eigensinnige" Kinder, die schon früh ihren eigenen Willen und eine klare Sprache haben und bereits deutlich merken lassen, was ihnen passt und was nicht. Diese Kinder sind auf den ersten Blick oft „anstrengender" in der Erziehung, als die, die brav und „gut erzogen" alles tun, was die Erwachsenen verlangen. Es mag in diesem Kontext einleuchten, dass eine Erziehung, die Fremdbestimmung und Missbrauch im weitesten Sinne verhindern oder ihm vorbeugen will, die Ich-Kraft des Kindes stärken und ihm dabei helfen sollte, seinen eigenen Weg ins Leben zu finden. Man könnte das eine Erziehung zur „Eigensinnigkeit" nennen.

In den Schulen ist es sinnvoll, insbesondere in den unteren Klassen zu diesem Thema gezielt Elternabende zu veranstalten und dazu Fachleute einzuladen. Die Gratwanderung der Aufmerksamkeit zwischen „Wegschauen", Überängstlichkeit und einer zu hohen Verdächtigungsbereitschaft muss von Eltern und Lehrern bzw. Erziehern gemeinsam gegangen werden.

Wenn in der Schule ein Verdacht auf Missbrauch besteht, ist meistens die Schulärztin/der Schularzt oder eine Lehrerin/ein Lehrer des Vertrauens anzusprechen, der geschult und professionell mit solchen Situationen umgehen kann und weiß, welche Instanzen hinzugerufen werden sollten. Das heißt: Jede Schule sollte mindestens eine Person für den Umgang mit diesen Fragen qualifizieren.

Empfohlene Internetseiten:

www.praevention.org (eine ausführliche, sorgfältige und sehr übersichtliche Seite mit
    vielen Hinweisen und Hintergrundinformationen)
www.zartbitter.de
www.skifas.de (eine Seite über die Folgen der Falschbeschuldigung)

Empfohlene Literatur:

Enders, Ursula (Hrsg.): Zart war ich, bitter war´s. Handbuch gegen sexuellen Missbrauch, Köln 2003
Wais, Mathias/Gallé, Ingrid: … der ganz alltägliche Missbrauch. Aus der Arbeit mit Opfern, Tätern und Eltern, Ostfildern 1996

Zur Homosexualität

Interview mit Michaela Glöckler

[Überarbeitete Fassung eines Interviews in der „Erziehungskunst", Heft 6/1998]

Woher rühren die Vorurteile gegenüber den homosexuellen Lebensformen, und welche Ansätze zu deren Überwindung sehen Sie?

Typische Ansichten und Vorurteile sind:
– Homosexualität ist abnorm, krank.
– Homosexualität resultiert aus falscher sexueller Prägung und/oder Erziehung.
– Homosexualität ist durch Erziehung zu beeinflussen.
– Homosexualität steht im Zusammenhang mit Aggressivität.
– Homosexualität stellt für Minderjährige eine Bedrohung dar: Verführungsgefahr.
– Lehrer dürfen nicht homosexuell sein.
– Homosexuelle sind auch pädophil.
– Schließlich das gängige Vorurteil der Promiskuität, das Homosexualität gleichsetzt mit raschem Partnerwechsel und anonymem Sex.

Wie immer bei Vorurteilen stützt man sich auf etwas, was man zwar gehört, jedoch nie einer gründlichen Prüfung unterzogen hat. Es gilt zunächst zu verstehen, warum es zu diesen Vorurteilen gekommen ist und welche persönlichen Erfahrungen man *tatsächlich* im Umgang mit homosexuellen Mitmenschen gemacht hat. Da zeigt sich denn bald, dass es „die Homosexuellen" gar nicht gibt. Ebenso wenig wie es „die Heterosexuellen" gibt. Vielmehr gibt es immer wieder neu die Einzelsituation, den einzelnen Menschen, der um seine Identität ringt, zu welcher auch die sexuellen Neigungen gehören.

Aufgrund meiner beruflichen Erfahrung kann ich beispielsweise nicht sagen, dass homosexuelle Menschen eine größere Bedrohung Minderjähriger darstellen als Heterosexuelle. Verführungen Minderjähriger, sexueller Missbrauch sind nicht an eine bestimmte sexuelle Neigung gebunden, sondern ausschließlich eine Frage der Persönlichkeitsreifung, der Entwicklung von Selbstkontrolle und von Respekt vor der Würde des Anderen. So wenig Heterosexualität eine Garantie darstellt für einen menschenwürdigen Umgang mit der Sexualität und deren Integration in den Kernbereich der eigenen Persönlichkeit, so wenig bedeutet die Veranlagung zur Bi- oder Homosexualität das Gegenteil davon. Entsprechendes gilt auch für das Vorurteil der Kriminalität und Promiskuität. Auch hier fehlen jegliche stichhaltige Vergleichsuntersuchungen, ob statistisch gesehen die Vorurteile haltbar sind, dass kriminelles oder promiskuitives Verhalten tatsächlich bei heterosexuellen Menschen seltener vorkommt als bei homosexuell veranlagten. Die Erfahrung aus dem täglichen Leben und den Ereignissen der Geschichte spricht jedenfalls entschieden gegen eine solche Annahme.

Weshalb fühlen sich viele Menschen – vor allem Männer – von Homosexuellen bedroht, bedrängt, verunsichert?

Das scheint mir schlicht daran zu liegen, dass die Tatsache, ein Mann zu sein, unter Männern etwas Verbindend-Verbindliches an sich hat. Auf jeden Fall ist Solidarität unter Männern viel häufiger anzutreffen als unter Frauen. Dem homosexuellen Mann gegenüber versagt jedoch dieses elementare Zusammengehörigkeitsgefühl, und dadurch entsteht eine gewisse Verunsicherung, die dann je nach Persönlichkeitstyp und Sensibilität auch das Empfinden des Bedrängt- oder Bedrohtseins mit sich bringt. Hinzu kommt, dass sich der Mann einer Frau gegenüber in körperlicher Hinsicht in der stärkeren Position erlebt; beim Homosexuellen trifft dies nicht zu. Auch das verunsichert – obwohl dies ein zumeist recht unbewusster Vorgang ist.

Wie sieht die Forschung die Homosexualität und ihre Ursachen?

Das ist ein riesiger Fragenkomplex, zu dem ich hier nur einiges stichwortartig anmerken kann. Da gibt es den Bereich der historischen Erforschung der Homosexualität, wie sie etwa im alten Griechenland anzutreffen war, z. T. in vergeistigter Form (dargestellt von Platon in seinen Dialogen „Gastmahl" und „Phaidros"). Dann gibt es den Bereich der soziologisch geprägten Forschungsarbeiten zur Homosexualität, dann die differenzierten psychoanalytischen und psychologischen Erklärungsmodelle und schließlich die somatischen Erklärungsversuche aufgrund hormoneller und genetischer Funktionen. Hierzu existiert ein lesenswertes Übersichtswerk von Rüdiger Lautmann (Hrsg.): Homosexualität. Handbuch der Theorie- und Forschungsgeschichte.[1] Seither ist aus dem Bereich der Neurobiologie und Physiologie sowie auch der Erforschung hormoneller Reifungs- und Prägungsprozesse die Anzahl möglicher Erklärungsmodelle ergänzt worden. Keine dieser Sichtweisen gilt jedoch bisher als hinreichend. Auch das genetische Erklärungsmodell ist nicht evident: Es gibt Beispiele dafür, dass auch erbgleiche eineiige Zwillinge eine verschiedene geschlechtliche Orientierung aufweisen können.

---

[1] Erschienen im Campus-Verlag, Frankfurt, New York 1993

Heißt dies, dass es sehr verschiedene mögliche Ursachen gibt und dann im Einzelfall einmal die eine oder die andere ausschlaggebend ist?

Die hier genannten Faktoren können zwar bei der Ausprägung der Homosexualität ihre graduelle Rolle spielen; erklärt ist damit jedoch diese komplexe Lebensform noch nicht. Ich halte die Homosexualität in erster Linie für ein „karmisches" Phänomen, dessen tiefere Ursachen nicht innerhalb des gegenwärtigen Erdendaseins, sondern in Schicksalszusammenhängen zu suchen sind, die mehr als ein Erdenleben umfassen. Die genannten möglichen, bedingenden Faktoren, die man im Hier und Jetzt physiologisch aufzeigen kann, sind meiner Überzeugung nach Anlässe, durch die sich eine tiefere, schicksalsmäßige Neigung ausprägen kann. Welche dieser vordergründigen Anlässe letztlich jedoch gesellschaftlich die größte Akzeptanz finden, ist eine wichtige Frage. Bisher haben überwiegend die Ansichten gegolten, die die Homosexualität als krankhaft darstellen und damit im Grunde genommen auch als behandlungsbedürftig. Da sich diese Sicht nicht belegen, geschweige denn halten lässt, ist es jetzt nur zu verständlich, dass man nach Erklärungsmodellen sucht, die nicht pathologisierende Ansätze vertreten und den Weg ebnen für die Anerkennung der Homosexualität als möglicher Lebensform, die keiner medizinischer Behandlung bedarf.

Welche Konsequenzen haben die genannten Anschauungen über die Ursachen der Homosexualität für Sie als Ärztin? Ist es möglich und sinnvoll, Homosexualität „zu behandeln", sie durch eine Therapie „zu beseitigen"?

Aus dem bisher Gesagten geht hervor, dass es möglich und sinnvoll sein könnte, einen Menschen aufgrund seiner homosexuellen Neigung zu behandeln, wenn er dies ausdrücklich wünscht. Dies ist jedoch nur sehr selten der Fall. Meist suchen Homosexuelle die Behandlung, um das nötige Selbstbewusstsein zu entwickeln, zu der eigenen geschlechtlichen Identität zu stehen und sie leben zu lernen. Das „Leiden" an der Homosexualität bezieht sich meist nicht auf die Homosexualität als solche, sondern auf die sozialen Widerstände, die ein „normales" Ausleben dieser Neigung verhindern.

Gibt es aus anthroposophischer Sicht Gründe für Therapie-Versuche? Hat sich Rudolf Steiner dazu geäußert?

Von Rudolf Steiner sind mir nur mündliche Äußerungen bekannt, die ich hier jedoch nur mit großer Vorsicht andeuten möchte. Selbstverständlich gab und gibt es unter den

Schülern Rudolf Steiners auch Menschen mit homosexueller Veranlagung. Und so wurde er auch auf diesem Gebiet gelegentlich persönlich um Rat gefragt. Im Einzelnen ist mir darüber nicht viel bekannt. Man weiß jedoch von seinem Rat in einem bestimmten Fall, die sexuelle Veranlagung nicht übersteigert auszuleben und einen geistigen Zugang zum Wesen des anderen Geschlechts zu suchen. In einem anderen Fall habe er geraten, die Raphael'sche Madonna Sixtina zu meditieren.

Sehen Sie die Homosexualität als Krankheit an?

Wenn man mit dem Begriff Krankheit den der Behandlungsbedürftigkeit verknüpft, dann nicht. Auch glaube ich nicht, dass die Krankheitstheorie mit Bezug auf die Homosexualität etwas Positives zum Umgang mit ihr beitragen kann. Sie hat vielmehr im Lauf der Geschichte viel Leid bewirkt. Ich sehe die Homosexualität als persistierende adoleszente Lebensform an. Tritt doch die homosexuelle Erotik und Sehnsucht im Pubertätsalter als vorübergehende Neigung beinahe bei allen Jungen und Mädchen auf, bis die definitive geschlechtliche Orientierung im Sinne der Hetero- oder Homosexualität ausgebildet ist. Erst nach dieser transitorischen Phase zeigt sich, bei wem sich die homosexuelle Neigung auf Dauer durchsetzt. Für diese Menschen ist sie dann der „Normalzustand". Auch kann es sich dabei um geistig wie ethisch hochstehende, ja sogar überragende Menschen handeln. Vom Gesichtspunkt der Entwicklungsdiagnostik würde ich jedoch sagen, dass sie konstitutionell nicht vollständig ausgereift sind und sich zeitlebens etwas Jugendliches bewahren. Dafür spricht auch, dass sich die sexuelle Orientierung eines Menschen im Laufe des Lebens ändern kann. In diesen Fällen bleibt die Ambivalenz des Jugendalters latent bestehen. Es gibt nicht nur die Situation, dass ein homosexuell veranlagter Mensch später doch eine heterosexuelle Verbindung eingehen und eine Familie gründen kann, sondern auch das Umgekehrte: Nach 10 oder 15 Jahren Ehe mit einem oder mehreren Kindern kommt es zur Trennung, und einer der beiden Partner lebt später in einer homosexuellen Verbindung weiter – oder es war dies schon mit ein Grund, der zur Trennung beigetragen hat.

Menschliche Beziehungen sind in erster Linie Schicksalskonstellationen und nicht primär einer rein konstitutionellen Betrachtung zugänglich. Vielmehr muss beides – Konstitution und Schicksal – in seiner gegenseitigen Beeinflussung oder auch Wechselwirkung gesehen werden. Goethe hat treffend formuliert, dass der Mensch nicht wie das Tier von seinen Organen belehrt wird, sondern seine Organe belehren muss. Der Mensch ist zu einem viel freieren Umgang mit seinem Organismus veranlagt als das

Tier. Dadurch kann er auch an sich so hochindividuelle und verschiedenartigste Erfahrungen machen. Lernt er durch seine Erfahrungen, menschlicher zu werden: wahrhaftiger, liebevoller, freier, so gesundet er im Laufe seines Lebens immer mehr, ob er nun homo- oder heterosexuell veranlagt ist.

Sie sagten vorhin, dass Sie das Phänomen Homosexualität als ein karmisches ansehen. Stellen Sie sich vor, dass sich ein Mensch beim Zugehen auf seine Geburt dafür entscheidet, homosexuell zu werden?

Ja. Denn hier sind viele mögliche Ursachen denkbar, warum das *eigene* Geschlecht sexuell anziehend wirkt und das entgegengesetzte „kalt" lässt. Auch kann es Schicksalsgründe geben, sich mit einer tiefen Abneigung gegen das männliche oder weibliche Geschlecht zu durchdringen. Wer etwa als Frau aus politischen oder sonstigen unfreiwilligen Gründen immer wieder gezwungen ist, sich an Männer hinzugeben, erlebt dies u.U. als Erniedrigung und Entwürdigung solchen Ausmaßes, dass sich damit auch eine tiefgreifende Abneigung gegen das Frau-Sein entwickelt. Entsprechend ist es auch denkbar, dass ein Mann aufgrund seiner in einem Erdenleben vorhandenen Unfähigkeit, mit der Sexualität sozialverträglich umzugehen, einer Frau oder Frauen in einer solchen Weise geschadet hat, dass ihm dies – unter Umständen erst nach dem Tode – eine tiefe Antipathie gegenüber dem männlichen Geschlecht einflößt. Da nun – wenn man Rudolf Steiner folgen will – in der Regel männliche und weibliche Inkarnationen abwechseln, kann ich mir gut denken, dass in solchen Fällen bei der nächsten Inkarnation erbliche und soziale Voraussetzungen aufgesucht werden, die den Betreffenden mit der Lebensfrage der Homosexualität konfrontieren. Auch wäre hier nach dem Karma erzwungener sexueller Enthaltsamkeit (z. B. im Kloster) zu fragen oder auch sonst nach einseitigen Lebensformen in sexueller Hinsicht. Zur körperlich gattungsmäßigen Anziehung kommt jedoch oft die letztlich entscheidende oder verändernde persönliche Komponente hinzu, indem der Mensch oder die Menschen, die man in einem Erdenleben besonders innig liebt, in einem männlichen oder weiblichen Körper inkarniert sind. Es gilt ja, die schicksalsmäßig zu einem gehörenden Menschen zu finden und die jeweils durch die Schicksalskonstellation gestellten Fragen allein oder gemeinsam zu lösen.

Wie verläuft der Selbsterkenntnisprozess bei der Entdeckung homosexueller Veranlagung bei Kindern bzw. Jugendlichen? Welche Hilfe kann man den Kindern zukommen lassen und auch den Eltern, die u.U. tief getroffen sind, wenn sie bemerken, dass ihr Kind homosexuell veranlagt ist?

Dieser Fragenkomplex ist schwer in Kürze sinnvoll anzugehen. Alles steht und fällt hier damit, ob das Interesse an der Persönlichkeit des Kindes, am Menschen im Kind oder Jugendlichen stark genug ist. Beruht doch die Hilflosigkeit gegenüber dem Tatbestand homosexueller Neigungen gerade darauf, dass man (noch) nicht zu seinen Schicksalsgegebenheiten stehen kann und die Identifikation mit dem Körper oder der geschlechtlichen Neigung noch nicht gelungen ist. Wenn der Normgedanke „richtige Frau" oder „richtiger Mann" wesentlicher ist als der Gedanke der ewigen Individualität, deren Intention als Beweggrund empfunden wird für das, was man als Mensch gerade in *diesem* Körper und an *dieser geschlechtlichen Neigung* erleben und Neues lernen will, dann gibt es tiefgreifende Identitätsprobleme. Sie zu lösen ist oft ohne professionelle Hilfe nicht möglich. Daher sei sie hier dezidiert empfohlen. Hat jedoch der Lehrer das primäre Interesse am Kind *ohne* die Erarbeitung eines Begriffes von der ewigen Individualität des Menschen, vom Kern der Persönlichkeit, der in unterschiedlichsten Lebenslagen, in männlichen und weiblichen Körpern, in Kindheit, Jugend und Alter Erfahrungen macht, die für seine weitere Entwicklung wichtig sind, ist es schwer zu helfen.

Welchen Sinn könnte es denn haben, als Homosexueller zu leben und seine Biographie sozusagen im „Anderssein" als die anderen zu durchleben?

Diese Frage hat sicher im individuellen Schicksal unterschiedliches Gewicht. So verschieden die Art und Weise ist, sich mit der eigenen Geschlechtlichkeit auseinanderzusetzen, so wenig lässt sich die schicksalsmäßige Aufgabenstellung des einen Menschen mit der eines anderen so ohne weiteres vergleichen. Da Sie jedoch das „Anders-Sein" ansprechen, so ist damit etwas gekennzeichnet, was jeden Homosexuellen im Vergleich zum Heterosexuellen betrifft. Denn er ist – ob Mann oder Frau – *anders* als die Majorität. Was bedeutet es aber, in dem Bewusstsein zu leben, einer Minderheit anzugehören? In der großen Gesellschaft nicht angepasst zu sein, um Anerkennung *seiner* Lebensform ringen zu müssen? Das Positive einer solchen Schicksalssituation ist ganz sicher immer, dass dadurch das Bewusstsein von der eigenen Persönlichkeit, das Zu-sich-Stehen, so wie man ist, eine Stärkung erfährt. Wie leicht ist es doch demgegenüber, „normal" und angepasst im großen Strom der Zeitgenossen mitzuschwimmen. Wohingegen einer Minderheit anzugehören immer bedeutet, dass man auffällt, anstößt, sich rechtfertigen, bekennen muss und – um akzeptiert zu werden – in der Regel mehr leisten muss als andere. Nicht nur, wenn die Auseinandersetzung gelingt, sondern auch im Falle des wiederholten oder gar dauerhaften Scheiterns wirkt sich diese große zusätzliche Anstrengung förderlich auf die Entwicklung im Gang der wiederholten Erdenleben aus. Auch gehört viel Mut und wirklich Liebe dazu, eine Liebesbeziehung zu leben und durchzutragen, der die gesellschaftliche Anerkennung versagt bleibt oder erschwert ist. So freut es mich immer ganz besonders, wenn ich von einem homosexuellen Paar eine Heiratsanzeige bekomme, weil ich weiß, dass da oft Jahre des Ringens und der Angst vor dem „Coming-out" vorangegangen sind.

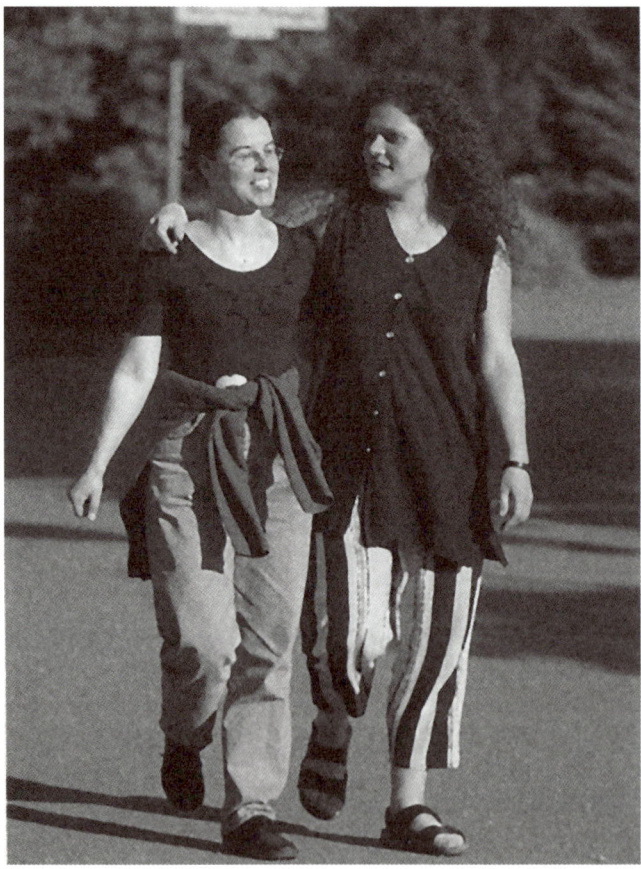

Foto: Lutz

Was könnte der Homosexuelle, wenn er nicht mehr diskriminiert wird, in die Gesellschaft einbringen? Was könnte die Gesellschaft davon haben, ihn zu integrieren?

Was ein Homosexueller in die Gesellschaft einbringen kann, hängt in erster Linie von dem ab, was er als Persönlichkeit darstellt, für welche Ziele er lebt und wofür er seine Arbeitskraft einsetzt. Was nun das Geschlechtsleben anbetrifft, so denke ich, dass dieses nicht nur beim Heterosexuellen, sondern auch beim Homosexuellen seine individuelle Angelegenheit sein sollte. Über das Geschlechtsleben viel zu reden oder sich öffentlich beim Liebesspiel zur Schau zu stellen, erlebe ich nicht als Attribut des Erwachsenseins, sondern allenfalls als adoleszentes Verhalten. Hingegen strahlen alle menschlichen Beziehungen, die von gegenseitiger Achtung, von Liebe und Zärtlichkeit geprägt sind – mit oder ohne sexuelle Grundlage – positiv in den sozialen Umkreis aus. Wo Menschen sich verbinden, entstehen Kräfte, die auch anderen zugute kommen. Und so kann eine stabile Beziehung unter homosexuellen Männern oder Frauen in ähnlicher Weise ein offenes Haus für andere oder ein Ausstrahlungspunkt für wichtige Aktivitäten sein, wie die eheliche Beziehung zwischen Mann und Frau oder ein intaktes Familienleben es sind. Letztlich kommt es doch immer darauf an, ob eine menschliche Beziehung produktiv und damit wertvoll für den Umkreis ist. Und da gibt es unter Menschen ja nicht nur die Möglichkeit, physische Kinder zu zeugen, sondern auch seelische und geistige.

Wenn ich heute sehe, wie wenige Kinder noch aus so genannten intakten Familien kommen und wie selten es Mann und Frau gelingt, ihre Geschlechtlichkeit so in das soziale Miteinanderleben zu integrieren, dass dauerhafte Lebensgemeinschaften entstehen können, so wundert es mich oft, woraus sich eigentlich die Arroganz und das Sich-Besser-Vorkommen speist, die so oft von Seiten der Vertreter heterosexueller Lebensformen denjenigen der Homosexuellen gegenüber demonstriert werden. Ganz sicher ist jedoch die Tatsache, dass die Homosexualität eine Herausforderung für die Gesellschaft darstellt, um aktive Toleranz und Verständnis für das „Anders sein" zu entwickeln.

In welcher Situation befindet sich ein junger Mensch, der bei sich eine gleichgeschlechtliche Neigung entdeckt?

Wenn dies in einem verständnisvollen pädagogischen Milieu geschieht, so muss dies nicht anders sein, als wenn der Jugendliche erstmals eine ernsthafte geschlechtliche

Zuneigung zum anderen Geschlecht entwickelt. Es ist dies immer ein tief eingreifendes, ja manchmal wie ein Schock den Jugendlichen erfassendes Erlebnis.

Wem kann sich dann ein Junge oder Mädchen anvertrauen, wenn das soziale Milieu eine ausgesprochene Abneigung gegenüber der Homosexualität hat, wie dies heute noch bei vielen Müttern und Vätern, auch Lehrerinnen und Lehrern der Fall ist?

Das ist eine wichtige Frage. Es wäre zu wünschen, dass beispielsweise Schulärzte und Therapeuten an Waldorfschulen hier Ansprechpartner sein könnten oder auch die eine oder andere Lehrerpersönlichkeit. Doch möchte ich auch dies für den Umgang mit der Geschlechtlichkeit insgesamt sagen. Auch die heterosexuell veranlagten Jugendlichen haben im Umgang mit der Geschlechtlichkeit Fragen, für die sie oft zuhause nicht das nötige Verständnis finden und wo es von unschätzbarem Wert ist, wenn sich in der Schule ein Mensch ihres Vertrauens findet. Dabei sei jedoch auch angemerkt, dass es viele Jugendliche gibt – egal ob heterosexuell oder homosexuell –, die deutlich empfinden, dass sie für den Umgang mit ihrer Geschlechtlichkeit selber Verantwortung übernehmen wollen, und die sich lieber durch das Leben selber oder eine von ihnen selbst gesuchte Lektüre aufklären als durch das Gespräch mit Vertrauenspersönlichkeiten. Auf jeden Fall aber sollte in der Lehrerausbildung thematisiert werden, wie potenziell oder tatsächlich homosexuelle Kinder und Jugendliche positive Bestätigung erfahren können. Die Art, wie beispielsweise im Unterricht abfällig oder positiv sachlich auf dieses Thema eingegangen wird, ist bisweilen lebensentscheidend.

Wie könnten wir im schulischen Zusammenhang das Zurechtkommen der Betroffenen mit sich und ihrer Umgebung erleichtern? Wo könnte im Unterricht über Homosexualität wie über andere Fragen der Sexualität gesprochen werden? Was wäre ein günstiger Zeitpunkt?

Der günstige Zeitpunkt ist immer dann gegeben, wenn bestimmte Fragen die Schüler bewegen. Nur dann ist es sinnvoll, diese Thematik aufzugreifen, auch wenn es unter Umständen gar nicht zum aktuellen Unterrichtsinhalt passt. Die Sexualität ist etwas so Allgemein-Menschliches und reicht von der biologischen über die seelische bis in die geistige Sphäre durch die Art des Umgangs mit ihr hinauf, dass ich Mühe hätte, sie in irgendeinem Fachgebiet unterzubringen. Im Grunde muss die ganze Art und Weise, wie der Lehrer unterrichtet, aufklärend auf die Schüler wirken. In der Art, wie er Vorgänge des Lebens kommentiert, wie er dieses und jenes darstellt, wie er mit Männern und Frauen, mit Schülerinnen und Schülern umgeht – all dies klärt im besten Sinne des Wortes auf, weckt Vertrauen und schafft die Grundlage, um dann auch heikle – meist individuelle – Fragen anzusprechen. Klassenmäßig würde ich auf solche Themen nur dann zu sprechen kommen, wenn es wirklich auch ein Klassenthema ist. Sonst ist es besser, Gespräche dieser Art außerhalb des Unterrichtes mit den unmittelbar daran Interessierten beziehungsweise Betroffenen zu führen. Oft genügen aber auch schon kleine Bemerkungen wie die, dass bei der unterrichtlichen Behandlung eines bedeutenden Menschen aus Kultur oder Geschichte, der homosexuell war, dies auch Erwähnung findet und nicht stillschweigend übergangen wird; das wirkt wohltuend und beruhigend auf die wenigen von diesem Problem betroffenen Schüler in der Klasse.[2] Aufgrund einer solchen Bemerkung wagt dann vielleicht auch ein Betroffener, mit dem Lehrer in ein diesbezügliches Gespräch zu kommen. Durch die Art und Weise, wie Tatsachen dieser Art angesprochen werden, fühlen sich die davon persönlich Betroffenen entweder geächtet und verurteilt oder verstanden, sogar angenommen und bejaht. Und auf dieses stille Zwiegespräch mit den Schülern kommt es meines Erachtens viel mehr an, als auf das laute „Über-alles-Reden".

Wäre es denkbar, dass sich Schulärzte und für das Problem aufgeschlossene Lehrer einmal treffen, um sich darüber auszutauschen und Anregungen weiterzugeben?

Selbstverständlich ist dies denkbar. Wir haben uns beispielsweise wiederholt am Goetheanum auf unseren pastoralmedizinischen Tagungen auch dieser Thematik gewidmet. Auch im Schulärztekreis ist das Thema hin und wieder angesprochen worden. Und ich sehe allen Grund, sich über diesbezügliche Fragen auch mit den daran interessierten Lehrern einmal zu treffen.

Wie sieht die Situation homosexueller Lehrer und Lehrerinnen aus? Stellen sie eine Gefahr für ihre Schüler dar?

Pädophilie ist aus meiner Sicht unvereinbar mit dem Lehrerberuf – nicht jedoch die Homosexualität. Hier sprechen Sie etwas an, worauf ich schon zu Beginn unseres

---

[2] Wenig bekannt, aber menschlich wie dichterisch hochstehend sind z. B. die Sonette von Michelangelo und Shakespeare, die die Schönheit sowohl einer Frau als auch eines Jünglings preisen. *Anm. d. Red.*

Gespräches Bezug genommen habe. Der Umgang mit der Sexualität – ganz gleich welcher Form – muss von jedem Menschen individuell gelernt und gehandhabt werden. Wenn dies nicht gelingt und es dabei zu Perversionen kommt oder aber zu Fehlverhalten, das den Partner oder die Kinder schädigt, muss sozial oder therapeutisch eingegriffen werden. Verläuft die Entwicklung jedoch gesund, so kann der Erwachsene seine sexuellen Neigungen kontrollieren und in der von ihm gewählten Partnerbeziehung leben. Und so wenig Homosexualität identisch ist mit Kindsmissbrauch und Verführung Minderjähriger, so wenig ist Heterosexualität gleichbedeutend mit moralisch einwandfreiem und sozial vorbildlichem Verhalten. Die Grenze des kritisch zu Beurteilenden verläuft immer da, wo der Mensch die Kontrolle über seine Handlungen verliert und der Partner sich unfrei erlebt. Ich kann mir durchaus vorstellen, dass ein Lehrer homosexuell sein kann, wenn er sein Geschlechtsleben verantwortlich gestalten kann, wie das auch jeder heterosexuelle Lehrer tun muss. Es wird dann das berufliche Leben nicht tangieren. Er muss jedoch damit rechnen, dass er möglicherweise von Schülern, die seine homosexuelle Orientierung ahnen, in besonderer Weise angesprochen wird: Das kann reichen von Provokation und Neugier bis zur Ratgeber-Funktion für solche Schüler, die vielleicht mit ihm über ihre eigenen homosexuellen Neigungen sprechen möchten. Und natürlich kommt es gerade im Lehrerberuf immer wieder vor, dass Schüler sich in ihren Lehrer – gleich welcher sexueller Orientierung – verlieben und dass der Lehrer dann gefordert ist, diese schwärmerische Jugendliebe angemessen zu beantworten; das ist ein grundsätzliches Problem jenseits von Homo- und Heterosexualität. Was Menschen zueinander zieht, in Liebe und in Hass – es liegt immer tief im Schicksal der Beteiligten begründet und bedarf im jeweiligen Erdendasein der weiteren Bearbeitung, der heilsamen Klärung und auch des Verzichts auf egoistische Wünsche, um letztlich den anderen auf seinem Weg zu fördern, soweit man es vermag.

Wie könnten Voraussetzungen dafür geschaffen werden, dass homosexuelle Lehrer sich gegenüber den Kollegen, vielleicht auch den Eltern und Schülern gegenüber, zu ihrer geschlechtlichen Orientierung bekennen können?

Es wäre im Blick auf die Zukunft wünschenswert, dass ein neuer Lehrer, der sich im Kollegium vorstellt, nicht nur erzählt, dass er beispielsweise verheiratet ist und drei Kinder hat, sondern auch wenn er nicht verheiratet ist oder mit einem gleichgeschlechtlichen Partner zusammenlebt. Die Art und Weise, wie er seinen sozialen Status darlegt und wie er darüber hinaus als Mensch, als zukünftiger Kollege wirkt, kann den zuhörenden Kollegen durchaus einen Eindruck davon geben, ob sie sich eine Zusammenarbeit mit ihm vorstellen können. Heute wird sich ein solcher Mensch allerdings noch zurückhalten, weil er die noch herrschenden Vorurteile kennt. Jedoch wäre es erstrebenswert, wenn der Betreffende in seinem Kollegenkreis zumindest den einen oder anderen fände, mit dem er über seine besondere Situation sprechen kann – auch zur Absicherung gegen den möglichen Vorwurf, niemand im Kollegium habe etwas gewusst.

Hingegen halte ich es für unangebracht, dass ein homosexueller Lehrer aus einem Erklärungs- oder Verteidigungsbedürfnis heraus gegenüber Schülern, Kollegen und Eltern über seine geschlechtliche Neigung spricht. Das passt nicht in den Schulalltag – genauso wenig, wie wenn dies ein heterosexueller Lehrer tun würde. Die Lehrerpersönlichkeit muss – je jünger die Schüler beziehungsweise Kinder sind – Vorbild und

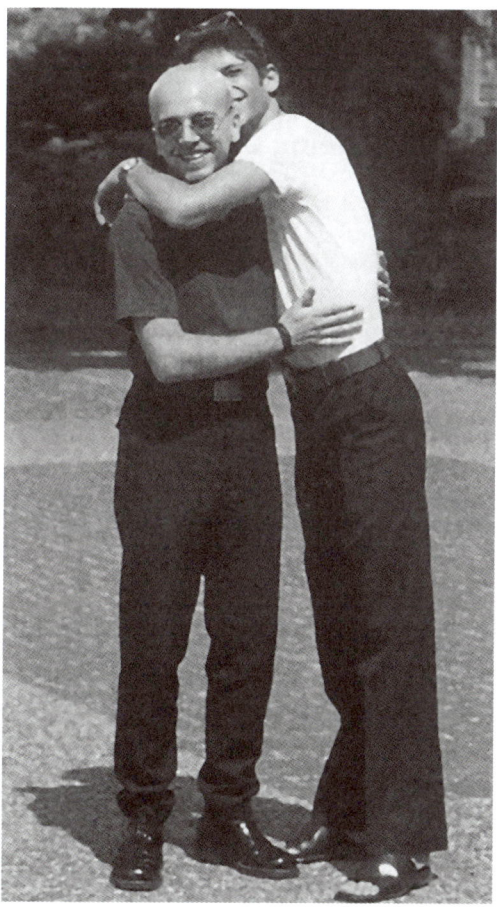

Foto: Lutz

Autorität sein können, auch im Umgang mit der Geschlechtlichkeit und deren Integration in das Leben. Ist sie dies nicht, so sollte sie einen Berufswechsel anstreben.

Könnten Sie sich eine Zukunft – auch im Kontext von Waldorfschulen – vorstellen, in der Homosexualität einfach als eine Form von Liebe angenommen wird?

Diese Frage führt uns in gewisser Weise wieder an den Anfang des Gespräches zurück: Ich meine, wir müssen lernen, viel stärker auf das Werden der *Persönlichkeit zu* schauen als auf das Geschlecht. Wenn sich eine homosexuelle Lebensform sozial konstruktiv darlebt und sich ihrer selbst so sicher ist, dass sie es nicht nötig hat, sie zu bereden und zu problematisieren, dann kann ich es mir vorstellen. Wenn jedoch in unserer heutigen ohnehin schon durch und durch sexualisierten Gesellschaft auch noch die Themen Homosexualität und Bisexualität zu Dauerthemen werden und das ganze Leben und die Art, wie Schüler sich gegenseitig und den Lehrer beobachten, immer mehr durch sexuelle Vorstellungen verstellt oder beeinträchtigt wird, so sehe ich darin einen Schaden für die Entwicklung der Schüler. Entscheidend ist doch, dass ein Lehrer seine Schüler für das Unterrichtsfach begeistern kann, in dem er unterrichtet, dass es ihm gelingt, bei den Schülern Weltinteresse und ein liebevolles Verständnis für alle Lebenserscheinungen zu wecken. Und in diesem weitgefächerten Lebenszusammenhang findet dann auch die Frage nach dem Umgang mit der Geschlechtlichkeit den ihr gemäßen Platz mit der Möglichkeit einer offenen und unvoreingenommenen Erörterung. Wird sie jedoch zum Spezialthema hochstilisiert und nimmt das Interesse für sie und für die eigenen Gefühle und Wünsche einen zu großen Raum ein, so bedeutet dies immer Ablenkung von der eigentlich pädagogischen Aufgabe und eine Störung im Entwicklungsprozess.

Bei keiner Ihrer Antworten sind Sie im eigentlichen Sinne auf die anthroposophische Menschenkunde im Sinne der vier Wesensglieder zu sprechen gekommen. Gibt es nicht ein spezifisch anthroposophisch-menschenkundliches Erklärungsmodell für das Auftreten der Homosexualität? Hat das etwas mit dem so genannten männlichen und weiblichen Ätherleib zu tun?

Die anthroposophische Menschenkunde liefert zwar kein Erklärungsmodell für das Auftreten der Homosexualität, jedoch gute Grundlagen für ein differenzierteres Verständnis ihrer menschenkundlichen Grundlagen. Zunächst zum Begriff des männlichen und weiblichen Ätherleibes:

Das neue pädagogisch-medizinische Paradigma, das Rudolf Steiner diesbezüglich in die Entwicklungsforschung eingebracht hat, ist das Paradigma von der Doppelnatur des ätherischen Organismus, d. h. die Identität von „Leben" und „Denken", von unbewusstem Körperleben und bewusstem Gedankenleben, die sich im Laufe der kindlichen Entwicklung voneinander differenzieren. Daher lassen sich Lebens- und Denktätigkeit durchgehend vergleichen. Es gibt nichts an Gedankendynamik und Funktionalität, was nicht auch als Dynamik und Funktionalität innerhalb der Lebensfunktionen des Organismus zu finden ist. Besonders eindrücklich arbeitet dies Steiner für die Reifung der Schmelzkronen im Zusammenhang mit dem ersten Durchbruch der bleibenden Zähne heraus. Die Wachstumskräfte, die die Schmelzkronen zur Reife bringen, ziehen sich danach vollständig aus dem fertigen Organ heraus, weswegen sich die Zähne zeitlebens nicht mehr regenerieren können, sondern – im Falle des Schadhaftwerdens – die Menschen zum Zahnarzt führen. Der Lehrer kann jedoch parallel zu diesem Reifungsvorgang der Zahnschmelzkronen eine dramatische Veränderung im Seelenleben der Kinder beobachten: Wo vorher ein kindlich rhythmisch-sanguinisches Gedächtnis war, tritt jetzt die abstrakte Merk- und Erinnerungsfähigkeit auf, sozusagen der geistige „Biss". Man kann dies gut in einer ersten Klasse beobachten, wo es Kinder gibt, die beim Ankündigen einer neuen Geschichte mit glänzenden Augen dasitzen, weil sie diese geliebte Geschichte „wiederhören" dürfen, und wo andere Kinder, die sie ebenfalls schon kennen, gelangweilt und lustlos reagieren, indem sie sagen: „Oh, die kennen wir doch schon". Der Unterschied zwischen der ätherischen Kraft im Denken, die der Reifung der Zahnschmelzkronen entstammt, und den Kräften und Funktionsmöglichkeiten anderer Organe ist nur der, dass bezüglich der anderen Organe – insofern sie gesund bleiben sollen – immer eine zureichende ätherische Aktivität auch „inkarniert" bleiben muss, um das entsprechende Organgebiet zu regenerieren und am Leben zu erhalten. Die Kräfte, die jedoch aus dem Wachstum stammen, können nach Abschluss des Wachstums für die Gedankentätigkeit metamorphosiert werden, ebenso wie die Kräfte, die aus der Regenerationstätigkeit des alternden Organismus stammen und – je älter der Organismus wird – dem Körper immer weniger zur regenerativen Lebenstätigkeit zur Verfügung stehen. Das gedanklich-geistige Reifen und Wachsen schließt sich also nahtlos an das Körperlich-Physische an und dauert lebenslang, bis im Tode dann das „Erwachen im Geiste" einsetzt, indem der Mensch in seinem ätherischen Organismus erwacht, während der physische zerfällt. Dieses in Medizin und Pädagogik äußerst hilfreiche neue Paradigma ist nun auch die zentrale Begrifflichkeit für das Studium des so genannten männlichen und weiblichen Ätherleibes. Ist es doch eine Tatsache aus der

Embryologie, dass bis zur 7. Schwangerschaftswoche der männliche und weibliche Embryo bisexuell veranlagt ist, d. h. sich beide Geschlechtsanlagen ausbilden, unabhängig vom eigenen chromosomalen Geschlecht. Erst nach dieser Zeit bildet sich das jeweils andere Geschlecht zurück, und es kommt zur Ausreifung des typisch männlichen oder weiblichen Organismus. Es bleiben beim Mann nur geringfügige Rudimente der weiblichen Fortpflanzungsanlagen bestehen und umgekehrt bei der Frau Rudimente der männlichen Anlage. Diese verbleibenden Rudimente zeigen jedoch an, dass die volle Ätherkapazität, die zur Ausbildung des entgegensetzten Geschlechtes hätte dienen können, nun physisch zwar nicht gebraucht, jedoch ätherisch noch angeschlossen am Organismus im Prinzip funktionsfähig bleibt. Entsprechend sieht auch der für die Aura des Menschen Hellsichtige bei der Frau die ätherischen Ätherkräfte des Mannes leibfrei in der Aura wirksam und umgekehrt beim Mann diejenigen der Frau. Dadurch sind Mann und Frau nicht nur in physischer Hinsicht verschieden sondern auch in seelisch-geistiger Hinsicht differenziert:

1. Physische Ebene

Die männlichen Gonaden machen einen Deszensus durch und kommen ausserhalb des Leibes im Hodensack zu liegen, während diejenigen der Frau im kleinen Becken nach innen genommen ausgebildet werden. Entsprechend werden die männlichen Samenzellen nach aussen abgegeben, wohingegen die weibliche Eizelle vor Ort bleibt und sich nach spätestens 6 bis 12 Stunden auflöst, wenn keine Konzeption stattgefunden hat. Durch die hormonellen Einseitigkeiten kommt es zur typisch männlichen Behaarung, dem geringeren Fettansatz, dem stärkeren Muskelgewebe und Knochenbau, der Verknöcherung des Kehlkopfes mit der tieferen Stimme, etc. Demgegenüber bleibt der weibliche physische Organismus fettreicher, rundlich, weniger stark muskulär ausgebildet mit unverknöchertem Kehlkopfskelett und der zeitlebens höheren Stimme. Auch die Behaarung reduziert sich in aller Regel auf den Scham- und Achselbereich und erstreckt sich nicht auf den übrigen Körper – mit Ausnahme von Unterarmen und Unterschenkeln.

2. Ätherischer Organismus

Bedingt durch die Metamorphose der Wachstumskräfte in Gedankenkräfte bildet sich zum einen das jeweils männliche bzw. weibliche System der Geschlechtsorgane aus. Im Denken aber herrscht die Funktionsdynamik des entgegengesetzten Geschlechtes vor. D. h. sowohl der Mann wie die Frau sind ätherisch „vollmenschlich". Sie haben die Ätherkräfte des eigenen Geschlechtes physisch und diejenigen des entgegengesetzten geistig zur Verfügung. In der männlichen Funktionsdynamik des Denkens herrscht daher – analog zu den ausgebildeten weiblichen Geschlechtsorganen – die Befähigung zum regelmäßigen, ruhigen Reifenlassen von Gedanken. Damit verbunden ist eine stärkere Neigung zur Systematik, zum geistigen Wachstum, einer Fähigkeit zum Ruhenlassen von Gedanken und insbesondere eine Begabung, Gedanken mehr nach innen zu nehmen und nicht so leicht von sich zu geben und „zu versprühen". Genau gegenteilig ist dies bei der Frau: Ihr Gedankenleben ist flexibler, spontaner, reaktiver, „sprühender", dafür jedoch weniger stetig. Ein Beispiel aus dem Alltag: Es ist evident, dass eine Frau höchst selten einen Einkaufszettel schreibt, bevor sie aus dem Hause geht, wohingegen Männer dies in der Regel schätzen. Entsprechend kommen Männer auch relativ rasch mit dem Notierten nach Hause, wohingegen Frauen „schon wissen, was sie brauchen", sich gerne beim Einkaufen selbst auch noch anregen lassen durch das, was da ist, und manchmal sogar ohne das Produkt heimkommen, dessen Fehlen den Einkauf ausgelöst hat …

3. Astralische Ebene

Stärkere Muskelkraft und Bewegungsfähigkeit sowie vermehrte physische Behaarung zeigen an, dass der Astralleib bis in die Tonbildung der Stimme herein „tiefer" in der physisch-ätherischen Konstitution inkarniert ist, bei der Frau hingegen weniger. Das bedeutet, dass der Astralleib der Frau lebhafter und leibfreier mit dem Gedankenleben verbunden ist, wohingegen das Gedankenleben des Mannes weniger astralisch durchsetzt und damit abstrakter arbeitet. Die Gefühle sind stärker an den Leib gebunden und weniger an das Gedankenleben, weswegen Männer zwar triebhaft-emotionaler reagieren können, jedoch weniger verbal-emotional. Sie schlagen lieber zu, als dass sie drauflos reden; sie werden eher aggressiv, als dass sie keifen; sie neigen eher zur körperlichen als zur seelisch-verbalen Gewalt. So haben es Männer auch leichter, von Problemen innerlich Abstand zu nehmen, sie absinken zu lassen, ruhen zu lassen, ihr Denken davon unabhängig zu halten und den Belangen des Tages zu widmen. Frauen hingegen haben u.U. große Mühe, sich von seelischen Problemen gedanklich zu distanzieren, und sind deswegen in ihrer geistigen Leistungsfähigkeit eher eingeschränkt, wenn sie seelische Probleme zu tragen oder zu bewältigen haben, als Männer. Der Astralleib als Sitz des Gefühls bildet mit dem Denken stärker eine Einheit, weswegen Frauen lernen müssen, sich zu strukturieren; Männer hingegen haben mehr Mühe, sich durch Gedanken in Bewegung bringen zu lassen. Sie sind Neuem oder Anderem gegenüber eher zurückhaltend. Sie bevorzugen und unterstützen Traditionelles und Bewährtes.

4. Ich-Ebene

Der geistige Wesenskern des Menschen ist zwar über- bzw. ungeschlechtlich „einfach Mensch". Er erlebt sich jedoch in der männlichen oder weiblichen Konstitution sehr verschieden. Je konstitutioneller das Ich-Erleben, umso weniger gibt es ein unmittelbares Verstehen zwischen Mann und Frau, da sie sich auf allen Ebenen „verschieden" gegenüberstehen. So spricht Goethe in seinem Faust vom „Ewig Weiblichen", was den Mann geistig aufwärts führt, und Rudolf Steiner ergänzt, dass – wäre Goethe eine Frau gewesen – er vom „Ewig Männlichen" gesprochen haben würde. Auch dies ist mit Hilfe der Wesensgliederkenntnis gut zu verstehen. Denn beim Mann sind die geistigen Kräfte des ätherischen Organismus in ihrer Weiblichkeit ganz rein und unberührt vom Physisch-Irdischen geblieben und sind somit auch das reine geistige Vermögen, die geistige Produktivität, die den Mann auf Gedanken-Geisteswegen aufwärts führt. Umgekehrt ist dies jedoch bei der Frau, die durch die reinen männlichen Äther- und Schöpferkräfte auf ihrem geistigen Entwicklungsweg geprägt wird.

Was kann eine solche Betrachtung zum Verständnis der Homosexualität beitragen? Zum einen dies, dass deutlicher verstanden werden kann, wieso gerade im Jugendalter die allermeisten Jugendlichen Phasen homo-erotischer Anziehung erleben. Ist doch der Ätherleib Sitz der erotischen Anziehung, wohingegen der Astralleib diese bewusst macht und durch das Lusterleben die Begierde unterhält, die ihrerseits wieder die erotische Anziehung verstärkt. Da die konstitutionelle Ausprägung noch nicht ausgereift und gefestigt ist, ist die weibliche Konstitution erotisch sensibler für die männliche Anziehungskraft im Geistig-Ätherischen der anderen Frau und umgekehrt die männliche für die weibliche geistige Ätherkraft des Mannes. Da die Konstitution des Homosexuellen – wenn man Homosexualität als persistierende adoleszente Entwicklungsphase interpretiert – zeitlebens in dieser nicht ganz vollständig inkarnierten Verfassung verbleibt, kommt es zur primär homo-erotischen Anziehung bei beiden Geschlechtern. Diese wird dann durch die assoziierten physiologischen und karmischen Parameter zusätzlich verstärkt und führt früher oder später zum „Coming-out", d. h. zur bewusst akzeptierten, gelebten Homosexualität.

Sexuell übertragbare Infektionskrankheiten und deren Besprechung in der Schule

Bart Maris

Ansteckung, Angst und Freiheit

Über Bakterien und Viren wird im Biologieunterricht der Waldorfschulen meistens erst in der Klasse 11 im Rahmen der Zellbiologie ausführlicher gesprochen. Die meisten 6.-Klässler haben aber schon mal von AIDS gehört und meinen das Wichtigste davon schon zu wissen, nämlich dass es eine gefährliche Krankheit sei, die etwas mit Sexualität zu tun habe.

Die pädagogische Kunst in der Vermittlung von Kenntnissen und Einsichten der Zusammenhänge von Sexualität und bestimmten Infektionskrankheiten ist, einerseits klar hinzuweisen auf Übertragungswege, Krankheitszeichen, Verhütung und Therapie, aber andererseits zu vermeiden, dass die Angst vor Bakterien und Viren die sexuelle Entwicklung ständig begleitet und dass der Glaube sich festigt, dass diese Mikroorganismen die alleinige Ursache der Krankheiten sind. Dies wird spätestens in der 9. Klasse notwendig sein.

Eindrucksvoll und historisch kann über die früheren Ausmaße und Folgen von z. B. Syphilis erzählt werden. Seit Menschendenken wird die Sexualität begleitet von zum Teil schweren Krankheiten, von denen aber erst seit verhältnismäßig kurzer Zeit der auf Keimübertragung reduzierte Zusammenhang erkannt wird.

In Bezug auf das Erreger-Erklärungsmodell gibt es viele Beispiele, aus denen ersichtlich wird, dass die Sache mit den Erregern nur die halbe Wahrheit ist. Wenn zum Beispiel bei den als hoch-ansteckend geltenden Windpocken nur ein oder zwei der vier Geschwister in einer Familie erkranken und die beiden anderen zwei Jahre später, dann wird klar, dass man es nicht nur mit Viren zu tun hat, sondern auch mit Abwehr, Immunlage, Infektionsbereitschaft und Gesundheitszustand. Warum stecken manche sich sofort an (egal ob es sich um Windpocken, AIDS oder Hepatitis B handelt), andere erst nach längerem Intimkontakt und wieder andere gar nicht? Ist das nur Zufall wie beim Roulette, oder hat es tatsächlich etwas mit dem Empfänger zu tun?

In den letzten Jahrzehnten ist das Thema sexual übertragbare Erkrankungen wieder aktuell geworden, nachdem man geglaubt hatte, mit den zur Verfügung stehenden Antibiotika die klassischen „Geschlechtskrankheiten" (Lues und Gonorrhoe) überwunden zu haben. Die „neueren" viralen Erkrankungen sind viel schwieriger zu behandeln, damit ist die Angst wieder gewachsen. Der Umgang mit Sexualität und Infektionsverhütung ist oft Angst-geprägt. Obwohl es äußerlich auf dasselbe hinauskommen kann, ist das Gegenstück der Angst die Verantwortung. Wie kann ich verantwortungsvoll mit meinem Partner, mit mir und mit sexuellen Trieben umgehen? Dabei ist das Übernehmen der Verantwortung die Voraussetzung für Freiheit, indem Freiheit das Gegenteil von Beliebigkeit ist. Beliebigkeit hat wenig mit Ich-Präsenz und Verantwortung zu tun. Freiheit ist nicht die Befreiung vom kontrollierenden Ich, sondern die Ich-geführte Handlung, die die Folgen der eigenen Taten verantwortungsvoll übernimmt.

Das Immunsystem arbeitet mit den meist-individualisierten Eiweißstrukturen im Körper. Es unterscheidet zwischen Innen- und Außenwelt, es urteilt über Fremdeinflüsse, es wehrt manches Fremde ab und lässt anderes zu, und es schützt die Innenwelt. In der Arbeit eines gesunden Immunsystems ist nichts beliebig. Das, was auf körperlicher Ebene die Aufgabe des Immunsystems ist, ist mit der Ich-Präsenz auf seelisch-geistiger Ebene zu vergleichen. Die moderne Psycho-Immunologie belegt die Interaktionen zwischen dem Funktionieren des Immunsystems und der seelisch-geistigen Verfassung eines Menschen. Willkür, Getrieben-werden, Beliebigkeit, Desinteresse, aber auch Depression und Fremdbestimmung haben eine herabgesetzte Immunität mit erhöhter Infektanfälligkeit zur Folge. Ich-gelenktes, verantwortungsbewusstes und rücksichtsvolles Handeln stärkt dagegen die Abwehrlage.

Ein Problem hierbei ist, dass Ich-gelenkte Handlungen eigentlich erst ab dem Erwachsenenalter erwartet werden können. Im Alter unter 18 bis 21 reift diese Fähigkeit heran, manche Jugendlichen können in dieser Beziehung sogar mit 16 schon viel weiter sein als andere mit 24. Im Allgemeinen muss aber gesagt werden, dass Jugendliche zwischen 14 und 18 nur sehr beschränkt in der Lage sind, verantwortungsbewusst für die Folgen ihrer Handlungen einzustehen. Auch gesetzlich haften die Eltern für ihre Kinder bis zum 18. Lebensjahr. Die Aussage, dass jeder hier seine eigene Erfahrungen machen soll, ist nicht angebracht. Deshalb ist es die pädagogische Aufgabe, die Jugendlichen in der Entwicklung und Reifung ihrer Ich-Gestalt so zu begleiten, zu unterstützen und zu lenken, dass sie keinen zu großen Risiken ausgesetzt werden und zunehmend in die Lage kommen, ihre Situation, ihre Begegnungen und ihr Triebleben so beurteilen zu können, dass sie ihren Trieben nicht ausgeliefert sind.

Diese Zusammenhänge sind bei der Behandlung der einzelnen Krankheiten immer zu bedenken und sollten im Hintergrund (oder gar Vordergrund) anwesend sein.

Im Folgenden werden in alphabetischer Reihenfolge einige wichtige sexuell übertragbare Krankheiten besprochen.

Chlamydien

Chlamydien sind Bakterien, die über jegliche Art des Sexualverkehrs (genital, oral, anal) übertragen werden können. Die Chlamydieninfektion ist hier zu Lande die häufigste sexuell übertragbare Infektionskrankheit. In manchen Bevölkerungsgruppen ist jeder Zehnte infiziert, der Risikofaktor besteht vor allem in wechselnden sexuellen Kontakten. Die Infektion hat eine Inkubationszeit von 3 bis 4 Wochen und äußert sich primär in Beschwerden im Genitalbereich, in der Harnröhre und den Unterleibsorganen. Diese Beschwerden können akut sein (beim Mann schmerzhafte Harnröhrenentzündung, bei der Frau verstärkter Ausfluss, Unterleibsschmerzen, Blasenentzündung) oder auch langsam chronisch schleichend und schließlich sich auch in anderen Organen (insbesondere Gelenken) manifestieren. Bei der Frau ist die Chlamydieninfektion eine häufige Ursache beidseitiger Eileiterentzündung mit oft bleibenden Verklebungen, die zur Unfruchtbarkeit führen können. Nur mit einem speziellen Abstrich aus dem Muttermund oder der Harnröhre lässt sich die Infektion nachweisen. Mit einer passenden, aber langen antibiotischen Behandlung ist die Infektion gut und ohne Spätfolgen zu behandeln. Der Partner muss immer mitbehandelt werden.

Infektionsvorbeugung: safer sex mit Kondom.

Eine Chlamydieninfektion in der Schwangerschaft kann vorzeitige Wehen und eine Frühgeburt verursachen; während der Geburt kann sich auch das Neugeborene infizieren, deshalb wird in der Schwangerschaft routinemäßig auf Chlamydien untersucht.

Gonorrhoe

Der „Tripper" (Gonorrhoe) gehört zu den klassischen „Geschlechtskrankheiten". Er verursacht vor allem beim Mann Beschwerden: Schmerzen beim Wasserlassen und Eiterabsonderung aus der Harnröhre. Frauen können längere Zeit eine Infektion mit Gonokokken haben, ohne es zu merken (sie können es aber in dieser Zeit sehr wohl weitergeben). In dieser Zeit ist die Infektion schleichend und kann, ähnlich wie bei den Chlamydien, Eileiterentzündungen verursachen, die Verklebungen und Unfruchtbarkeit zur Folge haben können. Die Diagnose wird im Abstrich aus der Harnröhre oder dem

Muttermund gestellt. Die Therapie ist erfolgreich mit Antibiotika, es treten dann keine Spätfolgen auf. Mitbehandlung des Partners ist notwendig.

Wenn während der Geburt das Kind sich mit Gonokokken ansteckt, kann eine bleibende Blindheit als Folge einer Augenentzündung entstehen.

Hepatitis

Hepatitis ist eine Entzündung der Leber, die durch verschiedene Viren verursacht werden kann. So gibt es Hepatitis A, die über Ausscheidungsprodukte (also bei mangelhaften hygienischen Verhältnissen) übertragen werden kann; sie heilt ohne Resterscheinungen aus und gibt einen lebenslangen Schutz nach durchgemachter Erkrankung.

Hepatitis B ist überwiegend durch Blutprodukte, infizierte Spritzen oder Geschlechtsverkehr übertragbar. Der Verlauf der Erkrankung ist variabel, sie kann akut verlaufen und restlos ausheilen, aber auch chronisch schleichend mit bleibender oder gar langsam zunehmender Leberschädigung verlaufen. Außerdem gibt es so genannte „stille Träger", die sich infiziert haben, ohne Krankheitsanzeichen zu bekommen; sie können aber ständig über die genannten Ansteckungswege andere mit dem Virus infizieren.

Gegen Hepatitis B gibt es eine Impfung, aber keine schnell wirksame Therapie. Heute werden üblicherweise alle Säuglinge im Alter von 3 Monaten schon gegen Hepatitis B geimpft, obwohl der Sinn dieser Maßnahme bezweifelt werden kann.

Wenn eine schwangere Frau Hepatitis B hat, soll das Neugeborene direkt nach der Geburt geimpft werden; damit wird eine Übertragung verhindert.

Hepatitis C ist in der Übertragung und im weiteren Verlauf mit B vergleichbar, wobei C seltener über Geschlechtsverkehr, vielmehr eher über Blut und Blutprodukte übertragen wird und außerdem deutlich aggressiver verlaufen kann. Eine Impfung gegen Hepatitis C gibt es nicht.

Herpes

Man unterscheidet Herpesvirus Typ 1 und 2, wobei Typ 1 sich überwiegend auf den Mund- und Lippenbereich beschränkt und Typ 2 im Genitalbereich auftritt. Die Herpes-2-Infektion ist sexuell übertragbar und ist in Abhängigkeit von der Lebensweise zum Teil sehr weit verbreitet.

Die Erstinfektion mit Herpes genitalis kann ca. 1 Woche nach der Ansteckung ein leichtes allgemeines Krankheitsgefühl mit Fieber und Kopfschmerzen verursachen. Gleichzeitig entwickeln sich im Genitalbereich schmerzhafte Bläschen und in der Leiste schmerzhaft geschwollene Lymphknoten. Diese Symptome verschwinden nach gut einer Woche auch ohne Behandlung. Aber es bleiben Viren latent-ruhend im Körper, die sich immer wieder neu (z. B. bei Schwäche, Stress oder während anderer Erkrankungen) manifestieren können. Eine solche Rezidiv-Infektion kommt also nicht von außen, sondern von innen; sie verläuft harmloser, mit nur gering schmerzhafter Bläschenbildung, die auch wieder von selber nach einer Woche verschwindet. Während dieser Zeit kann die Infektion über Geschlechtsverkehr weitergegeben werden. Eine rechtzeitige antivirale Behandlung einer Erstinfektion kann ggf. spätere Rezidiv-Infektionen verhindern.

Wenn eine Frau zum Zeitpunkte der Geburt eine Herpes-Erstinfektion hat, kann sich das Kind anstecken und ernsthaft erkranken.

Zu der Familie der Herpesviren gehören auch solche, die sexuell übertragen werden und in Verbindung mit einem erhöhten Risiko zur Entwicklung eines Gebärmutterhalskrebses gebracht werden.

HIV und AIDS

In Deutschland gibt es ca. 2000 Neuinfektionen mit dem Human Immunodeficiency Virus (HIV) pro Jahr. AIDS (Acquired Immune Deficiency Syndrom = erworbenes Abwehrschwäche-Syndrom) ist die Krankheit, die nach unter Umständen jahrelanger HIV-Trägerschaft entsteht und gekennzeichnet wird von Gewichtsverlust, Fieber, chronischer Müdigkeit, schweren Infektionskrankheiten und bestimmten Krebsarten. Dies wird als AIDS-Vollbild bezeichnet und ist auf ein Versagen des Immunsystems zurückzuführen.

HIV wird über Geschlechtsverkehr oder Blut (Nadeln) und Blutprodukte übertragen. Bei einer HIV-positiven schwangeren Frau, die keine Behandlung bekommt, wird ihr Kind in ca. 20 % der Fälle ebenfalls Virus-Träger werden. *Nicht* übertragen wird die Krankheit durch Kontakt mit Schweiß und Tränen, Toilettengebrauch, gemeinsames Baden und Schwimmen, Mücken- oder Bienenstiche, und auch nicht durch „mäßiges" Küssen, wenn keine offenen Verletzungen im Mundraum vorhanden sind.

Nach einer Ansteckung kann innerhalb von 4–6 Wochen ein vorübergehendes grippe-ähnliches Kranksein auftreten. Auch wenn dies nicht auftritt, kann die infizierte

Person das Virus weitergeben. Ein sog. AIDS-Test wird meistens erst nach 6 bis 12 Wochen (manchmal sogar erst nach 5 Monaten) nach der Ansteckung positiv. Wenn ein direkter Verdacht besteht, kann aber schon vorher mittels eines direkten Virusnachweises festgestellt werden, ob jemand Virus-Träger ist.

Inzwischen stehen Medikamente gegen HIV und AIDS zur Verfügung, die bei HIV-Positivität gegeben werden, um die Latenzzeit möglichst lange auszudehnen und die Krankheitssymptome später und milder auftreten zu lassen. Diese Medikamente haben zum Teil starke Nebenwirkungen, die die Lebensqualität beeinträchtigen können. Mit dieser Therapie kann AIDS nicht geheilt und eine HIV-Trägerschaft (noch) nicht beendet werden.

Wenn nach einem sog. „Kondomunfall" ungeschützter Sexualverkehr mit einem sicher HIV-positiven Partner stattgefunden hat, besteht heute die Möglichkeit, innerhalb weniger Stunden eine HIV-PEP (Post-Expositions-Prophylaxe) durchführen zu lassen; dies ist eine starke mehrwöchige (!) Chemotherapie, die verhindern soll, dass das Virus sich im Körper ansiedelt.

An der Entwicklung einer Impfung wird zur Zeit heftig gearbeitet und das Medikament zum Teil schon erprobt; es steht aber noch nicht zur Verfügung.

Impfung, Kondom, Arzt oder Lehrer?

Impfungen gegen Hepatitis B und ggf. auch mal gegen HIV sind nur beschränkt sinnvoll, da auch eine Impfung keinen hundertprozentigen Schutz bietet und trotzdem die Illusion erzeugen kann, man müsse nicht mehr so aufpassen, obwohl die anderen sexuell übertragbaren Krankheiten (die im Übrigen nicht selten kombiniert bei einer Person vorkommen) wie Chlamydien, Hepatitis C und Herpes weiterhin übertragen werden können.

Die Sache mit dem safer sex – wer sachgerecht mit Kondom verhütet, dem kann nichts passieren – stimmt nur zum Teil. Ist dieser sachgerechte Umgang mit Kondomen nicht für manche Jugendliche eine Überforderung, zumal wenn Alkohol oder andere Drogen im Spiel sind? Sicherlich bietet das Kondom den einzigen und relativ sicheren Schutz, wenn tatsächlich Sexualkontakt und Geschlechtsverkehr betrieben wird. Aber es erfordert Konsequenz, Präsenz und Erfahrung.

Wenn Symptome wie oben beschrieben oder unklarer Art auftreten, ist es ratsam, kurzfristig zum Arzt zu gehen: Mädchen/Frauen zum Frauenarzt, Jungen/junge Männer zum Hausarzt oder Urologen. Auch bei Fragen zum Infektionsrisiko und zur Verhütung kann hier weiterer Rat eingeholt werden.

Es ist von größter Bedeutung, über diese Infektionskrankheiten und deren Verhinderung informiert zu sein, so dass sich niemand durch Unwissenheit infiziert und möglicherweise andere ansteckt. Dieses Wissen fordert ein noch größeres Verantwortungsbewusstsein im Umgang mit Sexualität, als dies schon durch die Intimität und Schwangerschaftsmöglichkeit gegeben ist.

Die pädagogische Herausforderung ist heute, die Schüler nicht mit 14 ihrem Schicksal zu überlassen und zu meinen, dass ab diesem Alter erzieherisch nichts mehr möglich ist, sondern eine Beziehung aufzubauen, die weder zu eng noch zu fern ist, und die eine handfeste Orientierung auf dem Weg in ein selbstverantwortetes Leben bietet.

Literatur

Empfohlene Sachbücher:

A. Suchantke, S. Leber, W. Schad: Die Geschlechtlichkeit des Menschen, Stuttgart
²1989. Ein gut fundiertes Buch von drei erfahrenen Waldorf-Pädagogen; manchmal
ist aber zu bemerken, dass wir inzwischen schon 16 Jahre weiter sind.

B. Maris: Sexualität, Verhütung, Familienplanung, Stuttgart 1999. Eine klare und
kritische Übersicht über die verschiedenen Verhütungsmethoden, erweitert durch
anthroposophische Einsichten. Wird auch gerne von Jugendlichen gelesen.

B. Asbell: Die Pille und wie sie die Welt veränderte, München 1996. Ein spannendes
Buch über die Entstehungsgeschichte der Pille und ihre Folgen für die Welt.

N. Wolf: Vom Ende der Unschuld oder das sexuelle Drama, eine Frau zu werden,
Reinbek 2000

D. Schnack, R. Neutzling: Die Prinzenrolle. Über die männliche Sexualität, Reinbek. Ein grundlegendes, sehr hilfreiches Buch der beiden „Väter" der Jugendpädagogik in Deutschland.

Zur anthroposophisch-pädagogischen Menschenkunde:

E.-M. Kranich: Der innere Mensch und sein Leib, Stuttgart 2003

A. J. Husemann: Der musikalische Bau des Menschen, Stuttgart ⁴2003

P. Selg: Eine grandiose Metamorphose. Zur geisteswissenschaftlichen Anthropologie
und Pädagogik des Jugendalters, Dornach 2005

U.v.a.m.

Bücher Rudolf Steiners mit Hinweisen zum Thema Geschlechtlichkeit und Erziehung:

Allgemeine Menschenkunde als Grundlage der Pädagogik, GA 293

Erziehungskunst. Methodisch-Didaktisches, GA 294

Erziehung und Unterricht aus Menschenerkenntnis, GA 302a

Die Mission der neuen Geistesoffenbarung, GA 127

U.v.a.m.

Empfohlene Lesebücher für Kinder und Jugendliche:

Es gibt mehr als genug Bücher für Kinder und Jugendliche, die mit Zeichnungen oder auch nur in Textform das rein biologische Faktenwissen vermitteln, vielleicht noch eingebunden in eine Geschichte (Ich bekomme ein Brüderchen, oder Ähnliches).

Ebenso handelt fast jedes Jugendbuch in irgendeiner Weise von der ersten Liebe usw. Hier sollen nun aber Bücher genannt werden, die auf gutem literarischen Niveau nicht nur die physischen, sondern auch die seelischen Veränderungen in Romanform aufgreifen, und solche, die dazu beitragen können, dass sich der Jugendliche mit Schicksalsfragen auseinandersetzt und soziale Impulse bekommen kann.

Für Kindergartenkinder:

Die Erdenreise des kleinen Engels, Hilda Herklotz, Verlag Freies Geistesleben
Aus der Sicht der Erwachsenen mag dieser Titel nicht ganz korrekt sein. Es müsste heißen: „Von der Erdenreise des kleinen Menschenkindes". Dennoch beschreibt es für kleine Kinder sehr bildhaft den Weg der Seelen „vom Himmel bis auf die Erde". Der kleine Engel muss sehr lange warten, bis er endlich – als Menschenkind – auf die Erde darf. Kindergartenkinder lieben dieses Buch sehr, vielleicht, weil sie alle noch „kleine Engel" sind und sich an ihre Reise erinnern?

Die Puppe, die ein Baby haben wollte, Dimiter Inkiow. Bilderbuch (vergriffen)
Der russische Puppenschnitzer soll für eine seiner plötzlich sprechenden Holzpuppen ein Kind schnitzen und dieses ihr in den Bauch legen. Diese Tochter wiederum fordert das gleiche ..., so dass die Babuschka-Puppen entstehen. In seiner Not,

immer kleinere Puppen schnitzen zu müssen, malt der Puppenschnitzer der letzten Puppe einen Bart. Natürlich ist dieses lustige Buch keines, das im eigentlichen Sinne aufklärt, aber zwei Aspekte sind für Kinder im Kindergartenalter doch diesem Buch entnehmbar: der wiederkehrende Satz: „Es tut immer ein bisschen weh, eine richtige Mutter zu werden. Aber danach ist man sehr, sehr glücklich" – und die Tatsache, dass der Puppenjunge keine Kinder bekommen kann.

Ab ca. 9 Jahren:

Das Bienenbuch, Jakob Streit (Freies Geistesleben)
Das unscheinbare Leben in einem Bienenvolk während eines Jahres wird in diesem Buch geschildert. Unter den hier genannten Gesichtspunkten ist unter anderem die Schilderung des Bestäubungsvorganges der Kirschblüten interessant. Windbestäubung und Bienenbestäubung sorgen für die Vermehrung des Obstes. Die sicherlich schwieriger darzustellenden Vorgänge beim Hochzeitsflug der Bienen werden nicht weiter ausgeführt.

Ab 10/11 Jahren:

Ronja Räubertochter, Astrid Lindgren (Oetinger)
Neben den abenteuerlichen und humorvoll geschilderten Erlebnissen einer Räubertochter gibt es in diesem Buch noch die Schilderung des Verlassens der Kindheit. Ronja besteht mit ihrem Freund Birk – Sohn des verfeindeten Räuberhauptmanns Borka – intensive Abenteuer in der Natur und entscheidet sich in einer dramatischen Begegnung der beiden Sippen für ihren Freund – gegen den Vater. Dieser Konflikt: „Lösen vom Alten und Freude an dem Neuen", durchzieht das ganze Buch. Ohne dass auch nur einmal von Liebe gesprochen wird, erlebt der Leser alle Erscheinungsformen vom ersten Verliebtsein, das zur Liebe wird, mit. Letztendlich verbindet die Liebe der beiden Kinder zueinander auch die verfeindeten Sippen.

Die Höhle der weißen Wölfin, Gabriele Beyerlein (Arena)
Auf recht spannende Weise, wenn auch in auffallend kurzen Sätzen, wird ein Initiationsweg für junge Mädchen in der Steinzeit geschildert. Das Mädchen Tamoa ist unglücklich darüber, dass sie noch nicht zu den Frauen gehört, aber auch nicht mehr mit den Kleinen spielen mag. Am Tag ihrer ersten Blutung bringt ihre Mutter sie in

die Höhle der Weißen Wölfin. Hier, bei der Schamanin, muss sie Prüfungen bestehen, und sie erfährt die „Frauengeheimnisse": dass ein Kind nicht dadurch geboren
werden kann, dass eine Frau aus der „Quelle des Lebens" trinkt, sondern dass der
„Regen des Mannes" nötig ist, wenn ein Kind gezeugt werden soll. Im Laufe der
Geschichte erkennt Tamoa selbst den Zusammenhang zwischen der wiederkehrenden Blutung und dem Mondenrhythmus. Junge Mädchen können durch dieses Buch
auf die biologischen Veränderungen vorbereitet werden.

Ab 12 Jahren:

Neger, Neger, Schornsteinfeger, Hans J. Massaquoi (Droemer/Knaur)
1926 in Hamburg: Hans J. Massaquoi wächst als Sohn einer weißen Mutter und
eines schwarzen Vaters, Sohn des liberianischen Generalkonsuls, auf. Alles ist in
Ordnung, bis der Vater das Land verlässt. Massaquoi zieht mit seiner Mutter in ein
Arbeiterviertel – und dann kommen die Nazis an die Macht. Ein ebenfalls spannendes Buch zum Thema Herkunft, Rasse, Hautfarbe und den unterschiedlichen Gefühlen eines Kindes, eines Jugendlichen und eines jungen Erwachsenen hierzu. Für Jungen und Mädchen ab 12 Jahren.

Ab 13 Jahren aufwärts:

Eintausend Sommersprossen, Josee Hussaarts (Beltz)
Nun doch eine richtige Liebesgeschichte, die aus der Sicht eines Jungen geschildert
wird, so dass sie vielleicht auch von Jungen gelesen werden kann. Micha verliebt
sich in das Mädchen Iris. Es scheint sich alles äußerst glücklich zu entwickeln
(Michas Vater versorgt den Sohn sogar mit Kondomen und entsprechend verständnisvollen Gesprächen), als Micha nach und nach von Iris' Geheimnis erfährt: Iris'
Vater, der stets korrekte Direktor ihrer Schule, misshandelt Frau und Tochter, wenn
er am Wochenende zuviel Alkohol getrunken hat. Die verschiedenen Verhaltensweisen der betroffenen Frauen werden deutlich geschildert, so dass dies geradezu
ein Lehrbuch für „Misshandlungssymptome" sein könnte. Micha hilft Iris durch sein
Verständnis und seine Liebe, diese schwere Krise zu meistern.

Mojsche und Rejsele, Karlijn Stoffels (Beltz)

Neben den historischen Schilderungen des Lebens im Janusz-Korczak-Kinderheim und später im Ghetto von Warschau wird von der großen, aber unerfüllten Liebe zwischen Mojsche, der sich als Einzelgänger und -kämpfer eher außerhalb der Kinderheimgesellschaft fühlt, und Rejsele, die ganz in den Aufgaben aufgeht, die ihr dies ungewöhnliche Leben stellt, erzählt. Jeder kämpft auf seine Art ums Überleben. Mojsche kämpft nur, um Rejsele immer wieder sehen zu können und weil er in ganz Polen nach dem vollständigen Text ihres Lieblingsliedes sucht. Erst 1995 trifft Mojsche Rejsele, die er all die Jahre als in den Gaskammern umgekommen wähnte, wieder.

Das Tagebuch der Anne Frank (Fischer Tb.)

Nachdem die verschiedenen Familien sich schon lange im Amsterdamer Hinterhaus vor den Nazis versteckt gehalten haben, gelingt es Anne und Peter, sich in Gesprächen über ihre seelischen Veränderungen auszutauschen. Alles, was darüber in Annes Tagebuch zu lesen ist, sind die Gefühle, Fragen, Zweifel und Hoffnungen, mit denen sich jeder Jugendliche in diesem Alter auseinandersetzt, so dass dieses Buch nicht nur für den Geschichtsunterricht wichtig ist. Auch Jungen können sich dafür interessieren!

Wüstenblume, Waris Dirie (Ullstein)

Ein wahrhaft schwer verdauliches Buch über den lebenslangen Leidensweg der Waris Dirie, die mit fünf Jahren in ihrer Heimat Somalia von einer „Zigeunerin" mit einer unsauberen, schartigen Rasierklinge beschnitten wurde. Eine noch heute praktizierte Form der „Vorbereitung auf das Frausein". Diese Form von „Initiation" regt hoffentlich zu Gesprächen über dieses Thema an! Es wäre wünschenswert, wenn nicht nur Mädchen dieses Buch lesen würden.

Ein Haus für alle, Ursula Wölfel (Carlsen)

Die Geschwister Dana und Leo verlassen als Jugendliche den elterlichen Hof, um den Freunden ins Ruhrgebiet zu folgen. Dort führen sie ein freies, selbstbestimmtes Leben. Der aufkommende Nationalsozialismus findet in Paul, Danas Ehemann, einen begeisterten Anhänger. Das dritte Kind des Paares kommt geistig behindert zur Welt, und daran zerbricht die Familie. Paul verleugnet seinen Sohn, denn im Nationalsozialismus hat „lebensunwertes Leben" keine Existenzberechtigung. Dana und ihre Freunde müssen Robbi nicht nur vor den Nazis, sondern auch vor seinem eigenen Vater schützen ... Ein spannendes Buch für Jungen und Mädchen ab ca. 13 Jahren zum Thema „lebensunwertes Leben"

Eine Melodie für Nora, Mark O`Sullivan (Freies Geistesleben)
Als Nora 14 Jahre alt ist, stirbt ihre Mutter, die für ihre musikalische Förderung sowie für den Schutz vor dem alkoholabhängigen Vater eine wichtige Rolle gespielt hat. Der Vater gibt die Kinder zu Verwandten, Nora zu der Schwester ihrer Mutter und deren Mann. Nora wehrt sich vehement gegen das neue Leben, erkennt aber im Laufe der Zeit, dass jeder einen inneren Ort besitzt, der einem die Möglichkeit bietet, die eigenen Unvollkommenheiten immer wieder aufs Neue zu überwinden. Alec, ein junger Pianist, ist dabei Vorbild für sie. Eine Liebesgeschichte für Mädchen ab 14 Jahren.

Ab 16 Jahren:

Das wunderbare Überleben, Wladyslaw Szpilman (Econ Tb.)
Die Geschichte eines jüdischen Pianisten – Wladislaw Szpilman – in der Zeit von 1939-1945 in Warschau ist für ältere Jugendliche ab ca. 16 Jahren geeignet, ebenfalls zum Thema Ghetto, Deportation, existenzielle Bedrohung, „lebensunwertes Leben" – und gleichzeitig das Wunder seines Überlebens, das Szpilman im Grunde nur der Musik verdankt. Eine sehr packende, authentische Beschreibung.

Autorennotizen

Christiane Barth-Juninger, geb. 1948, Waldorfschülerin, Medizinstudium in Freiburg, niedergelassene Frauenärztin mit Schwerpunkt psychosomatische Medizin in Freiburg, 1 Sohn.

Christian Breme, geb. 1950, Ausbildung als Architekt, Bildhauer, Waldorflehrer; war 12 Jahre Klassenlehrer an der Bonner Waldorfschule, ist seit 14 Jahren als Werk- und Kunstunterrichtslehrer an der Rudolf-Steiner-Schule Basel tätig. Verheiratet, 2 Kinder.

Nicola Fels, geb. 1960, Waldorfschule Basel und Freiburg, Medizinstudium in Freiburg und Hamburg, niedergelassene Kinder- und Jugendärztin in Krefeld sowie Schulärztin Waldorfschule Krefeld. Verheiratet, 4 Kinder.

Michaela Glöckler, Dr. med., geb. 1946, Studium der Medizin, Weiterbildung zur Kinderärztin am Gemeinschaftskrankenhaus in Herdecke und der Universitätsklinik in Bochum. Zehnjährige Kinder- und schulärztliche Praxis. Seit 1988 Leitung der Medizinischen Sektion am Goetheanum, Freie Hochschule für Geisteswissenschaft, Dornach/Schweiz.

Wolfgang Kersten, geb. 1950, Studium der Medizin an der Freien Universität Berlin, Schwerpunkt der praktischen Ausbildung in einer Kinderarztpraxis in Berlin, Facharzt für Allgemeinmedizin, Schularzt der Freien Waldorfschule Engelberg, Heimarzt im Christopherus-Heim Welzheim. Verheiratet, 6 Kinder.

Elke Leipold, geb. 1945; Werbeassistentin in einem Verlag, freie Journalistin; Ausbildung zur Waldorf-Erzieherin, seit 1996 im Kindergarten Stuttgart-Sillenbuch tätig; drei (eigene) Kinder.

Bart Maris, Dr. med., geb. 1956 (NL), Studium der Medizin in Utrecht (NL), seit 1986 wohnhaft in Deutschland, Weiterbildung zum Frauenarzt am Gemeinschaftskrankenhaus Herdecke, niedergelassener Frauenarzt in Krefeld, Buchautor. Verheiratet, vier Kinder.

Sibylle Raupach, geb.1958, verheiratet, zwei jugendliche Kinder, Heilpädagogin, dritter Klassendurchgang im Förderbereich in der Freien Waldorfschule Hannover-Bothfeld.

Michael Roth, geb. 1968, Studium des Lehramtes (Biologie/Chemie an Gymnasien); Oberstufenlehrerausbildung am Waldorflehrerseminar Kassel; seit 1997 Fachlehrer für Biologie und Chemie an der Rudolf Steiner Schule Mönchengladbach; seit 2000 auch Geschäftsführer an dieser Schule.

Sven Saar, geb. 1966, Ausbildung zum Waldorflehrer in Witten/Annen. Klassenlehrer an der Michael Hall School, Forest Row, in Südengland, daneben Unterricht in Mathematik, Englisch, Schauspiel und Religion. Verheiratet, ein Sohn und eine Stieftochter.

Albrecht Schad, geb. 1963, Studium der Biologie und Geographie in Heidelberg, Promotion in Zoologie. Seit 1994 Oberstufenlehrer an der Freien Waldorfschule auf den Fildern (Filderstadt). Kurse an der Freien Hochschule Stuttgart/Seminar für Waldorfpädagogik. Seit 1994 Professur in Biologie an der Fachhochschule Schwäbisch Hall. Verheiratet, 4 Kinder.

Martina Schmidt, geb. 1958, Waldorfkindergarten und -schule in Frankfurt/Main, Medizinstudium in Berlin, seit 1992 Schulärztin Waldorfschule Frankfurt/Main, niedergelassene Allgemeinärztin, sowie seit 1987 Dozentin und Mitarbeiterin am IPSUM-Institut Stuttgart.

Ulrich Seifert, geb. 1954, Studium an der Freien Hochschule für Waldorfpädagogik, Stuttgart, und am Emerson College, GB. Seit vielen Jahren Klassenlehrer an der Freien Waldorfschule auf den Fildern (Filderstadt). Verheiratet, 6 Kinder.

Christof Wiechert, geb. 1945, war 30 Jahre Klassenlehrer in der Waldorfschule Den Haag, seit 2001 Leiter der Pädagogischen Sektion am Goetheanum, Dornach. Verheiratet, 5 Kinder.

Markus Michael Zech, geb. 1957, Besuch der Rudolf Steiner Schule in München-Schwabing. Studium der Germanistik, Geschichte, Sozialkunde und Philosophie, anschließend Referendariat. 1985-2001 Oberstufenlehrer an der Freien Waldorfschule Chiemgau in Prien. Seit 1990 Vortragender und Dozent für Waldorfpädagogik. Mitverfasser von Lehrplänen in Deutsch und Geschichte. Seit August 2001 Koordinations- und Dozentenarbeit für die IAO (Internationale Assoziation für Waldorfpädagogik in Mittel- und Osteuropa) in Stuttgart. Verheiratet, 4 Kinder.